Patricia Hausman
Judith Benn Hurley

Los alimentos
que curan

Rodale Press, Emmaus, Pennsylvania

Titulo original: *The Healing Foods*
Editor original: Rodale Press, Emmaus (Pennsylvania)
Traducción: Equipo editorial

Prevention es una marca registrada de Rodale Press Inc.

Impreso en EE UU usando papel reciclado libre de ácido.

© 1989 by Patricia Hausman
© 1993 by EDICIONES URANO, S.A.
    Enrique Granados, 113, pral., 1, ª-08008 Barcelona

Hausman, Patricia
  [Healing foods. Spanish]
  Los alimentos que curan / Patricia Hausman, Judith Benn Hurley.
    p. cm.
  Includes index.
  ISBN 0–87596–268–8 hardcover
    1. Diet therapy—Popular works. I. Hurley, Judith Benn.
  II. Title.
  RM217.H29718 1995
  615.8′54—dc20   94–48012

Depósito legal: B. 27.497-93

Fotocomposición: Master-Graf, S.L.-Trilla, 8-08012 Barcelona
Impreso por Puresa, S.A. - Girona, 139 - 08203 Sabadell

10   hardcover

Para Betsy y para Patrick

Advertencia

Este libro tiene la intención de servir sólo como libro de consulta, y no como un manual de medicina o guía de automedicación. Si usted cree que tiene un problema médico, le recomendamos que busque el consejo profesional. Tenga en cuenta que las necesidades nutritivas varían de una persona a otra, en función de la edad, el sexo, el estado de salud y la dieta total. La información ofrecida tiene la finalidad de ayudarle a que tome decisiones sobre su dieta, y no pretende ser sustituto de ningún tratamiento que pueda ser prescrito por su médico.

Agradecimientos

Muchas gracias a Anita Liss por el trabajo de documentación y planificación de los menús; a Debora Tkac y William Gottlieb por su guía editorial; a Jane Sherman y Roberta Mulliner por su ayuda en darle al manuscrito forma de libro; a JoAnn Brader por probar cada una de las recetas; y a Betsy Filsinger, que se ocupó de todo y de todo lo demás.

Patricia Hausman
Judith Benn Hurley

Índice

Segunda parte: **Alimentos**

GLOSARIO

Nota del editor:
Dado que este libro fue traducido del inglés en España, puede que algunos de los términos usados para nombrar alimentos e ingredientes no sean bien conocidos en los Estados Unidos y América Latina. Para facilitar a los lectores en América el reconocimiento de algunos alimentos que reciben diferentes nombres en los países hispanos, hemos incluido este Glosario de los términos usados en el libro, seguidos por sus equivalentes en español (en letra redonda) e inglés (en letra *cursiva o itálica*).

Si tiene alguna duda acerca de cualquier alimento o ingrediente, o si tiene alguna sugerencia, sírvase comunicarse con el departamento de libros en español, Rodale Press, Emmaus, Pennsylvania, 18098.

abadejo: *pollack*

aceite de cártamo: *safflower oil*

acelga: *swiss chard*

achicoria: endibia rizada, *chicory, curly endive*

aderezo: aliño, condimento, *salad dressing*

agua de sifón: *soda*

aguacate: palta, *avocado*

albahaca: *basil*

albaricoque: damasco, chabacano, *apricot*

alcachofa: alcaucil, *artichoke*

alcaparras: *caper*

alcaravea, semillas de: *caraway seeds*

almejas: *clams*

almendras: *almonds*

alubias rojas: porotos o frijoles colorados, *kidney beans*

amapola, semillas de: *poppy seeds*

arándanos: *blueberries*

arándanos (agrios): *cranberries*

arenque: *herring*

arroz integral: arroz moreno, *brown rice*

avellanas: *hazelnuts*

batata: boniato, camote, papa dulce, *sweet potato*

bayas: *berries*

beicon: tocino, panceta, *bacon*

berros: *watercress*

berza lombarda: *red cabbage*

bicarbonato de sosa: *baking soda*

bizcocho: torta, *cake*

bollos: panecillos, *muffins*

boniato: batata, camote, papa dulce, *sweet potato*

brotes de soja: germinados de soja o de bambú, *bean sprouts*

buey: carne de res, *beef*

caballa: *mackerel*

cacahuete: cacahuate, maní, *peanut*

calabacín: *zucchini*

calabaza: zapallo, *pumpkin*

calabaza de invierno: *winter squash;* común: *butternut;* pepo: *hubbard;* cabello de ángel: *acorn*

canela: *cinnamon*

cangrejo: *crab*

cantalupo: melón chino, *cantaloupe*

cardamero, semillas de: cardamamo, *caraway seeds*

carne picada: *ground round*

castañas de acaju: anacardo, *cashews*

castañas de agua: *water chestnuts*

cayena: pimienta de chile, pimentón, *cayenne pepper*

cebolleta: *chive*

cebollino: *chive*

cecina: carne reseca y ahumada, *corned beef*

centeno: *rye*

cidra cayote: *winter squash*

ciruelas secas: *prunes*

clavo: *clove*

col lombarda: *red cabbage*

col rizada: *kale*

colinabo: *kohlrabi*

comino: *cumin*

compota de manzana: *applesauce*

copos de avena: *rolled oats*

copos de maíz: rosetas de maíz, *popcorn*

corinto: pasas de corinto, *currants*

costrones: *croutons*

crema agria: *sour cream*

crema de avena: *oatmeal*

crema de trigo: *cream of wheat*

crepes: panqueques, *pancakes*

crepes saladas: tortillas, *flour tortillas*

cúrcuma: azafrán de la India, *turmeric*

chalotas: chalotes, *shallots*

champiñones: hongos, *mushrooms*

chile rojo: pimiento, ají picante, *hot pepper*

chile verde: ají, *green pepper*

chirivías: *parsnips*

chucrut: shucrú, *sauerkraut*

dátiles: *dates*

eglefino: *haddock*

encurtidos: *pickles*

eneldo: *dill*

escalonias: chalote, cebolla verde o escalonia, *scallion*

escarola: endibia, *broad-leaf endive*

espaldilla: *flank steak*

estragón: *tarragon*

frambuesas: *raspberries*

fresas: frutillas, *strawberries*

fríjol: *black-eyed peas*

fruto de la pasión: granadilla, maracuyá, *passion fruit*

gachas de avena: *oatmeal*

galletas: *crackers*

gamba: camarón, langostino, *shrimp*

grosella espinosa: *kiwi*

guindillas: pimiento chile, jalapeño, *jalapeño pepper*

guisantes: regaliz, tragacantos, fabas, *peas, snow peas*

guisantes tiernos: *garden peas*

habas: *lima beans*

habas de soja: frijoles de soja, *soy beans*

higo: *fig*

hinojo: *fennel*

huevo escalfado: *poached egg*

jarabe de arce: almíbar de arce, *maple syrup*

jengibre: kión, *ginger*

judías anchas: *broad beans, Italian beans*

judías enanas: *kidney beans*

judías negras: frijoles negros, *black beans*

judías verdes: habichuelas tiernas, chauchas, ejotes, *green beans*

langosta: *lobster*

laurel: *bay leaf*

leche agria: *sour milk*

leche cuajada: suero de leche, *buttermilk*

lima: limón verde (agrio), *lime*

limón: lima, *lemon*

lubina: *striped bass*
macarrones: *zitis*
macis: *mace*
maicena: *corn starch*
maíz: choclo, *corn*
mejillones: *mussels*
melaza: melote, *molasses*
melocotón: durazno, *peach*
mijo: *millet*
mirin: vinagre dulce de arroz,
    sweet rice vinegar
moras: *blackberries*
nabos tiernos: *turnip greens*
naranja: china, *orange*
nata liquida: *buttermilk*
nueces: *walnuts*
nuez moscada: *nutmeg*
orejón: *apricot*
ostras: *oysters*
palmitos: *hearts of palm*
palomitas de maíz: rosetas de
    maíz, copos de maíz, *popcorn*
panecillos: *muffins*
pasas: pasas de uva, *raisins*
patatas: papas, *potatos*
pecanos: *pecans*
pepitas de calabaza: *pumpkin seeds*
perca: *perch*
perifollo: *chervil*
pimiento dulce: *sweet pepper*
piña: ananá, *pineapple*
piñones: *pine nuts*
plátano común: *banana*
plátano grande: guineo, *plantain*
platija: lenguado, *flounder*
polo: *popsicle*
pomelo: toronja, *grapefruit*
puerro: *leek*
pularda: *Rock Cornish game hen*
queso fresco: *cream cheese*
quingombó: *okra*
redondo picado: *ground round
    steak*
remolacha: *beet*
requesón: *cottage cheese*

revoltillo: *stir fry*
rocío de miel: *honeydew melon*
rodaballo: *turbot*
romero: *rosemary*
ruibarbo: *rhubarb*
sábalo: *shad*
salsa de soja: *soy sauce*
salsa picante: *hot pepper sauce*
salvado de avena: *oat bran*
salvia: *sage*
sandía: *watermelon*
setas chinas: *shiitake mushrooms*
setas: hongos, champiñones,
    mushrooms
sofrito: *stir fry*
solomillo: *sirloin*
suero de leche: *buttermilk*
tomillo: *thyme*
tortilla: tortilla de huevo, *omelet*
trigo desmenuzado: *shredded
    wheat*
trigo sarraceno: alforfón,
    buckwheat
venado: *venison*
vieiras: conchas de peregrino,
    scallops
yogur desnatado: *non-fat yogurt*
zumo: jugo, *juice*

Introducción

Acentuar lo positivo

No podíamos estar más satisfechos con la dirección a que nos conduce la nutrición en estos tiempos. Es el amanecer de una nueva era. Nosotras lo llamamos un renacimiento, un renovado interés en el potencial curativo de los alimentos. Y, como usted verá, es un retorno a los mensajes positivos acerca del importante papel que estos alimentos curativos pueden desempeñar en nuestra salud y bienestar.

En los años venideros, sabemos que usted oirá hablar cada vez más acerca de los alimentos amigos y nutritivos. Entre los actuales favoritos están:

- El pescado, que provee «la grasa buena» amiga de nuestro corazón.
- Los alimentos ricos en fibra, que mantienen mejores niveles de azúcar y colesterol en la sangre.
- Grandes fuentes de calcio y vitamina D, que suministran lo que necesitan nuestros huesos.
- Alimentos ricos en caroteno, vitamina C, fibras y selenio, todos muy importantes para combatir el cáncer.

Y estos sólo son los ejemplos más conocidos. Como usted descubrirá en *Los alimentos que curan*, hay muchísimos más alimentos que potencialmente ayudan a mejorar la salud. Si esto le suena a «dieta aburrida», abandone sus temores de immediato. Nosotras también hemos pasado por las dietas a rajatabla. Este libro está pensado para ayudarle a escoger. La clave es la flexibilidad.

Un primer ejemplo

¿Cómo pueden beneficiarle los alimentos curativos? Bueno, tal vez su nivel de colesterol es muy alto. Conseguir que baje puede ser muy importante para su salud. Pero la dieta habitual para bajar el colesterol puede no ser muy atractiva a su paladar por sus límites estrictos en la grasa de la carne y la leche. Si es así, puede estar seguro de que no es el único. Porque si bien nos damos perfecta cuenta de que reducir las grasas de la carne y la leche efectivamente reduce el colesterol, también sabemos que este método es a menudo bastante impopular.

Los alimentos que curan le ofrece una estrategia más positiva para reducir los niveles de colesterol elevados, puesto que destaca los alimentos con poder reductor del colesterol. Esto permite a quienes tienen que vigilar su colesterol una mayor libertad a la hora de escoger alimentos. Además le puede simplificar mucho la vida porque un único alimento curativo —el salvado de avena— puede significar una gran diferencia. Tomado en cantidades adecuadas, puede reducir el colesterol de manera drástica.

Desde luego, el salvado de avena por sí solo no lo conseguirá todo. Probablemente no hay alimento ni suplemento que pueda contrarrestar de forma total los riesgos que suponen los malos hábitos. Teniendo presente que una alternativa como el salvado de avena reduce pero no elimina el riesgo de las dietas ricas en grasas saturadas y colesterol, consideramos que esta es una buena noticia. Y no hace falta decir que si además de comer los alimentos sanos que le presentamos aquí, evita comer aquellos que plantean problemas, usted estará haciendo el máximo en pro de una buena salud.

Por cierto que las noticias no se limitan al salvado de avena. Hay otras opciones. Hay más alimentos que contienen la misma sustancia reductora del colesterol encontrada en el salvado de avena. Por lo tanto, hay muchas probabilidades de que usted encuentre algún alimento que sea de su agrado entre las opciones que le ofreceremos.

La opción del suplemento

Los suplementos forman una parte tan importante como los alimentos en el enfoque flexible de la nutrición. Algunas veces, ninguno de los alimentos ofrecidos son atractivos o prácticos. Por ejemplo, el entusiasta de la carne con patatas a menudo come muy pocas verduras ricas en caroteno, la forma vegetal de la vitamina A que promete mucho como prevención del cáncer.

La solución obvia es pensar en un suplemento. Si su dieta no contiene mucho de un determinado elemento, es mejor tomar un suplemento que privarse de sus ventajas específicas. Esta es una opción mucho mejor que intentar comer alimentos que no le agradan, porque sabemos por experiencia que este intento no tarda en fracasar.

Un enfoque personalizado

Existen demasiadas recomendaciones, demasiadas dietas, demasiados alimentos a evitar; demasiados los que hay que acordarse de tomar a diario. Demasiados «no», demasiados «nunca». Si usted ha tenido alguna vez la sensación de que «ya no le queda nada que comer» o que para seguir todas las recomendaciones que escucha se necesita ser un experto en nutrición, le comprendemos muy bien. Intentar hacer lo que es mejor para uno a veces resulta bastante difícil.

Un día, por ejemplo, los expertos recomiendan el queso suizo como una buena fuente del calcio necesario para los huesos. Al día siguiente, nos advierten de sus efectos al elevar el colesterol. Tiene que haber un sistema mejor. Nuestro libro se lo ofrece.

Nuestra solución consiste en un enfoque más personalizado, cuidadosamente preparado según sus necesidades. ¿Tiene usted problemas con los cálculos biliares? ¿De angina? Le mostraremos cómo comer para aliviar su problema. O, tal vez, usted sólo está interesado en tratar mejor a su aparato digestivo y a su corazón. También le enseñaremos cómo hacerlo.

Conseguir una alimentación sencilla es tan importante para nosotros como mantenernos al tanto de los últimos descubrimientos. Hemos hecho este libro lo más sencillo posible sin sacrificar los resultados.

Emplee este libro de la manera que le sea más útil. En sus páginas, usted encontrará:

- Todos los alimentos cuyas propiedades para una vida más sana han sido comprobadas científicamente.
- Los trastornos especiales que se pueden aliviar o mejorar comiendo determinados alimentos.
- El papel específico de las vitaminas y minerales en la conservación y mejoría de la salud.

En las entradas correspondientes a los alimentos, encontrará las propiedades nutritivas de los mejores alimentos, junto con recetas e información sobre su selección, almacenamiento y cocción. Cada sección referente a los trastornos especiales explica las causas y síntomas de algunos de nuestros problemas de salud más comunes y ofrece las estrategias de nutrición para su prevención y tratamiento. Algunas también incluyen un plan de comidas semanal para que le sirva de guía: todos bajos o moderados en calorías y ricos en vitaminas y minerales. Además, en el Apéndice encontrará una lista completa de los alimentos que tienen la mayor cantidad de vitaminas y minerales.

Deseamos que en estas páginas encuentre un método positivo, personalizado y flexible que convierta la mejor nutrición en un placer y no en una carga. Es la mejor manera que hemos encontrado para acentuar lo positivo y lograr que la buena nutrición sea algo que se pueda practicar durante toda la vida.

Primera parte

ENFERMEDADES

Alergias

La agonía y el éxtasis

Es una experiencia que una anfitriona no olvidará jamás.

La cena no podría haber resultado mejor. Los invitados están emparejados a la perfección y conversan alegremente sin darse cuenta de la hora. A todos les ha encantado la comida. Sólo falta el postre.

Usted va a toda prisa a la cocina por más café y té para sus invitados, y sirve de paso el bizcocho de plátano recién horneado que compró en su pastelería favorita. Los invitados se deshacen en halagos ante el olor y el aspecto del mismo. Entonces surge la pregunta.

—¿Lleva esto algún tipo de fruto seco? ¿Nueces, almendras? —quiere saber uno de los invitados al tiempo que señala la labor del pastelero.

Usted sabe que no pero, para tranquilizarle, corta un trozo, lo examina atentamente para ver si hay nueces y, satisfecha de no encontrarlas, contesta:

—Ni una sola nuez a la vista.

—Eso es lo que tú crees —le replica él, treinta segundos más tarde.

Usted se da media vuelta para mirarle y se queda boquiabierta al descubrir que tiene la cara llena de grandes manchas rojas de urticaria. Antes de que usted se asuste, él dice:

—Que alguien me traiga un vaso de agua... de prisa.

Usted va corriendo por un vaso de agua mientras él busca en su bolsillo una píldora antihistamínica. Se la mete en la boca, la traga, respira muy hondo y después dice:

—No es culpa tuya. No tendría que haber corrido el riesgo.

Usted está segura de que no ha visto nuez ni almendra alguna. Pero tiene toda su atención puesta en su invitado, que quiere acostarse un rato en espera de que el antihistamínico haga su efecto. Dos horas más tarde, el enfermo sale del cuarto de huéspedes, y usted se siente aliviada al ver que las manchas rojas y la urticaria de la piel comienzan a desaparecer. Tiene aspecto de cansado pero dice encontrarse ya mucho mejor del estómago.

—No te preocupes, me pondré bien —dice. Pero durante el resto de la velada no puede usted dejar de preocuparse.

En busca del culpable

A la mañana siguiente, lo primero que hace es llamar a la pastelería para saber los ingredientes.

—No ponemos nueces ni almendras en nuestros bizcochos de plátano —dice una de las empleadas. Luego de una pausa—: Aunque, eso sí, utilizamos un poco de mantequilla de almendras... para darle ese sabor tan particular...

Usted no se puede creer que un poquitín de mantequilla de almendras pueda haber provocado semejante reacción en su invitado alérgico a los frutos secos. Pero el recuerdo de la noche anterior no la abandona, de modo que decide llamarle por teléfono para preguntarle si es eso posible.

—No es sólo posible sino seguro —contesta—. La mantequilla de almendras ya me la ha jugado antes y estoy convencido de que lo volverá a hacer. —Se ríe y agrega—: Recuerdo mis habituales crisis navideñas.

—¿Y eso qué es?

—Antes tenía una crisis cada año por Navidad. Había siempre alguien que ponía extracto de almendras en las rosquillas, y cuando yo preguntaba, no se daba cuenta de que los extractos también valen. Un minuto después, ya estaba mal pero era demasiado tarde. Ahora ya no me pillan. Jamás pruebo las rosquillas en las fiestas de la oficina. Es preferible ofender a uno a estropearles la diversión a todos con una de mis reacciones.

¿Alergia u otra cosa?

Algunas personas piensan que cualquier reacción adversa a un alimento es una alergia. No es así. Una reacción alérgica es una de las muchas explicaciones posibles a una respuesta negativa a un alimento. Para saber si el problema es o no una alergia es preciso averiguar por qué su organismo no es capaz de asimilar el alimento en cuestión.

Cuando se presenta una reacción alérgica a un alimento, el sistema inmunitario secreta unos niveles muy elevados de un anticuerpo llamado IgE. El sistema inmunitario reacciona como si el alimento ofensivo fuera tan extraño e indeseado como una infección. Si después de un ataque se encuentran en la sangre niveles elevados de IgE, tendremos una excelente prueba de que se trata de una reacción alérgica.

No siempre, claro está, pueden hacerse éste tipo de pruebas después de una reacción. Sin embargo, un especialista puede apoyarse en otros indicios para juzgar si existe o no una alergia alimentaria. Hay varios factores a tener en cuenta:

Los antecedentes alérgicos familiares. Las alergias se presentan en personas que tienen un rasgo genético conocido como atopia. Afecta a una de cada cinco personas. Si sabe que algún familiar suyo o usted mismo tienen este rasgo por ser alérgicos, por ejemplo, al polen, al polvo o a la ambrosía, es usted una víctima en potencia de una alergia alimentaria.

Velocidad de reacción. A menudo la reacción se produce casi inmediatamente después de haber ingerido el alimento agresor, y una reacción tan rápida es indicio de alergia.

Cantidad ingerida. Puede ocurrirle que algunos alimentos no le sienten bien si los come en grandes cantidades. Pero si reacciona incluso tomando un pequeño bocado o con sólo tocarlo pero sin comerlo, la alergia podría ser una explicación.

Síntomas y reacción a los fármacos antihistamínicos. Los síntomas clásicos de alergias como la urticaria, los picores, los sarpullidos y los trastornos digestivos se presentan cuando los anticuerpos IgE que intervienen en la reacción alérgica segregan una sustancia llamada histamina. Si la reacción a un alimento incluye estos síntomas y si éstos responden a una medicación antihistamínica, es más que probable que el problema sea una alergia.

Edad en que aparece. Las alergias alimentarias pueden presentarse a cualquier edad, pero se manifiestan con mayor frecuencia desde la infancia. Una reacción que aparece por primera vez cuando se es adulto probablemente no es una verdadera alergia.

Pruebas alérgicas

Como es natural, cuando se pueden realizar, son preferibles las pruebas directas para confirmar si existe una alergia alimentaria. Pero no es tan sencillo como podría parecer. Las pruebas alérgicas son motivo de controversia, pues hay especialistas que insisten en que el concepto de alergia se ha ampliado muchísimo con el único fin de incluir pruebas que ofrecen muy poca o ninguna información útil.

Según el doctor Dean D. Metcalfe, del Instituto Nacional de Alergias y Enfermedades Infecciosas de Estados Unidos, hay tres tipos de pruebas alérgicas que han demostrado su valor:

Sea su propio detective de alergias

Rastrear las alergias alimentarias no es ni más ni menos que una labor detectivesca. Esto significa, naturalmente, que requiere esfuerzos y que no hay respuestas fáciles.

Uno de los métodos tradicionales para descubrir las alergias alimentarias se conoce como la dieta de eliminación. Se comienza por eliminar de la dieta ciertos alimentos sospechosos, que después se vuelven a comer de a uno por vez. Si su sistema inmunológico no protesta, las probabilidades de que usted no sea alérgico al alimento en cuestión son altas.

Procure no salir a comer fuera cuando esté llevando a cabo esta dieta, porque no podrá estar seguro de lo que come. Además, tenga cuidado con los productos con muchos ingredientes; por ejemplo, un pan cuya etiqueta dice maíz o centeno es probable que también contenga harina de trigo.

Primera etapa

La primera etapa de la dieta prueba su tolerancia a la carne de vaca, de cerdo, aves, leche, centeno y maíz. Mientras la hace no coma nada que contenga estos alimentos en ninguna de sus formas. Utilice en su lugar, mientras realiza la prueba, las comidas de la lista que aparece a continuación.

Mantenga esta dieta durante dos semanas. Si no hay ninguna mejoría, pase a la segunda etapa y sígala otras dos semanas, y si con esto tampoco se siente mejor, es hora de pasar a la tercera etapa.

Grupo de alimentos	Alimentos permitidos
Bebidas	Café (negro), limonada, té
Cereales	Arroz
Grasas	Aceite de oliva
Harinas (pan o galletas)	Arroz
Frutas	Pomelos, limón, peras
Carnes	Cordero
Varios	Azúcar de caña, gelatinas, jarabe de arce, aceitunas, sal, pudin de tapioca
Verduras	Alcachofas, remolacha, zanahorias, lechuga, espinacas

Si mejora en la primera etapa de la dieta, es muy probable que usted sea sensible a uno de los alimentos que ha descartado. Pero ¿cuál? Para descubrirlo, comience a añadir los alimentos que ha eliminado pero sólo de a uno por vez. Si los síntomas vuelven al añadir un alimento, quítelo de nuevo. ¿Desaparece entonces el problema? Si es así, enhorabuena. Ha hecho diana en el alimento agresor. Evítelo.

Si al añadir un alimento no tiene problemas durante tres días, táchelo de la lista de sospechosos y pruebe con alguno de los otros seis.

Segunda etapa

En esta etapa, usted tratará de descubrir si es alérgico a la carne de vaca, el cordero, el arroz o la leche. Evítelos en cualquiera de sus formas mientras realiza esta parte de la prueba. A pesar de que los alimentos eliminados son otros, el método en esta dieta es similar al de la primera etapa. En la lista siguiente encontrará las comidas permitidas.

Grupo de alimentos	Alimentos permitidos
Cereales	Productos de maíz
Grasas	Aceite de maíz
Harinas (pan o galletas)	Maíz, centeno ciento por ciento (el pan de centeno común contiene trigo)
Frutas	Albaricoques, melocotones, piña, ciruelas
Carnes	Beicon, pollo
Varios	Azúcar de caña, miel de maíz, gelatina, sal
Verduras	Espárragos, maíz, guisantes, tomates, calabaza, judías verdes

Tercera etapa

En esta tercera y última tanda la prueba se centra en la alergia al cordero, las aves, el centeno, el arroz, el maíz y la leche. Como en la primera y segunda etapas, deberá evitar estos seis alimentos. Una vez más siga la dieta como ha hecho en las otras dos, comiendo los alimentos permitidos de la lista.

Grupo de alimentos	Alimentos permitidos
Bebidas	Café (negro), limonada, té
Cereales	Ninguno
Grasas	Aceite de oliva
Harinas (pan o galletas)	Patatas, habas de soja, fríjoles
Frutas	Albaricoques, pomelos, limones, melocotones

Carnes	Beicon, carne de vaca
Varios	Azúcar de caña, gelatina, aceitunas, sal, pudin de tapioca
Verduras	Remolacha, fríjoles, patatas, boniatos, judías verdes, tomates

La prueba de la piel. Esta prueba consiste en ver si se presentan inflamaciones al entrar la piel en contacto con el alimento sospechoso. Este método es sencillo, rápido, barato y, por lo general, aceptado. Sin embargo, puede ocasionar reacciones graves. Tampoco puede utilizarse cuando existen enfermedades de la piel tales como los eccemas.

La dieta por eliminación. Esta prueba está pensada para ver si los síntomas alérgicos desaparecen cuando un alimento es eliminado de la dieta y reaparecen cuando se lo vuelve a comer. Si no se puede realizar la prueba de la piel, la dieta por eliminación es la alternativa. (Una dieta tipo aparece en el recuadro «Sea su propio detective de alergias».) La dieta por eliminación brinda información útil a bajo coste, pero requiere esfuerzos y paciencia. Además, si los síntomas sólo se presentan muy de vez en cuando o son serios, hay otras pruebas preferibles a ésta.

Las pruebas de sangre RAST o ELISA. Estas pruebas, realizadas en laboratorios médicos, analizan la sangre del paciente para determinar los niveles de anticuerpos alérgicos después de haber incubado la sangre con el alimento sospechoso. Estas pruebas son seguras y ofrecen una buena alternativa cuando no se puede hacer la prueba de la piel o se duda de sus resultados. En cuanto a su eficacia, es bastante alta, si bien, como ocurre con otras pruebas, a veces se producen reacciones positivas falsas. Tampoco se dispone de sus resultados con tanta rapidez como en las pruebas de piel, pero la desventaja principal de las pruebas RAST y ELISA es su elevado coste.

Pruebas dudosas

Desde luego, una prueba de alergia sólo es válida cuando se hace correctamente, e incluso entonces puede presentarse una reacción positiva falsa. No obstante, las pruebas de alergia aceptadas dan buenos resultados aunque no perfectos. Desgraciadamente, algunas pruebas que no se distinguen por su eficacia aún siguen utilizándose.

En 1980, el Centro Nacional de Tecnología para el cuidado de la salud solicitó a las personas y organizaciones interesadas que les enviaran comentarios acerca de una variedad de técnicas empleadas para el diagnóstico de alergias alimentarias. Examinemos estas pruebas que son motivo de controversia y veamos qué dice la Academia Estadounidense de Alergia e Inmunología (AAAI) acerca de las mismas.

Analicemos la prueba citotóxica

La prueba citotóxica (o leucocitotóxica) es larga y muy cara. Su función es determinar cómo afecta la exposición a un alimento a los glóbulos blancos de la sangre. La reducción de glóbulos blancos o la muerte de las células se considera una reacción positiva.

Según la AAAI, «jamás se ha demostrado su eficacia mediante estudios comprobados ni tampoco una base científica que justifique su utilización... [Además] numerosas publicaciones de pruebas controladas indican que el procedimiento no es efectivo en el diagnóstico de las alergias alimentarias». A menudo, señala la AAAI, los pacientes no sólo dan positivo en alimentos que no les producen síntomas, sino que además dan negativo con alimentos que disparan la sintomatología alérgica.

El doctor Philip Lieberman y sus colaboradores de la Universidad de Tennessee han sometido en dos ocasiones muestras de un mismo paciente a la prueba citotóxica. Los resultados fueron distintos cada vez. El doctor Lieberman también utilizó la prueba citotóxica en la sangre de quince pacientes que eran alérgicos comprobados a ciertos alimentos. La prueba citotóxica sólo dio positivo en cuatro de los quince casos. Un promedio de acierto tan bajo no es satisfactorio.

Un debate provocativo

Con tan buena reputación como la prueba de la piel hay otras dos pruebas pensadas para provocar síntomas cuando un paciente alérgico es expuesto a alimentos problemáticos. Pero, a diferencia de la prueba de la piel, estos dos «métodos provocativos» tienen pocos partidarios.

En la «prueba de provocación y neutralización» se inyecta el supuesto elemento alérgico bajo la piel de la persona alérgica en cantidades suficientes para provocar los síntomas, y cuando éstos aparecen se aplica una dosis «neutralizadora» de la misma sustancia como si fuera un antídoto. La AAAI no ha podido encontrar ningún experimento eficaz en favor de la validez de esta prueba, pero sí que ha encontrado cuatro estudios que demuestran su ineficacia.

También pensada para provocar síntomas alérgicos está la «prueba provocadora sublingual». En ésta se colocan unas pocas gotas del extracto del alimento sospechoso debajo de la lengua en lugar de debajo de la piel. Una vez más, la AAAI ha sido incapaz de mostrar la validez de esta técnica para el diagnóstico de alergias alimentarias.

Las causas más comunes

Actualmente, los expertos creen que una o más proteínas de un alimento agresor son las responsables de la reacción alérgica en individuos hipersensibles. A pesar de que esto significa que una innumerable cantidad de alimentos con proteínas plantean una amenaza potencial, sólo un puñado encabezan la lista como causantes de alergias:

- Pescados y mariscos
- Legumbres, especialmente los cacahuetes
- Frutos secos (nótese que los cacahuetes son legumbres, no frutos secos)
- Huevos
- Chocolate
- Leche de vaca
- Cítricos
- Tomates
- Trigo

También son un problema en potencia para los individuos alérgicos los mohos que se encuentran en los alimentos (en el recuadro titulado «El hombre frente a los mohos» encontrará diversas orientaciones para saber cuándo debe sospechar de la alergia a los mohos y qué puede hacer al respecto).

Los colorantes y las alergias

Las proteínas que producen alergias y los mohos pueden explicar muchas de las alergias alimentarias, pero no todas. En otros casos, el alimento o los mohos son inocentes, siendo la causa los colorantes y otros ingredientes añadidos a los alimentos.

El hombre frente a los mohos

Puede que no tenga usted alergias a unos determinados alimentos, pero esto no quiere decir que esté libre de todo riesgo. Algunos de nosotros somos alérgicos a los mohos que crecen invisibles sobre los alimentos, y no a los alimentos en sí. A diferencia de las graves reacciones causadas a menudo por las alergias alimentarias, la alergia al moho suele manifestarse en molestias menos aparatosas (pero sí más crónicas), como dolores de cabeza y congestión nasal. El picor y el dolor de oídos es otro síntoma bastante común que puede corresponder a la alergia al moho.

Si su médico confirma que es usted alérgico al moho, enfrentarse con el problema puede resultar al principio todo un desafío. Los mohos son enemigos persistentes y escurridizos que se desarrollan en cualquier sitio. En teoría, muchos alimentos son fuentes potenciales; sin embargo, su meta deberá ser evitar los peores. Por fortuna, se sabe que los mohos crecen especialmente en ciertos alimentos. A continuación, le ofrecemos una lista de ellos, seguida de algunas orientaciones para reducir al mínimo la reproducción del moho en los alimentos frescos.

- Los quesos de todo tipo, incluido el requesón.
- La cerveza y el vino.
- La crema agria, la mantequilla y el yogur.
- Los tomates en lata y los productos elaborados con tomate, incluidos el ketchup, la salsa de chile y el puré de tomate, a menos que sea casero.
- Las setas y el chucrut.
- El vinagre y los alimentos que contengan vinagre, como la mayonesa y otros aliños de ensaladas, encurtidos, remolacha en vinagre, aderezos y aceitunas verdes.
- Los zumos envasados, incluidos los concentrados de fruta congelados.
- La sidra y la cerveza caseras.
- Las pasas.
- Los panes fermentados, como el integral o de centeno, las pastas de café y las pastas secas hechas con una gran cantidad de levadura.
- Carnes y pescados curados, ahumados o en vinagre, tales como el beicon, y alimentos de chacinería como chorizos frescos, salchichas, cecinas y lengua a la vinagreta.

Para evitar que se desarrollen los mohos después de que la comida está preparada siga las siguientes sugerencias:

● Coma únicamente los alimentos de las latas recién abiertas.

● Escoja la carne y el pescado cocidos como máximo el día anterior.

● Evite las comidas hechas con sobras, como las croquetas, el pastel de carne y los picadillos.

● Prepare las hamburguesas sólo con carne recién picada.

● Si le es difícil conseguir carne preparada fresca, compre la carne fresca, cocínela de inmediato y congélela hasta que la necesite.

Pero sobre todo no se desaliente por su alergia a los mohos. Si le dan inyecciones para la alergia, con el tiempo podrá comer algunos de los alimentos que antes le creaban problemas.

Citaremos aquí un caso clásico de alergia a los colorantes publicado en los *Annals of Allergy* por los doctores Robert Desmond y Joseph Trautlein, del Hershey Medical Center de Pensilvania. La víctima, un estudiante de medicina, tuvo la suerte de no estar nunca demasiado lejos de quien pudiera ayudarle cuando se presentaba el problema.

El paciente era un estudiante de 25 años de edad con un largo historial de [alergia] y asma... El 3 de marzo de 1979, mientras cenaba, experimentó una fuerte sensación de tirantez en la garganta acompañada de ahogo. Estos síntomas se acentuaron rápidamente hasta impedirle tragar... [y le aparecieron muchas manchas de urticaria]. Fue trasladado a la sala de urgencias y tratado [con éxito]. Mientras estaba en observación, reaparecieron los síntomas... La única cosa nueva ingerida por el paciente había sido coliflor con salsa de queso elaborada comercialmente.

El 12 de abril de 1979, mientras hacía su ronda... en el Hershey Medical Center, sintió un ligero vahído, picores intensos en el cuero cabelludo y una sensación opresiva en la garganta... Fue ingresado y sometido a estricta observación. Un completísimo historial alimentario elaborado por el paciente reveló que los únicos alimentos que había ingerido aquella mañana eran un vaso de zumo de naranja y tres bolas de gelatina amarilla... Fue tratado [con diversos medicamentos] incluyendo la teofilina.

Al segundo día de hospitalización comenzó a experimentar vahídos, respiración entrecortada, [y] sarpullidos y picores. Los síntomas persistieron y aumentaron hasta que se advirtió que seguían a la administración de la teofilina. Se suspendió su aplicación y desaparecieron los síntomas.

En este punto los médicos buscaban ya las similitudes entre la medicación con teofilina, la gelatina y la coliflor. Descubrieron que las dos primeras contenían un colorante, la tartracina, más conocido como Colorante Amarillo n.º 5. Sospecharon que también debía de tenerlo la salsa de queso, dado su brillante color amarillo naranja.

La mayoría de las personas alérgicas a este colorante tan común tampoco pueden tomar aspirinas. A pesar de que, en este caso, el estudiante tomaba aspirinas sin problemas, su alergia al colorante amarillo era obvia. Además se confirmó en otras dos ocasiones cuando volvió a presentar los síntomas después de comer productos que contenían el colorante.

Por suerte, cada vez es mayor el número de fabricantes de productos tratados con tartracina que consignan su presencia en las etiquetas. Usted puede controlar los alimentos y medicamentos que compra directamente, pero cuando le receten un medicamento no olvide preguntarle al médico o al farmacéutico que compruebe si contiene colorantes alimentarios. A menudo algunas marcas del medicamento no incluyen el colorante en cuestión.

«A» de adrenalina

«A» vale para alergia, antihistaminas y adrenalina. Las antihistaminas suelen constituir la primera línea de defensa contra los síntomas alérgicos, incluyendo las alergias alimentarias. Muchas pueden comprarse libremente, aunque su médico puede recetarle un producto más fuerte. Lo importante es emplear el medicamento que le produzca más alivio y menos efectos secundarios.

Para quienes sufren las escasísimas reacciones alérgicas que ponen en peligro su vida, la adrenalina es el medicamento habitual. Es lo que administran en las salas de urgencias a quienes ingresan con ataques graves de alergia.

Si es usted una persona propensa a estos ataques graves, probablemente su médico le indicará que lleve consigo adrenalina como medida de precaución. Se vende sólo con receta y, por lo general, le darán una caja preparada para «picaduras de abejas» que emplean aquellos que tienen reacciones graves a las picaduras de insectos. Esta caja le permitirá que usted mismo se administre la adrenalina, ahorrándole el tiempo que lleva buscar a un médico o trasladarle a un hospital. (No se asuste. Cuando se presente una reacción, no tendrá ningún problema para ponerse la inyección.)

¿Todavía le asusta tener que inyectarse usted mismo la adrenalina? Existe un nuevo producto llamado EpiPen. El EpiPen contiene una inyección de adrenalina preparada de tal manera que el fármaco le sea administrado casi automáticamente a una indicación suya. Tanto si lleva usted la caja para «picaduras de abejas» como si ha optado por el EpiPen, no olvide reemplazar el medicamento cuando corresponda. Encontrará la fecha de caducidad en el envase.

Tenga en cuenta además que la adrenalina no es igualmente aconsejable en todos los casos de reacciones graves. Puede llegar a ser peligrosa para aquellos pacientes con problemas de corazón o para quienes se tratan con ciertos medicamentos. Es su médico y no usted quien debe decidir si le es útil o no.

Si no es alergia

Que una reacción ante un alimento no se diagnostique como alergia, no significa que sean imaginaciones suyas. Otras muchas causas pueden explicar que sufra síntomas desagradables después de tomar uno o más alimentos. Examinemos una de las reacciones alimentarias más comunes que a menudo se describe como alergia pero que, en realidad, es algo muy distinto.

Usted puede ser uno de los muchos que siempre han tolerado bien la leche, pero que a partir de los cincuenta o más años de edad comienzan a sufrir meteorismo y diarreas que no habían tenido antes. Los síntomas son los clásicos de la intolerancia a la lactosa, es decir, la incapacidad de digerir el azúcar (lactosa) contenido en la leche. La causa no es una alergia ni ningún tipo de reacción del sistema inmunológico. El problema reside en la carencia de una enzima llamada lactasa, necesaria para digerir el azúcar de la leche.

Para ayudarle a clarificar las diferencias entre las reacciones alimentarias más comunes, el doctor Metcalfe nos ofrece algunas indicaciones:

- Alergia alimentaria es sinónimo de hipersensibilidad alimentaria. En estas reacciones, el cuerpo libera ciertos factores inmunológicos en respuesta a la ingestión de un alimento o un aditivo alimentario que no produce reacciones en las personas no alérgicas.
- La intolerancia alimentaria es la incapacidad de consumir cantidades normales de un alimento por razones no relacionadas con el sistema inmunológico. La intolerancia a la lactosa, por ejemplo, entra en esta categoría.
- El envenenamiento alimentario es la reacción a un ingrediente tóxico en los alimentos que se presenta naturalmente o como resultado de la contaminación. Cualquiera puede sucumbir a un envenenamiento alimentario, mientras que las alergias reales se presentan sólo en ese veinte por ciento de la población afectada por la respuesta inmunitaria que causa la alergia.

Conozcamos las familias de alimentos

Si usted padece una alergia alimentaria específica, es muy probable que también sea alérgico a otros alimentos. Una vez que el alergólogo ha determinado que usted es alérgico a un alimento, puede dar por sentado que otros alimentos de la misma familia botánica que el causante le darán también problemas.

La otra sorpresa será descubrir que el alimento conflictivo tiene un primo hermano del que usted no hubiera sospechado jamás que fuera un pariente. ¿Puede usted creer que los aguacates y la canela pertenecen a la misma familia? Lo mismo pasa con el pepino y la sandía. Es obvio que usted necesita saber qué alimentos están emparentados y tener cuidado con la alergia ante todos los miembros de la familia.

No obstante, no se asuste, porque ser alérgico a uno de los miembros de una familia de alimentos no garantiza que todos los demás vayan a producirle el mismo problema. Tal vez los cacahuetes le hagan daño, pero eso no significa que sus parientes tengan sobre usted los mismos efectos.

La alergia a más de un alimento de una misma familia ocurre con más frecuencia en el reino vegetal. Sin embargo, hay personas alérgicas a más de un miembro de la familia animal. La siguiente tabla agrupa las distintas familias. Los alimentos que pertenecen al reino vegetal aparecen en el primer grupo; los del reino animal, en el segundo.

Reino vegetal

Nombre de la familia	Miembros
Anacardo	Anacardo, mango, pistacho
Arándanos	Arándanos
Áster	Achicoria, alcachofas, diente de león, endibia, escarola, estragón, lechuga, pipas
Cebollas	Ajo, cebollas, cebolletas, espárragos, puerro, zarzaparrilla
Ciruelas	Albaricoque, almendras, cerezas, cerezas silvestres, ciruelas, melocotón, nectarina

Cítricos	Cidra, lima, limón, mandarina, naranja, pomelo
Chocolate	Chocolate (cacao), cola
Granos (cereales o brotes)	Arroz, avena, brotes de bambú, caña de azúcar, cebada, centeno, maíz, mijo, sorgo, trigo
Grosella	Grosella espinosa (kiwi), grosella negra, pasas de Corinto
Guisantes	Acacia, cacahuetes, guisantes, judías (verdes y secas), regaliz, tragacanto
Hongos	Champiñones, levaduras
Jengibre	Cardamomo, cúrcuma, jengibre
Laurel	Aguacate, azafrán, canela, laurel
Malva	Okra, semillas de algodón
Manzanas	Manzanas, membrillos, peras
Melón (calabaza)	Calabaza, melón cantalupo, otros melones, pepino, sandía
Menta	Ajedrea, albahaca, hierbabuena, marrubio, mejorana, melisa, menta piperita, menta verde, nébeda, romero, salvia, tomillo
Mirto	Clavo, guayaba, pimientos
Mostaza	Berros, col en sus distintas variedades (bróculi, cogollos, col, coles de Bruselas, coliflor, colinabo, repollo), mostaza, nabo, rábanos, rábanos picantes
Nueces	Todo tipo de nueces, pacana
Palma	Cocos, dátiles
Patata	Berenjena, cayena, patata, pimientos (rojo, verde, chile o picante), tomate

Perejil	Alcaravea, angélica, anís, apio, comino, coriandro, chirivía, eneldo, hinojo, perejil
Remolacha	Acelga, espinaca, remolacha
Rosa	Moras y todo tipo de bayas (fresas, frambuesas, etc.)
Trigo sarraceno	Acedera, alforfón o trigo sarraceno, ruibarbo

Reino animal

Nombre de la familia	*Miembros*
Aves	Todas las aves de corral y de caza
Crustáceos	Cangrejo, gambas, langosta
Mamíferos	Ardilla, cerdo, conejo, cordero, vacunos, venado, etc. Las personas sensibles a la leche suelen ser sensibles a la carne bovina. Si es alérgico a la leche de vaca, también puede serlo a la leche de cabra y otras
Moluscos	Abalones, almejas, mejillones, ostras
Pescados	Todos los peces de agua dulce y de mar, como atún, bagre, salmón, sardina, trucha

Anemia

El enemigo número uno de la nutrición

Por muy bien que le vayan las cosas, la anemia le impedirá apreciar su buena fortuna. La mayor parte del tiempo se siente cansado y falto de energía. Está irritable y tiene problemas de concentración. Si hace un esfuerzo, le falta el aliento. Siente hormigueos y una sensación de frío en las manos y los pies. No tiene muchas ganas de comer y parece ser muy propenso a las infecciones.

Después de soportar estos síntomas durante varias semanas, va a la consulta de su médico. La enfermera le echa una ojeada a su piel pálida y sospecha que tiene anemia. El médico es de la misma opinión y le ordena un análisis de sangre para conocer su nivel de hemoglobina y su valor hematócrito. Estas pruebas medirán la cantidad de proteínas portadoras de hierro en su sangre y la cantidad de glóbulos rojos. Aunque invisibles para usted, estos dos factores son muy importantes para su salud.

Los resultados de laboratorio confirman las sospechas. Usted está anémico. La siguiente pregunta es por qué.

Son muchas las posibles causas de la anemia, algunas relacionadas con la alimentación, otras no. Hay muchas vitaminas y minerales que participan en el proceso de producir y mantener sana la sangre. En teoría, una carencia de cualquiera de ellos puede ser la causa de su anemia. En realidad, sin embargo, la mayoría de las anemias relacionadas con la alimentación se deben a la falta de hierro, vitamina B_{12} o ácido fólico. Comencemos con el hierro.

Carencia de hierro: la anemia que está en todas partes

A diferencia de tantos otros problemas de salud muy corrientes, la anemia por falta de hierro es una enfermedad más de jóvenes que de viejos. Sus víctimas favoritas son los recién nacidos, los niños, las adolescentes y, naturalmente, las mujeres embarazadas. Y no es desconocida en ningún lugar del mundo. La anemia es común tanto en los países ricos como en los pobres, aunque como es lógico el problema se agrava en las zonas subdesarrolladas.

En algunas de éstas, hasta el cincuenta por ciento de los niños y las mujeres embarazadas pueden padecerla.

Por suerte, la posibilidad de sufrir anemia disminuye una vez que la mujer pasa la menopausia, pues ya no pierde hierro durante la menstruación. La anemia después de la menopausia puede ser el aviso de algo más grave que produce una pérdida anormal de sangre. En estos casos, como ocurre con los hombres anémicos, la primera obligación del médico es descubrir la enfermedad causante.

La sangre agotada y sus consecuencias

La palabra anemia evoca imágenes de fatiga y pérdida de energía. Pero si bien el cansancio es una de las señales clásicas, no es ni mucho menos la única. Es asimismo muy probable que se sienta usted deprimido e irritable. Y no es de extrañar, porque ¿quién no lo estaría después de varias semanas de sentirse mal?

Pero el asunto es más complicado todavía. Su malhumor puede no deberse sólo a su cansancio. Las nuevas investigaciones sobre el tema nos dicen que el hierro afecta también al humor. En un editorial del *British Medical Journal* que invita a la reflexión, el doctor D. P. Addy cita una media docena de estudios en los que se descubrió que después de administrar un suplemento de hierro mejoraba el humor y la capacidad de aprendizaje de los niños con carencia del mismo. El doctor Addy, que es pediatra en Birmingham (Inglaterra), cree que el hierro afecta directamente al cerebro. «En algunos niños —afirma—, la felicidad puede depender del hierro.»

¿Correr asustados?

Sabemos desde hace años que la anemia ataca por lo general a los niños y a las mujeres premenopáusicas. Lo que hemos aprendido recientemente, por curioso que resulte, es que los atletas son víctimas en potencia. En 1982, por ejemplo, D. B. Clement y R. C. Asmundson informaron de que casi las tres cuartas partes de las corredoras de fondo y una cuarta parte de sus colegas masculinos corrían el riesgo de padecer anemia.

Por si no era bastante difícil imaginarse que los corredores de fondo pudieran ser anémicos, posteriores investigaciones han confirmado este hallazgo. Tal vez nada hizo calar tan hondo el mensaje como la noticia de que el famoso corredor de maratón Alberto Salazar sufría de una carencia de hierro. No es necesario agregar que su capacidad como atleta también se resintió.

¿Se pregunta usted cómo es posible que suceda esto? Nadie sabe con certeza por qué la vida atlética aumenta las probabilidades de anemia. Sin embargo, creemos que la pérdida de hierro es la clave de la carencia del mismo en estas personas tan vigorosas. No es ningún misterio que los atletas pierden mucho hierro. Es obvio que se va con la gran cantidad de sudor que secretan mientras realizan sus entrenamientos.

Las enfermedades causantes

En la mayoría de nosotros, por supuesto, la falta de hierro se debe más probablemente a una mala alimentación que a la pérdida a través del sudor. Pero también cabe la posibilidad de que exista alguna causa médica. Entre las más comunes están las siguientes:

- Deficiente asimilación del hierro debido a enfermedades de malabsorción, operaciones de estómago o diarreas crónicas.
- Pérdidas excesivas de sangre por úlceras, menstruaciones muy intensas, cáncer y otras hemorragias internas.
- El embarazo, especialmente en los últimos meses, cuando las exigencias de hierro del bebé son mayores.

Y de vez en cuando una enfermedad metabólica poco frecuente o un tratamiento médico pueden ser las razones de una carencia de hierro.

La predicción con ferritina

Gracias a los importantes avances en las pruebas de laboratorio, la carencia de hierro puede ser detectada antes de que la anemia llegue a desarrollarse. Esta detección anticipada es vital, porque permite descubrir los problemas de nutrición antes de que sean graves. A pesar de que durante mucho tiempo se ha considerado la «deficiencia de hierro» sinónimo de anemia, esta nueva prueba nos permite hacer una valiosa distinción entre los dos términos.

La *deficiencia de hierro* se refiere a la etapa anterior a la presencia de niveles bajos de hemoglobina o del valor hematócrito que indican anemia. En esta etapa preanémica el cuerpo tiene muy poco hierro acumulado, pero la carencia todavía no es tan grande como para que aparezcan señales de anemia. La prueba de sangre con ferritina nos dirá si su cuerpo tiene o no suficiente hierro acumulado.

La *anemia por carencia de hierro* se presenta cuando el cuerpo ha agotado sus reservas. Los indicadores de la anemia son unos niveles bajos en las pruebas de hemoglobina o del valor hematócrito.

Como es obvio, una lectura baja en la prueba de la ferritina es una señal de alerta ante posibles complicaciones. Le brinda la posibilidad de corregir el problema antes de que se transforme en un caso declarado de anemia.

Esta es la parte buena de la deficiencia de hierro: no tiene por qué acabar en anemia. Pero, por otro lado, este trastorno menos serio es mucho más común que la anemia. En su instituto de investigación radicado en París, el doctor P. Galan y sus colegas investigaron a quinientas mujeres en edad de tener hijos, sometiéndolas a la prueba de la ferritina. Sólo seis eran anémicas, pero había 77 con carencia de hierro.

La ventaja de la absorción

El grupo del doctor Galan descubrió otro factor sorprendente al estudiar en qué medida el aporte de hierro en la dieta influía en los resultados de los análisis de sangre de las mujeres. ¿Qué sucedió? Que fueron incapaces de demostrar una relación entre la toma y el estado de nutrición, es decir, que la cantidad total de hierro en la dieta de una mujer no se correspondía con sus posibilidades de ser deficiente en hierro.

Pero estos hallazgos no excluyen la dieta. Lo que los investigadores pusieron de manifiesto fue que los factores que inciden en la absorción del hierro (más que la cantidad total ingerida) son importantes. De hecho, el estudio demostró que los factores que aumentan la absorción del hierro (amigos del hierro) junto con los factores que disminuyen la absorción (enemigos del hierro) son más significativos que la cantidad de hierro en sí. Vamos a echar una ojeada a estos amigos y enemigos.

Busque los factores amigos

Uno de los mejores amigos del hierro está entre los alimentos vegetales, mientras que otro figura entre los alimentos animales. Esto significa que los vegetarianos y los no vegetarianos por igual pueden adoptar medidas positivas para mejorar la absorción del hierro.

En el reino vegetal, el mejor amigo del hierro es la vitamina C. En un informe ya clásico sobre la absorción del hierro, la doctora Elaine Monsen y sus colaboradores manifestaron que el hierro presente en una comida es bien absorbido siempre y cuando también haya 75 miligramos de vitamina C. (Véase el recuadro «La solución C» para saber cuáles son los alimentos que proporcionan como mínimo esta cantidad.)

Como alternativa, dicen la doctora Monsen y sus colegas, incluso una ración pequeña (más de 80 gramos) de carne, ave o pescado servirá para que el hierro presente en la comida se absorba con facilidad. Las carnes contienen hierro hemático, una forma especial del hierro que no sólo se absorbe muy bien, sino que también ayuda a absorber el hierro de otros alimentos. Sólo las carnes contienen hierro hemático. Otra alternativa es incluir ambos: una cantidad modesta de vitamina C (de 25 a 75 miligramos) y una cantidad muy pequeña de carne (de 30 a 80 gramos).

Hay un tercer factor que también puede aumentar la absorción de hierro, pero los dietólogos se reservan la opinión hasta contar con más elementos de juicio. Se trata del factor ácido. Hay ciertas sustancias ácidas que se encuentran en los cítricos, el repollo en vinagre, la cerveza y otros alimentos que pueden colaborar en la absorción del hierro transformándolo de manera tal que el cuerpo lo asimila con más facilidad.

Como verá usted en la próxima sección, el hierro necesita de toda la ayuda que le podamos dar para defenderse de sus enemigos.

Identifiquemos a los enemigos del hierro

Si está usted preocupado por los factores que reducen su aprovechamiento del hierro se alegrará de conocer los resultados del trabajo realizado por el Centro Internacional para el Control de la Anemia Alimentaria, afiliado al Centro Médico de la Universidad de Kansas. Un grupo de investigación formado por médicos y científicos realizó un esfuerzo conjunto para rastrear los factores que inhiben nuestra absorción del hierro. Aquí están algunos de sus principales hallazgos:

● El té inhibe en gran medida la absorción del hierro contenido en una hamburguesa. Tomar una taza de té con la comida de prueba redujo la absorción de hierro en casi dos terceras partes.

● El principal rival del té, el café, también disminuye la absorción de hierro si se lo toma con la comida, aunque no tanto. Una taza de café con la hamburguesa redujo la cantidad de hierro absorbida en un 40 por ciento. Si se toma el café como mínimo una hora antes de la comida la

La solución C

¿Busca una manera natural de aumentar la absorción del hierro de los alimentos? Incluir como mínimo 75 miligramos de vitamina C en la comida le ayudará a aprovechar el hierro al máximo. Puede escoger entre cualquiera de las siguientes opciones, todas le proveerán de la cantidad mínima de vitamina C necesaria para una óptima absorción del hierro.

1 taza de bróculi
1 taza de coles de Bruselas
1/2 melón
1 taza de coliflor
1 taza de cogollos verdes
1 taza de zumo de arándano
1 taza de zumo de pomelo (fresco o concentrado)
1 taza de col rizada
1 taza de zumo de naranja (fresco o concentrado)
1 taza de trozos de papaya
1 taza de zumo de piña
1 taza de fresas frescas
1 taza de fresas congeladas

absorción del hierro no se ve afectada, pero si se lo toma en el plazo de una hora después de la comida la reducción es casi igual a la que se produce si lo toma comiendo.

- La harina de soja contiene los dos tipos de factores. Su influencia positiva en la absorción del hierro es anulada en parte, aunque no totalmente, por los factores inhibidores que contiene.
- Las sustancias presentes en cinco tipos diferentes de legumbres (habas de soja, judías negras, lentejas, guisantes y judías mung) dificultan la absorción de la mayor parte del hierro que contienen. Los dietólogos creen que la absorción del hierro de los alimentos es en general de un 10 por ciento, pero sólo se absorbe un 1 ó 2 por ciento del hierro presente en estas legumbres.
- Los productos lácteos y la yema de huevo reducen al parecer la absorción del hierro no hemático. La forma no hemática, desde luego, está presente en todos los alimentos que contienen hierro, mientras que la forma hemática sólo se encuentra en las carnes.

Por otra parte, los dietólogos creen desde hace tiempo que los oxalatos presentes en ciertos alimentos (especialmente en las espinacas) reducen la absorción del hierro. Pero si bien el hierro presente en estos alimentos no se absorbe bien, el hierro de los otros alimentos que usted come al mismo tiempo parece estar libre de sus efectos.

Y finalmente hay que hablar de los cereales integrales. Los dietólogos señalan que las fibras y los fitatos que contienen pueden reducir la absorción del hierro. No dudamos de que pueda ser así, pero al mismo tiempo no podemos olvidar los numerosos estudios que no han detectado una deficiencia de hierro en individuos sometidos a dietas ricas en salvado y otras fibras. «Un aporte adecuado de hierro se puede conseguir con dietas mixtas ricas en salvado de trigo», declara Eugene R. Morris, experto en nutrición del hierro del Departamento de Agricultura estadounidense. Pero si usted consume salvado con frecuencia le sugerimos que tome un suplemento multimineral.

Evitar las comidas que inhiben la absorción del hierro puede ser poco práctico o atractivo para usted. Además, muchos de nosotros podemos tomar estos alimentos sin agotar nuestras reservas de hierro. Así que, ¿para qué hacerlo? Si usted sabe que el aporte de hierro con su dieta actual es correcto, no tiene mucho que ganar preocupándose de estas interacciones.

Si, por el contrario, padece usted una deficiencia de hierro, puede aplicar estos hallazgos a su dieta habitual. Si es bebedor asiduo de té o café intente no tomar su bebida favorita hasta una hora después de haber comido o ingerido su suplemento de hierro. Si es vegetariano no dependa de las legumbres para obtener hierro. Y sobre todo atempere los efectos negativos de estos alimentos incluyendo uno o más amigos del hierro en su dieta o suplementos.

La alternativa del suplemento

Para prevenir la carencia de hierro, los suplementos ofrecen una buena alternativa cuando usted no puede seguir una dieta amiga del hierro. Ahora bien, una vez que se presenta la anemia por falta de hierro, los suplementos son, generalmente, la única manera que hay para tratarla. Por muchos alimentos ricos en hierro que escoja, le costará conseguir el hierro suficiente para reponer sus reservas. Además, usted querrá volver a estar en plena forma lo antes posible, y el suplemento de hierro es la mejor ayuda que puede obtener.

Los suplementos parecen ser la panacea. Son fáciles de tomar, eficaces y

baratos. Pero algunas veces producen efectos secundarios. En las dosis elevadas que se deben tomar para combatir la anemia puede ser que el suplemento de hierro le ocasione náuseas o molestias digestivas. Si es así, intente
tomarlo con las comidas o consulte a su médico si puede reducir la dosis.

También es posible que los suplementos de hierro le provoquen propensión al estreñimiento. Una vez más, a mayor dosis, mayor es el problema.
Nuestra recomendación es que coma salvado o cualquier otro alimento rico
en fibras. Es posible que le preocupe que la fibra extra dificulte la absorción del hierro. Pídale a su médico que le haga un simple análisis de sangre
para saber si el nivel de hierro mejora, empeora o sigue igual después de
añadir las fibras a su dieta. En la mayoría de los casos, la dosis terapéutica
del suplemento de hierro compensará de sobra cualquier pérdida debida a
las fibras.

Las otras anemias

La escasez de hierro es el problema más común en la aparición de la anemia,
pero no es el único. Las vitaminas también son necesarias para prevenir
la anemia, especialmente dos clases que pertenecen al complejo B: la vitamina B_{12} y el folato.

A través del microscopio puede verse que la sangre deficiente en vitamina B_{12} o folato presenta un aspecto muy distinto al de la sangre con carencia
de hierro. Cuando la causa es la falta de hierro, los glóbulos rojos son muy
pequeños; en cambio, cuando el problema es la falta de vitaminas B, los
glóbulos son mucho más grandes de lo normal y tienen formas irregulares.
El nombre médico para este trastorno es anemia megaloplástica alimenticia.
Entre sus muchos síntomas están la fatiga, lengua dolorida, palidez, pérdida
de peso, sensación de hormigueo, dolor de espalda, trastornos estomacales,
irritabilidad y depresión.

La causa más común de la anemia megaloplástica es el alcohol, el
alcohol y el alcohol. Como es de suponer, quienes abusan del alcohol
tienden a tener dietas pobres en vitaminas, y la anemia es el resultado. Pero
además hay otro motivo. Al parecer, el alcohol favorece la excreción de las
vitaminas B, y ello produce un aumento en la demanda de éstas que queda
desatendido. De hecho, cuando los doctores David Savage y John Linden-
baum realizaron pruebas en los alcohólicos ingresados en el Harlem Hospital de Nueva York, descubrieron que uno de cada tres, según los análisis,
padecía esta enfermedad.

La vitamina B₁₂ y los vegetarianos

El vegetarianismo tiene partidarios y críticos. Por fortuna, los partidarios están consiguiendo con sus esfuerzos llamar la atención sobre las muchas ventajas de una dieta vegetariana bien equilibrada. Estamos impresionados con los beneficios. Pero al mismo tiempo no queremos que se piense que el vegetarianismo está libre de riesgos.

Son muchos los elementos nutritivos de las comidas animales que también están presentes en los vegetales, y los vegetarianos los consiguen en cantidad suficiente. Pero la vitamina B_{12} es la excepción. Sólo los productos animales la contienen. Esto no plantea problema alguno a los vegetarianos que toman productos lácteos o huevos. Pero aquellos que sólo comen vegetales pueden llegar a padecer una carencia de B_{12}. Por lo general, se necesitan varios años de una estricta dieta vegetariana para llegar a desarrollar una carencia en los adultos. No obstante, por pequeño que sea el riesgo, no creemos que valga la pena correrlo y recomendamos en este caso un suplemento de B_{12}.

Nos interesa especialmente que los hijos de los vegetarianos tengan una fuente fiable de vitamina B_{12}. A continuación exponemos el caso de Edward, un niño de un año de edad que no la tenía. Es el resumen de un informe elaborado por R. C. Gambon y sus colaboradores en el Hospital Infantil de Berna, Suiza.

La madre, de 35 años, desde siete años antes del nacimiento de los mellizos se alimentaba con una dieta estrictamente vegetariana, que excluía cualquier producto animal (carne, leche, huevos)... Ambos fueron alimentados con el pecho materno desde que nacieron. El desarrollo fue normal para ambos durante el primer mes de vida. A las seis semanas ya sonreían, y a los tres meses sujetaban juguetes. El crecimiento y el desarrollo psicomotor fue igual para los dos mellizos hasta cumplir los ocho meses, momento en que Edward... comenzó a vomitar con frecuencia después de comer. Fue entonces cuando la madre notó un cambio gradual en su comportamiento. Dejó de sonreír y de socializar, su actividad disminuyó rápidamente, los movimientos espontáneos se hicieron lentos. Ya no era capaz de sentarse ni de darse la vuelta y, a pesar de que se lo alimentaba siete veces diarias, empezó a perder peso. Los periodos de sueño se hicieron más largos. Dejó de vocalizar y se aletargó. A los once meses de edad, el pequeño fue ingresado para su observación. Ninguno de los dos mellizos había recibido suplementos vitamínicos.

Los médicos no tardaron en diagnosticar carencia de vitamina B_{12}. Comenzaron a suministrarle vitamina B_{12}, y al cabo de una semana estaba mucho mejor. Dos semanas después dejó el hospital, aunque naturalmente tuvo que seguir tomando su suplemento de B_{12}. Por fortuna, no presentó ningún síntoma de lesiones permanentes en el cerebro ni en el sistema nervioso. Más tarde, los médicos se enteraron de que la abuela de los mellizos había suministrado pequeñas cantidades de carne al hermano de Edward, lo cual explicaba por qué sólo uno había sufrido la carencia.

¿Por qué permitir que un bebé corra semejante riesgo?

Desde luego, no todos los que padecen de deficiencia de vitamina B_{12} o folato tienen problemas de alcoholismo. A decir verdad, los hay también abstemios. Pero si estos últimos no ingieren vitaminas B pueden igualmente sufrir de anemias megaloplásticas.

Sin embargo, en la práctica, quienes corren mayor riesgo por su dieta carente de vitamina B_{12} son los vegetarianos que no comen ningún producto animal, la única fuente probada de vitamina B_{12}. Años y años de semejante dieta pueden ir agotando lentamente las reservas de B_{12} y plantear graves problemas de salud. Pero las personas que comen alimentos animales y los vegetarianos estrictos que toman suplementos de B_{12}, por lo general, están bien, ya que el cuerpo retiene fácilmente la B_{12}. Por desgracia, el panorama no es igual en lo que respecta al ácido fólico.

Vigile el ácido fólico

El ácido fólico es uno de los elementos que más peligra en el entorno alimenticio moderno. A pesar de que las frutas frescas y los vegetales son buenos proveedores, el consumo cada vez menor de productos frescos puede hacer peligrar las posibilidades de conseguir el suficiente para cubrir nuestras necesidades. Además, cuando se cuece la comida el ácido fólico se pierde. Si bien las deficiencias graves son raras en el mundo desarrollado, los dietólogos creen que actualmente hay muchas personas rozando la deficiencia de ácido fólico, y entre éstos son los de más edad quienes corren un mayor riesgo. Veamos por qué.

● Las personas mayores padecen a menudo problemas dentales que potencian el consumo de alimentos blandos y recocidos, que son precisamente los que tienen menos ácido fólico debido al exceso de cocción.

- Ciertos medicamentos pueden entorpecer el aporte de ácido fólico, y los ancianos utilizan más medicamentos que las demás personas.
- La capacidad para absorber el ácido fólico de los alimentos puede disminuir con la edad. Las investigaciones han revelado niveles bajos de ácido fólico incluso entre los ancianos con dietas ricas en este elemento.
- Nuestro cuerpo sólo almacena una reserva de ácido fólico para dos a cuatro meses, por lo cual la carencia de este elemento es más probable que la de otros, de los cuales tenemos mayores reservas.

Si se diagnostica a tiempo, los efectos de esta carencia sobre el cerebro y el sistema nervioso pueden ser contrarrestados aumentando los aportes de ácido fólico. Si comer más frutas y verduras frescas no le resulta práctico, dispone de una amplia variedad de productos vitamínicos que contienen ácido fólico, como también comidas vitaminadas con el doble de la dosis recomendada. A pesar de que el ácido fólico posee una toxicidad muy pequeña aun en grandes dosis, los dietólogos no recomiendan tomar grandes cantidades excepto en los casos muy graves de deficiencia. Existe el pequeño riesgo (que no vale la pena correr) de que una dosis alta oculte la carencia de B_{12}.

No tiene por qué desconocer la cantidad de ácido fólico de que dispone. Dígale a su médico que le gustaría saber su nivel de ácido fólico. Si toma usted regularmente medicamentos anticonvulsivos, anticancerígenos, píldoras anticonceptivas, cortisona, somníferos o sulfamidas, es probable que su médico ya le haga análisis a fin de vigilar los efectos de su medicación sobre esta importante vitamina B.

Menús amigos del hierro

Comer alimentos ricos en hierro se consideró durante un tiempo la única manera lógica de prevenir o tratar la deficiencia de hierro. Pero hoy en día se tienen en cuenta otras muchas cosas. Ahora sabemos que incluir un aporte de vitamina C o una pequeña cantidad de carne, al tiempo que reducimos la cantidad de té o café con las comidas, nos ayuda a mantener nuestras reservas de hierro.

Esto se debe a que el cuerpo puede arreglárselas con menos hierro si tiene amigos que le ayuden a utilizar el hierro que hay disponible. Por este motivo preferimos llamar a la dieta óptima «amiga del hierro» en lugar de «rica en hierro».

Aquí hemos combinado las cuatro recomendaciones en un sencillo menú semanal que es muy amigo del hierro. Si su dieta no se parece en nada a nuestro menú, usted puede tomar una píldora multivitamínica con hierro como una sana medida de prevención.

Día 1

Desayuno

- 2/3 taza de cereales
- 1 naranja
- 2 panecillos de pasas
- 1/2 taza de leche descremada

Comida

- 100 g de pechuga de pollo (sin la piel)
- 2 rebanadas de pan italiano
- 1 tajada de melón dulce
- 1 taza de leche descremada

Merienda

- 1 manzana
- 30 g de queso Cheddar

Cena

- 1 taza de ostras
- 3/4 taza de berenjena asada
- 1 1/2 tazas de apio crudo

1 taza de pimiento verde crudo
1 tomate fresco
1 taza de trozos de piña natural con 1/2 taza de yogur desnatado

Día 2

Desayuno

1 taza de cereales
1 naranja
1 rebanada de pan italiano
1 cucharadita de margarina
1 taza de leche descremada

Comida

3/4 taza de espinacas frescas
6 rodajas de pepino (con cáscara)
1 tomate fresco
100 g de vieiras al vapor
1/4 taza de pasas sin semillas
1/4 taza de semillas de calabaza
1 taza de leche descremada

Merienda

1 manzana
30 g de queso Cheddar

Cena

120 g de pechuga de pollo (sin la piel)
1 higadillo de pollo guisado
1/2 taza de guisantes
1/2 taza de arroz integral
1 taza de zumo de piña

Día 3

Desayuno

2/3 taza de cereales
1/2 taza de pomelo
1 rebanada de pan italiano
1 cucharadita de gelatina
1 taza de leche descremada

Comida

- 60 g de atún
- 1/2 cucharada de mayonesa baja en calorías
- 1/2 taza de guisantes
- 1/2 taza de lechuga
- 1 tomate fresco
- 1 cucharada de aliño de ensalada bajo en calorías
- 1 taza de leche descremada

Merienda

- 1/2 taza de gajos de naranja

Cena

- 100 g de filete magro (limpio de grasa)
- 1/3 taza de compota de manzana sin azúcar
- 1 taza de judías blancas
- 1/2 cucharada de margarina
- 1 taza de leche descremada
- 30 g de nueces

Día 4

Desayuno

- 2/3 taza de cereales
- 1 manzana
- 2 rebanadas de pan italiano
- 1 cucharada de gelatina
- 1 taza de leche descremada

Comida

- 100 g de empanada de carne magra picada
- 1 rebanada de queso descremado
- 1 1/2 tazas de ensalada
- 2 cucharadas de aliño de ensalada bajo en calorías
- 2 rebanadas de pan italiano
- 1 taza de zumo de tomate

Merienda

- 1 taza de fresas frescas con 1/2 taza de yogur desnatado

Cena

120 g de pechuga de pollo (sin la piel)
 1 panecillo de trigo integral
3/4 taza de coles de Bruselas
 1 cucharada de margarina
 1 taza de leche descremada
 1 tajada de melón

Día 5

Desayuno

2/3 taza de cereales
 1 mandarina fresca
 1 panecillo de pasas
 1 taza de leche descremada

Comida

 1 taza de espinacas frescas
1/4 taza de corteza de pan seca
 9 rodajas de pepino (con piel)
 1 manzana
 1 taza de bróculi crudo
1/2 taza de coliflor cruda
 2 cucharadas de aliño de ensalada bajo en calorías
 1 taza de yogur desnatado

Merienda

1/2 taza de dátiles

Cena

 2 higadillos de pollo hervidos
1/4 taza de cebollas
1/2 taza de arroz integral
1/2 taza de judías pintas
 1 taza de leche descremada
1/2 cucharada de margarina
 1 tajada de sandía

Día 6

Desayuno

1 taza de batido de fresa (3/4 taza de leche descremada, 5 fresas)
30 g de cereales
1/2 taza de leche

Comida

1 taza de espinacas frescas
1/2 taza de judías verdes
1/2 taza de judías blancas
1 taza de tofu (requesón de soja)
6 rodajas de pepino (con piel)
1/4 taza de zanahoria rallada
1/4 taza de queso rallado
2 cucharadas de aliño de ensalada bajo en calorías

Merienda

1/2 taza de pasas y nueces

Cena

100 g de bistec de ternera
1/2 taza de puré de patatas
1/2 taza de guisantes
1 cucharada de margarina
3/4 taza de zumo de naranja
1 taza de frambuesas frescas con 1/2 taza de yogur desnatado

Día 7

Desayuno

1 taza de cereales
1 mandarina
1 rebanada de pan italiano
1/2 cucharada de gelatina

Comida

> 2 tomates rellenos con 1 taza de almejas de lata, 1/2 taza de requesón desnatado, 1 cucharada de mayonesa baja en calorías
> 3/4 taza de zumo de naranja

Merienda

> 1/2 taza de albaricoques secos

Cena

> 100 g de hígado de ternera
> 1/2 taza de judías
> 1 patata pequeña hervida
> 1 cucharada de margarina
> 1 taza de leche descremada
> 1 taza de fresas frescas

Angina

Cómo reparar un corazón roto

(Véase también *Colesterol, Triglicéridos*)

El dolor de la angina es casi tan viejo como el hombre. William Harvey, pionero en la historia de la medicina moderna, lo describió como «una opresión en el pecho». Dos mil años antes, el filósofo romano Lucio Anneo Séneca escribió que los súbitos ataques de dolor eran «muy cortos y como una tormenta». Pero el dolor era tan intenso, decía Séneca, que «tener cualquier otro mal es sólo estar enfermo; tener esto es como morirse».

Bueno, no tanto. La medicina moderna ha hecho enormes progresos en la lucha contra la angina de pecho, también conocida sencillamente como dolor de pecho. Una enorme cantidad de conocimientos acerca de sus causas y tratamientos ha significado un grado de alivio que Séneca jamás hubiera soñado. De hecho, gran parte de esta nueva información ha sido obtenida en las últimas décadas. Y el mejor momento para poner en práctica estos hallazgos es ahora mismo.

Como cualquier enfermo de angina le puede decir, el dolor comienza por lo general cerca del corazón y el estómago, pero se puede extender al cuello, mandíbula, espalda, abdomen y brazos. Es bastante frecuente que el ataque se produzca por fumar, por comer, por ansiedad, por esfuerzos o por exposición al frío, y a menudo desaparece con el descanso. Como se sabe que los factores desencadenantes aumentan las necesidades de oxígeno del corazón, los médicos han sospechado siempre que la angina era un grito de socorro proveniente de un corazón sobrecargado.

Un misterio resuelto

Otro aspecto curioso de la angina era que atacaba a personas mayores. Actividades que en la juventud se realizan «sin sudar» pueden dar lugar a que el corazón proteste con el paso de los años. Era un misterio que los detectives médicos se pusieron a investigar. En la actualidad, el caso está prácticamente cerrado. Las investigaciones han demostrado en reiteradas ocasiones que la angina está relacionada con el endurecimiento de las arterias, la causa subyacente de la mayoría de los ataques de corazón. Miles de estudios han dejado claro este vínculo, pero nosotras citaremos sólo algunos de los más recientes.

- La doctora Marianne Hagman y sus colegas de la Universidad de Gotemburgo, en Suecia, realizaron un estudio comparativo entre enfermos de angina y casi 6.000 hombres sanos. Los resultados vinculaban la angina con el alto nivel de colesterol, presión alta, tabaco, exceso de peso, diabetes y falta de ejercicio; en otras palabras, los mismos factores conocidos que aumentan el riesgo de ataque de corazón.
- El equipo de investigación del doctor O. Kusa en el Instituto de Enfermedades Cardiovasculares de Bratislava, Checoslovaquia, demostró que la intensidad de la angina tenía que ver con la razón entre dos medidas del nivel de grasa en la sangre: el colesterol HDL (alta densidad de lipoproteínas) y el colesterol total. En sus pacientes, la angina empeoraba a medida que la diferencia entre los niveles de estas dos grasas crecía. Al mismo tiempo, otros investigadores descubrieron que el desequilibrio de colesterol era una señal de riesgo de ataque de corazón. Se trataba de otra indicación de que la angina y el ataque de corazón eran consecuencia de este malhadado proceso.
- El vínculo entre la angina y el endurecimiento de las arterias fue demostrado con la aplicación de la alta tecnología por el doctor Shlomo Eisenberg y sus colaboradores en la Universidad de Hadassah, en Jerusalén. Utilizaron una prueba muy compleja llamada angiografía, y el resultado fue que dos terceras partes de los enfermos de angina tenían las arterias endurecidas, con el consiguiente riesgo de ataque de corazón.
- El doctor Leif Lapidus y sus colaboradores, también de la Universidad de Gotemburgo, querían determinar si los factores de riesgo para la angina diferían entre hombres y mujeres. Descubrieron que las mujeres con angina tenían niveles muy altos de triglicéridos, otra grasa de la sangre sospechosa de causar el endurecimiento de las arterias.

Pero el endurecimiento de las arterias no es la única causa de la angina. A veces también se presenta cuando éstas están bien. Si se investiga un poco más, se encuentra que el problema reside en un exceso de la hormona de la tiroides, en la sífilis, en anemias graves o en una enfermedad del mismo corazón más que en las arterias. Sin embargo, estas otras causas sólo son responsables de una minoría de los casos.

Los ataques de angina no sólo son muy dolorosos sino que además producen mucho miedo, pero también tienen un lado bueno. Después de todo, para algunos de nosotros la angina es una señal de advertencia de que hay un problema, antes que las consecuencias sean peores, por ejemplo un ataque de corazón.

Ni que decir tiene que quienes sufren de angina deben descansar mucho y evitar en todo lo posible el estrés. En algunos casos, el médico recetará los medicamentos apropiados o incluso una intervención quirúrgica. Si la angina puede atribuirse al endurecimiento de las arterias, enfocar el problema desde el punto de vista de la dieta puede ser el primer paso. (Encontrará las recomendaciones adecuadas en las secciones que tratan del colesterol y de los triglicéridos.)

Apendicitis

Otro triunfo para las verduras

Es probable que nadie otorgue menos valor a la importancia de la nutrición que los niños, y es fácil de comprender. Las experiencias de los niños con respecto a las enfermedades se limitan a menudo a los resfriados y otras enfermedades benignas. Prestan muy poca atención a las enfermedades crónicas que tanto temen los adultos, aquellas en que la nutrición desempeña un papel muy importante. Pero ahora resulta que la nutrición influye al menos en una enfermedad que ataca a los niños y a los jóvenes mucho más que a los adultos.

Desde hace varias décadas, los expertos en salud pública debaten sobre si la alimentación incide de alguna manera en la apendicitis. La idea data de la Segunda Guerra Mundial, cuando los observadores médicos británicos, como el doctor John Black, se dieron cuenta de que la mayoría de sus enfermos de apendicitis eran casi exclusivamente soldados japoneses que comían raciones británicas en lugar de su dieta habitual. El doctor Black y el cirujano con el que trabajaba creían que la «epidemia» se debía al súbito cambio en la dieta.

En otras poblaciones, sin embargo, el número de casos de apendicitis disminuyó durante la guerra. Según Alexander R. P. Walker, del Instituto Sudafricano para la Investigación Médica, el promedio de apendicitis en las islas del canal de la Mancha y en Suiza disminuyó durante la guerra. El conflicto había forzado a los residentes a modificar sus dietas.

La facción pro fibra

De todas las explicaciones posibles de la relación entre la dieta y las apendicitis se considera especialmente sospechosa la baja ingestión de fibras. Los efectos protectores de la fibra se basan en hechos como éstos:

- Las apendicitis son más comunes en los países donde la dieta es pobre en fibras.
- Durante la guerra, cuando bajaron los promedios de apendicitis, los

residentes en Suiza y en las islas del canal de la Mancha comían más fibras (y menos grasas) que de costumbre.

- Encuestas realizadas en ciudades africanas por el doctor Denis Burkitt muestran que las apendicitis son diez veces más frecuentes entre los blancos que entre los negros. En África, desde luego, los primeros siguen una dieta de tipo más occidental.
- Algunos estudios demuestran que los niños que sufren de apendicitis comen menos fibras. La doctora Jean Brenner y sus colegas de la Escuela de Salud Pública de la Universidad de Washington informaron, en 1985, que los niños que habían mantenido dietas ricas en fibra tenían un 50 por ciento más de probabilidades de no padecer apendicitis.

Vote por el verde

A pesar del entusiasmo por la teoría de la fibra, el estudio más extenso que conocemos no vincula la fibra ni los alimentos integrales a las apendicitis. El doctor D. J. P. Barker y sus colaboradores de la Universidad de Southampton estudiaron la dieta típica de cerca de 50.000 enfermos de apendicitis que vivían en Inglaterra y Gales. El abundante consumo de verduras y tomates —y no los alimentos integrales o fibras— aparecía como factor protector contra la enfermedad.

El doctor Barker y sus colegas están convencidos de que el efecto de estos alimentos es real. Especulan con la posibilidad de que las verduras afecten a las bacterias residentes en el apéndice de una manera tal que impidan las infecciones. Suscribimos esta opinión por motivos prácticos. Aplicarla no requiere ninguna explicación previa. No le hace falta un dietólogo para que le indique qué son las verduras o los tomates.

Un desacuerdo bien informado

Pese a estar impresionado por estos hallazgos sobre el consumo de verduras, el doctor Barker considera la dieta un factor secundario en las apendicitis. Sus investigaciones han seguido muchas otras pistas y han puesto de relieve que ciertos factores de higiene, como el hacinamiento y la falta de agua caliente, son las causas principales de las apendicitis en el Reino Unido. El doctor Barker considera que la higiene y la exposición a infecciones son lo que más cuenta.

En la prensa médica británica el debate nutrición *versus* infección está en su momento álgido. Además, resolverlo costará mucho. Las personas que sufren de apendicitis generalmente son intervenidas quirúrgicamente, por lo cual es imposible comprobar si un cambio de dieta después del primer ataque evitaría el segundo. Así que sospechamos que habrá discusión para rato.

Mientras tanto, lo más razonable es pensar que las dos cosas tienen su parte de responsabilidad. Pero no importan los resultados; mamás y papás, el «consejo» que estáis dando a vuestros hijos es el correcto: A comerse toda la verdura.

Apoplejía

El vínculo con la nutrición se hace más fuerte

El ataque apoplético puede llegar a ser terrible, pero también puede evitarse.

El ataque se produce a causa de la reducción del riego sanguíneo en una parte del cerebro. Cuando la sangre y el oxígeno no llegan al cerebro, mueren las células, y la víctima se ve enfrentada a la posibilidad de una parálisis permanente y la pérdida del habla o la memoria.

Una de las causas principales de estos ataques es una presión arterial muy alta, el asesino silencioso que veremos más adelante (véase pág. 150). Si tiene problemas de hipertensión corre un riesgo muy alto de sufrir un ataque apoplético. Baje la tensión y disminuirá el riesgo.

La ayuda de la nutrición

Desde luego, la presión arterial no es la única causa de estos ataques. A pesar de que se los considera una enfermedad de gente mayor, tampoco los jóvenes están a salvo. Quienes padecen reumatismo de corazón, aneurisma, endocarditis o alteración de los ritmos cardíacos entran en el grupo de alto riesgo independientemente de la edad.

El ataque apoplético típico, sin embargo, es producto del mismo proceso que causa la mayoría de los ataques cardíacos: un coágulo de sangre (trombo) que interrumpe el flujo sanguíneo. Por lo tanto, no es de extrañar que los estudios relacionen los factores de riesgo de los ataques al corazón con los de apoplejía. Vale la pena repetir la lista:

- Tensión arterial alta.
- Elevado nivel de colesterol.
- Sobrepeso.
- Tabaco.
- Diabetes.

Los especialistas no hacen distingos entre la presión arterial y el alto nivel de colesterol como causantes de ataques al corazón: ambos son culpables. Pero en el caso de la apoplejía, la tensión es, con mucho, el principal factor de riesgo.

El famoso *Honolulu Heart Study*, por ejemplo, no es sino uno de los muchos que han documentado la influencia de la presión sanguínea. Según los doctores Yo Takeya y Jordan S. Popper, que estudiaron los factores de riesgo de la apoplejía entre los residentes de Japón y Hawai, la tensión arterial alta era el factor de riesgo número uno, incluso más que la edad, que aparecía en segundo término.

Por lo tanto, es obvio que la alimentación que ayuda a controlar la presión sanguínea es también la mejor para prevenir la apoplejía. Puede encontrar más detalles y un menú completo para la semana en el apartado dedicado a la tensión arterial. (págs. 150 y sigs.)

Las señales y los síntomas

Un trastorno que afecta al cerebro produce unos síntomas muy visibles. Como el ataque aparece de pronto y la atención médica inmediata es vital para conseguir la recuperación, creemos prudente que usted conozca cuáles son las señales más comunes:

- Pérdida total o parcial del conocimiento.
- Dolores de cabeza y rigidez en la nuca.
- Mareos, ataques o convulsiones.
- Náuseas y vómitos.
- Sensación de hormigueo o trastornos visuales.
- Incapacidad de hablar o de mover los miembros.

Lo que puede ocurrir después de un ataque depende de muchos factores. Algunas de las víctimas se recuperan, otras quedan imposibilitadas, y hay quien no sobrevive. Es el riesgo de la incapacidad permanente o de muerte lo que convierte en muy importantes los esfuerzos preventivos.

Artritis

El vínculo con la nutrición ya es mayor de edad

Mencione usted las palabras nutrición y artritis en una misma frase cuando hable con su médico y puede estar seguro de que, como mínimo, le mirará con aire escéptico. Al parecer, desde hace siglos la mayoría de los médicos creen que cualquiera que considere que las dos palabras tienen alguna relación está en el mejor de los casos mal informado, eso si no piensan directamente que se trata de un charlatán de feria.

Debemos confesar que nosotras también hemos compartido esta actitud. Durante años nos hemos aferrado a los convencionalismos en contra de cualquier posible vínculo entre la nutrición y la artritis. Pero últimamente se han publicado varios estudios muy serios relacionando la artritis reumatoidea (AR) con la dieta, que nos obligan a reconsiderar nuestra postura.

Los hechos que consignaremos a continuación están basados en informes de pacientes que sufren de AR y no de la enfermedad degenerativa de las articulaciones (también llamada artrosis u osteoartritis). Esta última es la forma más común de la enfermedad y proviene del desgaste de las articulaciones provocado por una lesión: difiere de la AR en que se produce muy poca o ninguna inflamación en las articulaciones.

Artritis reumatoidea: síntomas y señales

La artritis reumatoidea es una enfermedad autoinmune y como tal está relacionada con la enfermedad de Graves o bocio exoftálmico, producido por un mal funcionamiento de la tiroides, y con el lupus eritematoso sistémico (LER), una enfermedad que afecta a la piel y otros órganos vitales. La característica común de estas dolencias es que despiertan una extraña sensibilidad en el sistema inmunitario, que ataca a los propios tejidos corporales como si fueran sustancias extrañas.

Hacer el diagnóstico de una enfermedad autoinmune no es una tarea sencilla y es mejor dejarlo en manos de un profesional.

Los síntomas de la artritis reumatoidea varían con el grado de la enfermedad. Al principio, los enfermos se quejan de fatiga, dolores en todo el cuerpo y rigidez. Debido a que el mal produce el endurecimiento de las articulaciones, los pacientes de AR pueden llegar a un punto en el que son casi incapaces de mover los miembros. Algunos pierden peso o contraen anemia, sufren de inflamaciones alrededor de los ojos o les salen bultos debajo de la piel. Esto último se presenta con mayor frecuencia en los codos.

El curso de la enfermedad varía de una persona a otra. Durante un tiempo el mal aparece y desaparece, pero llega un momento en que los síntomas son permanentes.

La perspectiva de la alergia

Tener que vivir con la AR lo obliga a uno a estar atento a los factores que provocan un empeoramiento de los síntomas. El doctor Richard Panush, de la Universidad de Florida, comprobó que el 30 por ciento de sus pacientes de AR insistían en que ciertos alimentos agravaban sus síntomas. En lugar de descartar estas observaciones, el doctor Panush las investigó, esta vez con el nivel de exigencia propio de un científico. Les suministró a los pacientes los alimentos sospechosos pero disfrazándolos en píldoras, de forma tal que ni el médico ni el paciente conocieran qué alimento tomaban.

El doctor Panush descubrió que los alimentos no estaban relacionados con los síntomas en diez de los quince pacientes estudiados, y otros dos se hallaban en una situación fronteriza. Sin embargo, resultó notable ver que muchos de los pacientes reaccionaban claramente ante los alimentos con un empeoramiento de los síntomas.

¿Cuáles son los alimentos que causan problemas? Por desgracia, incluso los pocos médicos convencidos de que los alimentos tienen algo que ver son incapaces de responder a esta pregunta. La lista de alimentos varía de una persona a otra.

Consideremos otro informe acerca del vínculo alimento-AR. En este caso, Deepa Beri del All-India Institute of Medical Sciences de Nueva Delhi trató a enfermos de AR con una dieta inicial de frutas, verduras, aceite y azúcar. De a uno por vez, añadió los alimentos considerados sospechosos, como el arroz, el trigo, la leche y la carne. De los 14 sujetos, 10 sufrieron un empeoramiento de los síntomas cuando se añadió uno o más de los alimentos citados.

Como cabía suponer, los alimentos culpables variaban entre los diez pacientes que habían reaccionado. Al parecer, cuatro eran sensibles al trigo y el arroz, dos sólo al arroz. De los cuatro restantes, cada uno tenía un grupo de alimentos reactivos diferentes. A uno sólo le molestaban las legumbres; a otro, las legumbres y la carne; al tercero, los lácteos y la carne; y al cuarto, las legumbres, la carne y la leche. Este es un ejemplo perfecto del viejo dicho: el manjar de uno es veneno para el otro.

La teoría del pescado es sólida

El pescado siempre ha merecido las alabanzas de los dietólogos. Su gran poder nutritivo y sus pocas calorías lo convierten en un alimento curativo ideal. Por si fuera poco, las investigaciones preliminares también vinculan la grasa del pescado con las mejorías en los síntomas de la AR.

El ingrediente secreto es el ácido graso omega-3 que se encuentra en el aceite de pescado. El omega-3 ha conseguido ponerse en primer plano durante los últimos años por las cualidades demostradas en la prevención de las enfermedades del corazón. Y ahora el científico británico J. M. Kremer ha abierto nuevos horizontes al utilizar el aceite de pescado como tratamiento de la AR. El doctor Kremer le pidió a enfermos de AR que tomaran unas cápsulas, unas falsas y otras con ácido omega-3, también llamado EPA (ácido eicosapentaenoico).* Ninguno de los investigadores ni de los pacientes sabía cuáles eran las cápsulas falsas ni cuáles las de aceite de pescado, que les proveían de 1,8 gramos de EPA diarios.

Los resultados fueron prometedores. Aquellos que habían tomado el aceite de pescado experimentaron una significativa disminución de la sensibilidad dolorosa en las articulaciones. Además, cuando se les retiró el tratamiento, volvieron a presentarse los síntomas, otra señal de que los efectos del aceite de pescado eran reales.

Los investigadores, desde luego, quieren confirmar estos hallazgos. Pero ya especulan con la idea de que el aceite de pescado reduce la inflamación porque ayuda al cuerpo a producir una sustancia llamada prostaglandina, que ejerce un efecto favorable sobre los tejidos inflamados.

Encontrará más detalles acerca del contenido de omega-3 de los diferentes pescados en «El aceite de pescado», en la página 90.

---

* Para mayor información puede consultarse la obra del doctor Michel Odent, *La salud y los ácidos grasos esenciales* (Ediciones Urano, 1991), así como la del doctor Jonathan S. Christie, *Los aceites omega, fuente de vitalidad* (Ediciones Urano, 1993). *(N. del E.)*

Una llamada a las mentes abiertas

Estos hallazgos sin duda despertarán la controversia entre los científicos. Los que se encuentran en la primera fila de esta investigación están preparados para el gran debate, pero insisten en que debe basarse en una postura objetiva ante los hechos y no en el inveterado prejuicio en contra de la idea de que los alimentos contribuyen a la AR.

Por nuestra parte compartimos la opinión de Gardner Moment, profesor emérito de biología en el Goucher College de Towson (Maryland). El doctor Moment publicó un editorial en una publicación médica acerca de la artritis y la alimentación, donde nos invita a esperar nuevos hallazgos que pongan en duda la sabiduría convencional y a no oponernos a ellos. «Debemos recordar —dice— que la ciencia siempre ha estado llena de sorpresas en el pasado, y no hay ningún motivo para suponer que la reserva de sorpresas se haya agotado.»

Las sorpresas en relación con la nutrición y la artritis probablemente ya están en camino. En lo que a nosotras respecta, tales sorpresas son bienvenidas: es más importante ayudar a un cierto número de pacientes, por reducido que sea, que defender los conocimientos convencionales.

Ataque cardíaco

Cerremos el caso

(Véase también *Angina, Colesterol, Triglicéridos*)

La medicina moderna está llena de misterios pendientes de ser resueltos. Por fortuna, el ataque al corazón no es uno de ellos. Gracias a cuatro décadas de intensas investigaciones, nuestros conocimientos acerca del principal problema de salud del mundo desarrollado son inmensos. De hecho, no sabemos de ningún especialista de corazón que dude sobre el importante papel que desempeña la nutrición en la prevención y el tratamiento de esta afección.

Tal vez usted piensa que el ataque al corazón es algo que aparece de pronto como un rayo en el cielo. Pero no se deje engañar por las apariencias. Aunque parezca repentino, el ataque al corazón es simplemente la culminación de un proceso que ha estado tras las bambalinas durante décadas.

El desarrollo del drama es el siguiente. La primera etapa (que es la más larga) es absolutamente silenciosa. Durante este tiempo, la grasa y el colesterol se van depositando, muy lentamente, en las paredes de los vasos sanguíneos. Poco a poco los depósitos de grasa se van agrandando, y el resultado es que las arterias se estrechan cada vez más.

A veces, en algún momento del proceso, conocido vulgarmente como endurecimiento de las arterias (arteriosclerosis), sobreviene una señal de alarma: dolores en el pecho o angina. Pero a menudo la enfermedad prosigue su callada tarea sin dar ningún aviso hasta que, llegado un punto, un coágulo (trombosis) aparece en una de las arterias que suministran sangre al corazón.

Es en este momento cuando muchas de las víctimas se enteran de que tienen problemas en sus arterias. Por fortuna, la mayoría sobrevive al primer ataque. Entonces quieren saber las causas y cómo evitar que ocurra de nuevo.

Los factores de riesgo

Es probable que usted se haya dado cuenta de que los médicos procuran no emplear la palabra «causa» cuando hablan de enfermedades comunes. Tal vez le resulte extraño, pero en el campo de la ciencia y la medicina, por lo visto, no se puede asegurar nada a pies juntillas, y en consecuencia palabras como «causa» parecen estar fuera de lugar. En vez de ello, los médicos prefieren hablar de «factores de riesgo».

Un factor de riesgo es precisamente lo que su nombre indica: un hábito, una tendencia o una situación que aumenta las probabilidades de sufrir una enfermedad. Puede estar relacionado con la edad, el sexo, la familia, el lugar de nacimiento o la residencia habitual. Las posibilidades son infinitas.

Desde luego, el riesgo de sufrir un ataque al corazón aumenta con la edad, y los hombres lo sufren con más frecuencia que las mujeres. Pero estos factores de riesgo están fuera de nuestro control. Con otros, sin embargo, ocurre todo lo contrario: están determinados en gran parte por nuestro estilo de vida. Sin duda usted sabe cuáles son los tres principales factores de riesgo, pero por si se le han olvidado, aquí los tiene.

Alto nivel de colesterol. Desde hace ya tres décadas un grupo de especialistas controla la salud de miles de residentes de Framingham (Massachusetts). Los resultados de este famoso estudio y otros parecidos muestran que las personas con niveles de colesterol de 265 o superiores tienen cuatro veces más probabilidades de sufrir un ataque al corazón que aquellos con niveles de 190 o menos.

Tabaco. El cáncer de pulmón es la consecuencia más conocida del hábito de fumar. Sin embargo, en un trabajo de 1964 titulado «Informe sobre el Tabaco y la Salud», todo un hito en el campo de la medicina, además de advertirse acerca de la relación entre el hábito de fumar y el cáncer de pulmón, se cita también el tabaco como poderoso factor de riesgo para el ataque al corazón. Los estudios que se hicieron después confirmaron la mala noticia, pero añadieron un rayo de esperanza. Al parecer, si se deja de fumar, el daño causado se puede reparar. Diez años después de abandonar el hábito, el riesgo del ex fumador de padecer un ataque al corazón es prácticamente igual al de quien no ha fumado jamás.

Hipertensión arterial. Este factor, que es el número uno en las apoplejías, es también culpable de los ataques al corazón. El «Programa de detección y seguimiento de la hipertensión» ha sido el estudio más amplio que se ha hecho nunca sobre el tema. Entre los 10.000 participantes, aquellos que pudieron controlar su presión sanguínea se vieron recompensados con una disminución del riesgo de tener un ataque al corazón.

Estos tres factores de riesgo han sido noticia de primera plana durante décadas. Probablemente en los últimos años habrá oído hablar del colesterol HDL (lipoproteínas de alta densidad) o colesterol «bueno». Los últimos hallazgos demuestran que la mejor medida del riesgo no es la suma total de colesterol en la sangre, sino la relación entre el colesterol total y el colesterol HDL.

¿Por qué entonces los especialistas insisten en controlar el colesterol total como el principal factor de riesgo? Una razón es por no complicar las cosas, y otra, porque si el nivel de colesterol total es alto, ello no se debe precisamente a un elevado índice de HDL, como desearíamos todos.

Entre las personas con un alto nivel de colesterol total, la gran mayoría también tiene mucho colesterol LDL (lipoproteínas de baja densidad), el tipo «malo». Así que, a menos que esté usted seguro de que su suma total es alta porque tiene mucho HDL, considérelo una seria advertencia. (Si su HDL es bajo, siga el ejemplo de aquellos que hacen ejercicio regularmente, no fuman y mantienen el peso controlado.)

El veredicto

Las investigaciones sobre el tema continúan. Pero hace unos años se llegó a un veredicto acerca de la relación entre el colesterol y el ataque al corazón. Fue el resultado de un proyecto de investigación llevado a cabo a escala nacional en Estados Unidos y patrocinado por el Instituto Nacional para el Corazón, Pulmones y Sangre. Con este estudio, conocido como «Prueba de intervención en los factores de riesgo múltiple», se esperaba aclarar de una vez por todas el tema del colesterol.

Muchos ponían en duda que el estudio pudiera dar un resultado positivo con un descenso de los niveles de colesterol, porque la mayoría de los sujetos eran hombres de mediana edad en situación de mucho riesgo. Se pensaba que ya era demasiado tarde para estos pacientes que venían arrastrando niveles muy altos desde hacía muchos años.

Pero los temores resultaron injustificados. De los esfuerzos para bajar el colesterol se obtuvieron unos resultados impresionantes. En palabras del mencionado Instituto, «los beneficios de bajar el colesterol son reales. En los resultados de las pruebas clínicas se puede apreciar, sin ninguna duda, que los hombres con niveles de colesterol altos que tomaron las medidas necesarias para reducirlos, han sufrido menos ataques al corazón que aquellos cuyos niveles continuaron siendo altos». Al analizar los resultados, los científicos comprobaron que una reducción del uno por ciento en el nivel de colesterol produce una reducción del dos por ciento en el número de ataques al corazón. Por lo tanto, los hombres que redujeron su nivel de co-

Colesterol: sopesando los riesgos

Dónde establecer el límite entre el nivel de colesterol normal y el alto ha sido tema de discusión. Durante años, muchos laboratorios consideraron cualquier cifra por debajo de los 300 como «normal». Pero este nivel era normal únicamente para los estadísticos que tienen la costumbre de considerar normales todas las lecturas excepto el cinco por ciento de las más altas y las más bajas.

No hace falta decir que esta interpretación de la «normalidad» dista mucho de ser la saludable. El debate siguió durante décadas. Entonces apareció la «Prueba de intervención en los factores de riesgo múltiple», que demostró la vinculación entre el colesterol y el ataque al corazón. Así, en 1984, el Instituto Nacional para el Corazón, Pulmones y Sangre estableció cuál era el nivel de colesterol deseable.

Debido a que los niveles de colesterol se elevan a medida que envejecemos, se fijaron distintos niveles de acuerdo con los grupos de edades.

Edad	Riesgo moderado (mg/dl)	Riesgo alto (mg/dl)
2-19	Más de 170	Más de 185
20-29	Más de 200	Más de 220
30-39	Más de 220	Más de 240
40 y más	Más de 240	Más de 260

lesterol en un 25 por ciento disminuyeron en un 50 por ciento los riesgos de sufrir un ataque.

Con estos resultados en la mano, el Instituto decidió que era el momento de poner manos a la obra. Lanzó el Programa Nacional de Educación para el Colesterol, con el fin de divulgar entre la población la importancia del nivel de colesterol y la forma de hacerlo bajar.

Su plan de acción

Planificar una línea de acción para la salud del corazón es un proceso en dos etapas. La primera es valorar los factores de riesgo para saber cuáles son las posibilidades de abortar una enfermedad cardíaca.

Algunos factores de riesgo son fáciles de determinar. Si usted fuma, sabrá cuántos cigarrillos fuma al día. En cuanto a la presión, no cuesta mucho conocer sus niveles. En casi todas las farmacias hay aparatos para tomar la presión, e incluso el farmacéutico puede hacerlo.

Otra información importante es el nivel de grasa en la sangre. Esto, desde luego, no es algo que pueda usted determinar por sí mismo, así que tendrá que ir a un laboratorio para que le hagan un análisis de sangre.

Una vez que tenga todos estos datos, podrá actuar contra los factores de riesgo. No tenemos una dieta para ayudarle a dejar de fumar. Pero si tiene alto el nivel de colesterol, la presión arterial o los triglicéridos, hemos preparado unas dietas que puede consultar en los apartados correspondientes (véanse las págs. 94-99, 158-162 y 227-232).

Supongamos que usted no fuma, que la presión arterial es correcta y el nivel de grasa está dentro de los límites. Si es así, enhorabuena. Esperamos que continúe vigilando las comidas ricas en grasas, colesterol y sodio. Esta estrategia de prevención dará sus buenos dividendos en el futuro, porque si bien estos niveles hoy son normales, pueden aumentar con la edad. Si ahora controla su dieta, evitará problemas en el futuro. Y no sólo se beneficiará su corazón sino su salud en general.

Cálculos renales

Un dolor del que podemos prescindir

A pesar de que los cálculos renales difieren en muchas cosas de los biliares, existen algunas similitudes. Ambos tienden a formarse en un lugar para después trasladarse a otro y causar problemas. En el caso de los cálculos renales, este nuevo lugar es frecuentemente el uréter, donde la piedra alojada puede llegar a bloquear el paso de la orina y causar un problema imposible de soslayar.

Desde luego, no todos los cálculos renales producen síntomas. Al igual que los cálculos biliares que permanecen en la vesícula, los de riñón pueden seguir ahí sin producir molestia alguna, y por lo tanto sin que se presente síntoma alguno. Al igual que los silenciosos cálculos biliares, estos cálculos renales pasarán inadvertidos hasta la autopsia. Ojalá padeciéramos sólo este tipo de cálculos, porque cuando producen síntomas el dolor es insoportable. Es precisamente el fortísimo dolor el síntoma más conocido, pero hay otros:

- Náuseas y vómitos.
- Fiebres y escalofríos.
- Sangre en la orina.
- Irritación en la vejiga.
- Hinchazón abdominal.

Curiosamente, los cálculos pueden ser tan pequeños como un grano de arena, aunque los hay mucho más grandes. Si alguna vez tiene ocasión de ver uno, se preguntará cómo es posible que algo tan minúsculo pueda causar tanto dolor.

Quién los padece y por qué

Cualquiera puede sufrir de cálculos renales, pero hay personas más propensas que otras. Usted figura en el grupo de alto riesgo si cumple algunos de estos requisitos:

- Hombres de 40 años en adelante.
- Enfermos de gota o con sobreabsorción de calcio.
- Antecedentes de cálculos en la familia.
- Bebedores de alcohol.
- Enfermos que han guardado cama durante mucho tiempo.

Probablemente, el factor más importante es la composición de la orina. Las condiciones citadas suelen afectar a la cantidad de calcio, oxalatos y otras sustancias presentes en la orina. Estos factores crean una situación favorable a la formación de las piedras.

Los médicos también sospechan que la ingestión de agua aminora el riesgo de formación de cálculos. Están seguros de que un hábito muy sencillo, beber mucha agua, puede impedir que se formen los cálculos.

Un tratamiento con futuro

El mejor tratamiento para los cálculos renales es aquel que resuelve el problema presente y mantiene a la vez las miras en el futuro. Aunque la mayoría de las piedras finalmente se evacuan, muchas veces hace falta la asistencia de la medicina moderna. Medicamentos, cirugía y ultrasonidos están listos para el trabajo. También puede ser necesario evitar la infección y los daños al riñón.

Una vez que ha pasado la crisis, es probable que desee olvidarse del tema. Pero como le dirá su médico, no ha llegado el momento de cerrar el libro, sino de pasar al siguiente capítulo que, naturalmente, se ocupa de cómo evitar que se repita la experiencia.

Cuando el cálculo ha sido expulsado, debe enviarse a un laboratorio para que se realice un análisis químico. Esta información será muy útil para planificar el futuro. El cálculo puede contener grandes cantidades de calcio u oxalatos. Debido a que ambos se encuentran en la comida, tal vez convenga seguir una dieta donde no figuren ninguno de los dos. En el recuadro «¡Fuera con los oxalatos!» encontrará más detalles.

Algunos consejos más

El tema «los cálculos y los suplementos» ha sido motivo de amplia discusión en el campo de la nutrición. En nuestra opinión se ha exagerado mucho el

¡Fuera con los oxalatos!

Si le han aconsejado restringir los oxalatos de la dieta, la lista siguiente le será de utilidad. Le advertimos, sin embargo, que en la primera lectura no creerá lo que ven sus ojos. Muchos de los alimentos que se deben evitar son los que los dietólogos más alaban.

Si bien estos alimentos son las estrellas cuando se trata de prevenir el cáncer, los problemas de corazón y otras enfermedades, si sufre de cálculos renales tiene que ocuparse de ellos antes que nada. A pesar de sus muchas bondades, tendrá que dejar o restringir estos alimentos ricos en oxalatos. Consulte a su médico para saber hasta qué punto debería ser estricta la dieta.

En caso de que también deba reducir la ingestión de calcio, consulte en el Apéndice la entrada referente a este mineral para saber cuáles son los alimentos que mayor cantidad aportan.

Frutas

Arándanos
Ciruelas
Fresas *
Grosellas
Higos
Limón, piel de
Moras
Naranjas
Uvas

Verduras

Acelgas *
Boniato
Endibias
Espárragos
Espinacas
Judías verdes
Perejil
Quingombó *
Remolacha *
Remolacha, hojas de *
Tomates
Verdolaga

Frutos secos

Almendras *
Amapola, semillas de *
Castañas de acajú *
Pimienta *

Bebidas

Cacao *
Colas
Chocolate *

* Estos alimentos son los que contienen las concentraciones más altas de oxalatos.

riesgo de cálculos por culpa de los suplementos nutrientes. Esto no significa que lo descartemos. En particular, queremos dedicar cierta atención a tres de estos nutrientes:

Vitamina C. Parte de esta vitamina se convierte en ácido oxálico, el cual es una sustancia común en los cálculos renales. Las dosis altas de vitamina C (del orden de los 4.000 miligramos o más) han sido relacionadas con la presencia de piedras en unos cuantos casos. Como precaución, parece sensato reducir las tomas de esta vitamina cuando se pertenece al grupo de alto riesgo.

Calcio. Muchos cálculos contienen calcio. Si este es su caso, tal vez se encuentra entre quienes presentan tendencia a la sobreabsorción de este mineral. Por lo tanto, sólo deberá tomar suplementos con autorización médica.

Vitamina D. Esta vitamina influye muchísimo en la absorción del calcio, y en algunos casos incluso más que la propia toma. Es obvio que si usted absorbe calcio en exceso, no necesita suplementos de vitamina D.

Si bien no estamos convencidas de que los suplementos sean responsables de los cálculos renales, comprendemos perfectamente a aquellos que los han sufrido y prefieren actuar con cautela.

Cáncer

Nos esperan buenas noticias

Los especialistas en cáncer están más optimistas que nunca. Hace ya varias décadas que declararon la «guerra al cáncer» y no hay duda de que se van ganando batallas. Pero ¿quién hubiera supuesto que los elementos encontrados en frutas, verduras, cereales y otros alimentos resultarían ser nuestras armas más eficaces en cuanto a la prevención?

Los resultados de prevenir el cáncer a través de la alimentación son impresionantes y se superan a medida que se amplían las investigaciones. De hecho, la Sociedad Norteamericana del Cáncer, la Academia Nacional de Ciencias y el Instituto Nacional del Cáncer (INC) han publicado guías de nutrición para prevenir el cáncer. El INC tiene en marcha más de una docena de estudios en busca de respuestas acerca del papel de los alimentos clave en la prevención del cáncer.

Naturalmente, la prevención alimentaria es válida para algunas formas de cáncer, que no para todas. Comencemos por examinar la manera en que una buena alimentación puede ser de gran ayuda.

El vínculo con el estilo de vida

Una cosa está bien clara: el estilo de vida, y no la herencia genética, es lo que más influye en las posibilidades de evitar algunas de las formas más comunes del cáncer. ¿Cómo podemos estar tan seguras? Los investigadores llevan ya treinta años registrando cambios, a veces espectaculares, en las pautas del cáncer cuando la gente emigra de un lugar a otro. Esta es una prueba, tan válida como cualquier otra, de que es el entorno, y no nuestros genes, el factor decisivo. En las docenas de estudios realizados se refleja claramente el vínculo entre nuestro entorno (incluyendo la comida) con unas diez formas distintas de cáncer por lo menos. Por ejemplo:

- En sus estudios de los japoneses que dejaron su tierra natal para vivir en Estados Unidos, el doctor William Haenszel, del INC, descubrió que estos inmigrantes habían dejado atrás el altísimo riesgo de contraer cáncer de estómago, característico de su país. Sin embargo, después de instalarse en Estados Unidos, eran más propensos a contraer cáncer de pulmón, de colon, de útero, próstata y ovarios, cánceres muy poco frecuentes entre sus amigos y parientes establecidos en Japón.

- Otro estudio posterior, también del INC, dirigido por el doctor Joseph Fraumeni, mostró que los jubilados residentes en Florida son menos propensos al cáncer de colon que los norteños. En Florida vive una innumerable cantidad de jubilados que han pasado gran parte de su vida en los estados del norte, pero de alguna manera al trasladarse al sur han reducido sensiblemente el riesgo.
- En fecha reciente, el dietólogo australiano A. J. McMichael descubrió que los inmigrantes europeos en Australia sufrían menos de cáncer de páncreas y de estómago que los europeos que permanecían en sus países de origen.

El mensaje está claro: si el lugar donde vivimos ejerce tanta influencia, algo en el medio ambiente debe de desempeñar un papel clave. Y, a juzgar por los indicios, ese «algo» es a menudo un factor presente en la nutrición.

Investigar más a fondo para encontrar pistas

Los cambios en las pautas del cáncer en los emigrantes despertó la curiosidad de los expertos. El paso siguiente fue investigar los hábitos de alimentación entre los enfermos de cáncer y quienes no lo sufrían. Los resultados fueron tan reveladores como los de los estudios de migración.

- El doctor Richard Shekelle y sus colaboradores averiguaron que los fumadores que comían frutas y verduras ricas en caroteno eran menos propensos a desarrollar cáncer de pulmón que los fumadores que apenas consumían estas frutas y verduras. De hecho, entre el grupo con un alto consumo de caroteno sólo una séptima parte corría el riesgo de contraer la enfermedad.
- El doctor Haenszel, del INC, entrevistó a enfermos de cáncer de colon y a personas sanas, y encontró que las personas sanas comían más col.
- Los investigadores del Roswell Park Memorial Institute de Buffalo (Nueva York) confirmaron que las personas que no sufrían de cáncer de pulmón tomaban más vitamina A que quienes sí lo padecían. Al proseguir sus trabajos, vincularon las tomas de vitamina A con la protección contra el cáncer de esófago, vejiga y laringe.

En resumen, las investigaciones relacionan claramente los efectos benéficos de una alimentación adecuada con la prevención del cáncer que comienza en la piel o en los tejidos de la boca y otros órganos. En conjunto, estos tipos de cáncer se denominan carcinomas. Por el contrario, el cáncer que se

Tomar suplementos sin riesgo

¿Le parecen muy complicados los consejos que relacionan ciertos alimentos con la prevención del cáncer? ¿Demasiadas cosas en las que pensar cada día? ¿Es su ritmo de vida demasiado agitado como para permitirse una cuidadosa planificación de las comidas? ¿O las comidas recomendadas y que a usted le gustan son demasiado caras?

Si su respuesta a cualquiera de estas preguntas es afirmativa, los suplementos pueden ser la solución. Sin embargo, de vez en cuando, los suplementos causan problemas entre los defensores de la teoría de que si una cosa es buena, en gran cantidad será mejor. Por lo tanto, tomar suplementos de una manera consciente y segura es la clave para sacar el máximo de beneficio. Y esto no tiene por qué ser difícil. Basta con tener presentes algunos hechos básicos sobre las dosis seguras y los síntomas que aparecen con los abusos. Si las señales de una toma excesiva se detectan en seguida, las posibilidades de una rápida y completa recuperación son altas.

A continuación le ofrecemos una lista de seis elementos que consideramos buenos en la prevención del cáncer y las indicaciones para tomarlos sin riesgos. Damos estas directrices suponiendo, naturalmente, que es usted un adulto que goza de buena salud.

Caroteno. La forma vegetal de la vitamina A no es tóxica. La ingestión de cantidades excesivas puede provocar una pigmentación amarilla en la piel que desaparecerá al reducir el consumo, y el síntoma no es grave. No debe confundir el caroteno no tóxico con la vitamina A sintética o la vitamina A de los aceites de pescado, que pueden producir dolores de cabeza, problemas de piel, fatiga y otros trastornos cuando la dosis diaria supera las 25.000 unidades internacionales. Durante el embarazo, las mujeres sólo deben tomar vitamina A si se la receta el médico.

Vitamina C. Esta es una de las vitaminas más seguras. En dosis que superan las cuatro cifras, algunas personas sufren diarreas o acidez estomacal. Las dosis diarias superiores a los 1.500 miligramos pueden reducir

origina en los músculos y huesos (sarcomas), en la sangre y sus órganos productores (leucemia) y en el sistema linfático (linfomas) parece estar influido por factores muy diferentes: virus, radiación y productos químicos tóxicos, por citar unos pocos.

---

la asimilación de otros elementos, pero entre los 250 y los 1.000 miligramos, los problemas son poco frecuentes.

Vitamina E. La mayoría de nosotros toleramos muy bien la vitamina E, especialmente en dosis de hasta 400 unidades internacionales diarias. Algunas personas padecen trastornos digestivos con dosis superiores, pero esto ocurre en contados casos.

Selenio. Este mineral puede ser tóxico en grandes dosis, pero se ha exagerado el riesgo. Los problemas no se presentan con tomas entre los 350 y los 500 microgramos al día, y de 100 a 200 microgramos parece ser una dosis suficiente. Con cantidades de 1.000 o más microgramos pueden presentarse síntomas de sobredosis: cabello quebradizo, estrías en las uñas y aliento con olor a ajo son los más comunes. Si aparecen estos síntomas, suspenda de inmediato las tomas hasta que desaparezcan. Si quiere volver a empezar, hágalo con dosis menores y esté alerta a los síntomas.

Calcio. Para alcanzar la sobredosis de calcio hay que consumir mucho más de los 1.000 a 1.500 mg diarios recomendados para mantener los huesos sanos. Creemos que asegurando esta dosis no correremos riesgos y contribuiremos a la prevención del cáncer. Algunas formas de calcio pueden producir trastornos estomacales y estreñimiento. Si es así, tome el suplemento con las comidas o cambie a otro tipo de calcio. No tome suplementos de calcio sin la aprobación de su médico si sufre del corazón o los riñones, cáncer, alto contenido de calcio en la sangre por cualquier causa, o una enfermedad crónica conocida como sarcoidosis.

Vitamina D. Debido a los efectos que produce cuando las dosis superan en poco las cantidades recomendadas, la vitamina D tiene fama de ser la más tóxica de las vitaminas. Sin embargo, no se sabe que produzca efectos no deseados con una dosis de 400 unidades internacionales al día, la cantidad que hay en una píldora multivitamínica. Debido a que la vitamina D ayuda a la absorción del calcio, deberá consultar a su médico antes de tomarla si sufre de alguna de las enfermedades que hemos citado al referirnos al calcio.

La opinión de un experto

Ahora veamos lo que tiene que decirnos el experto sobre todo esto. El doctor Peter Greenwald, director del Departamento de Prevención y Control del Cáncer en el INC, se muestra notablemente impresionado. No hace mucho, dedicó unos comentarios a varios de los nutrientes que están en el candelero.

En opinión del doctor Greenwald, el factor caroteno-vitamina A podría por sí solo disminuir las probabilidades de contraer ciertos tipos de cáncer de un treinta a un cincuenta por ciento. Además, cita unos veinte estudios que demuestran esta función del caroteno, de la vitamina A o de ambos.

A todo esto, dice, hay que añadir los beneficios potenciales de las vitaminas C y E. De forma similar al caroteno, estas dos vitaminas tienen propiedades antioxidantes que, según se cree actualmente, ayudan a prevenir la formación de sustancias cancerígenas. El doctor Greenwald señala que estudios efectuados en el norte de Irán y China relacionan las dietas pobres en frutas y verduras portadoras de vitamina C con los niveles muy altos de cáncer de esófago.

Aunque respecto de la vitamina E se han hecho muchas menos investigaciones, el doctor Greenwald comenta que los suplementos de vitaminas E y C ayudan a reducir la formación de mutágenos en el tracto intestinal. Tanto él como sus compañeros piensan que si se mantiene a raya a los mutágenos, se podría evitar el proceso cancerígeno.

Desde luego, no se puede acabar una charla sobre la nutrición sin hacer mención del selenio. Como las tres vitaminas, este mineral lleva también la insignia de antioxidante. El doctor Greenwald opina que los efectos anticancerígenos del selenio merecen un estudio a fondo, en especial considerando que se agrega selenio en el agua que beben los animales de laboratorio para protegerlos de los productos químicos que producen cáncer.

Pero también manifiesta que no son sólo estas vitaminas y minerales los que ayudan. También está convencido de los beneficios de reducir las grasas y aumentar las fibras. Los expertos en cáncer recomiendan un recorte drástico en el consumo de grasas, pero en cuanto a las fibras la cosa se complica. Al parecer, sólo la fibra insoluble que abunda en los cereales integrales, alubias y algunas frutas y verduras tiene un efecto protector. (Véase la sección referente al estreñimiento para conocer más detalles, en págs. 127 y siguientes).

En 1985, el INC sacó el tema de sus laboratorios y lo trasladó a la cocina, publicando una serie de recomendaciones para reducir los riesgos de cáncer.

- Duplique el consumo diario de fibra hasta un total de 25 a 30 gramos.
- Reduzca la ingestión de grasas en un treinta por ciento de calorías diarias.
- Coma más crucíferas: coles de Bruselas, col, bróculi, coliflor, nabos y chirivías.
- Coma alimentos ricos en vitaminas A y C.
- Trate de no ingerir aflatoxinas, que es el moho que aparece en los alimentos mal conservados y que son carcinógenos.
- Si bebe alcohol, hágalo con moderación (dos o tres copas menos al día), en particular si además fuma.
- Si puede, prepare las carnes al horno o en el microondas en lugar de cocinarlas en la barbacoa o fritas a altas temperaturas. Esto reducirá la formación de sustancias que podrían ser dañinas.

El calcio

Estamos tan impresionadas con las propiedades de las fibras, los alimentos pobres en grasa y los elementos antioxidantes, que no nos sorprenden los nuevos hallazgos. Sin embargo, sí nos sorprendimos cuando los científicos informaron de la vinculación de otros dos elementos con la disminución del riesgo de cáncer.

Ahora ocupan el primer plano el calcio y la vitamina D. Reconocida desde hace mucho su importancia en la formación de los huesos, estos dos elementos contribuyen también, al parecer, en la prevención del cáncer. En un trabajo publicado en 1985, el doctor Shekelle y sus colaboradores abrieron brecha al señalar un vínculo muy fuerte entre las grandes dosis de calcio y la disminución del riesgo de contraer cáncer de colon. Estos hallazgos revelaron posibilidades nuevas no sólo para el calcio sino también para la vitamina D.

Ya hemos mencionado un enigma que los científicos tienen aún que resolver: ¿Por qué los neoyorquinos que se han retirado a Florida son menos propensos a contraer cáncer de colon que los jubilados que permanecen en el norte? A partir de estos nuevos hallazgos, creemos que se divisa la respuesta. Los residentes en Florida tienen sin duda más vitamina D, que se produce cuando el cuerpo se expone a la luz solar, porque están muchas más horas al aire libre que los norteños. La vitamina D ayuda a la absorción del calcio que, a su vez, fortalece nuestras defensas contra el cáncer.

Nos atrevemos a predecir que llegará el día en que el calcio se considere tan importante en la prevención del cáncer como lo es ahora para los huesos.

Dieta de prevención

Este menú semanal nos brinda los elementos nutritivos clave en la prevención del cáncer sin grandes cantidades de grasa.

Día 1

Desayuno

    30 g de copos de trigo
     1 naranja
     1 yogur desnatado
     1 taza de leche descremada
         Café

Comida

   100 g de atún envasado al natural
     1 cucharada de mayonesa baja en calorías
         Ensalada (30 g de lechuga, 5 rabanitos, 50 g de apio, 2 cucharadas de aliño sin aceite)
         Té helado

Merienda

     1 taza de leche descremada
     4 galletas de trigo integral

Cena

   100 g de carne de asado a la parrilla
     1 patata asada
   3/4 taza de guisantes
   3/4 taza de ensalada de frutas

Día 2

Desayuno

   1/2 taza de cereales naturales
     1 taza de leche descremada
   1/2 pomelo
     1 tostada
     1 cucharada de jalea de manzana
         Café

Comida

Ensalada (50 g de escarola, 30 g de espinacas, 1/2 tomate fresco,
8 rodajas de pepino, 30 g de apio, 1 cucharada de aliño italiano bajo
en calorías)
1 manzana
3 galletas de centeno
60 g de requesón
1/2 taza de zumo de naranja

Merienda

1 yogur desnatado de vainilla
1/4 taza de arándanos

Cena

100 g de pechuga de pavo
2 panecillos italianos
50 g de judías verdes
1 mazorca de maíz
1 cucharadita de margarina

Día 3

Desayuno

2 pastelitos de arroz
1 yogur desnatado de vainilla
3/4 taza de germen de trigo tostado
1/2 taza de fresas frescas
1 cucharadita de margarina
1/2 taza de leche descremada
Café

Comida

Bocadillo de pavo (100 g de pechuga de pavo, 2 rebanadas de pan de
trigo integral, 2 cucharadas de yogur natural desnatado, 1/2 taza de
pimiento verde picado, 1 zanahoria)
Té helado

Merienda

    1 plátano

Cena

  100 g de lenguado al vapor con limón
  1/2 taza de granos de maíz con 1/3 taza de compota de manzanas
    1 taza de espárragos
    1 rebanada de pan integral con mermelada
    1 taza de leche descremada

Día 4

Desayuno

  30 g de copos de trigo
   1 taza de leche descremada
 3/4 taza de melocotones en su jugo
   1 taza de requesón
      Café

Comida

  100 g de atún al natural con una cucharada de mayonesa baja en calorías
    2 galletas de trigo integral
  3/4 taza de ensalada aliñada sin aceite
    1 taza de zumo de manzana

Merienda

  1/2 taza de sorbete
  1/2 taza de fresas

Cena

  100 g de rosbif magro
    2 rebanadas de pan integral
    1 cucharadita de ketchup
    1 cucharadita de mostaza
    1 cucharadita de cebollas
  3/4 taza de apio troceado

1 zanahoria
1 mazorca de maíz
1 taza de leche descremada

Día 5

Desayuno

3/4 taza de avena instantánea
1/2 pomelo
1 yogur desnatado de frutas
1 taza de leche descremada
Café

Comida

«Jardín de pan» (sobre pan italiano ponga 1/4 taza de escarola,
3 lonchas de pechuga de pavo, 2 cucharaditas de cebolla picada,
3 rabanitos, 1/2 taza de apio, 1/2 taza de pimiento verde,
1 cucharadita de aliño italiano)
1 plátano
1 taza de té helado

Merienda

1 manzana asada
1/2 taza de leche descremada
Té

Cena

100 g de vieiras al vapor
Revoltillo vegetal (3/4 taza de arroz integral, 3/4 taza de zanahorias,
3/4 taza de bróculi, 1/4 taza de salsa de soja)
1 panecillo integral
1 cucharadita de margarina

Día 6

Desayuno

1/3 taza de cereales
1 taza de leche descremada

1 tostada de pan integral
1 cucharadita de mermelada
1 naranja
Café

Comida

Ensalada de pollo y pasta (30 g de pechuga de pollo sin piel, 1 taza
de pasta hervida y fría, 1 1/2 cucharadas de mayonesa baja en
calorías, 1/2 taza de pimiento verde, 1/2 taza de pimiento rojo, 10 g
de cebolla)
1 papaya
Té helado

Merienda

1 yogur desnatado de limón

Cena

100 g de solomillo sin grasa
1 boniato asado
3/4 taza de bróculi
1 cucharadita de margarina
1/2 taza de ensalada de frutas con 1/2 taza de sorbete

Día 7

Desayuno

1 panecillo con dos cucharadas de jalea de manzana
1 taza de yogur líquido desnatado
Café

Comida

Ensalada (1/2 taza de escarola, 3/4 taza de espinacas frescas, 1
zanahoria, 1/2 taza de apio, 1/2 taza de pimiento verde, 1 cucharadita
de aderezo italiano bajo en calorías)
1 rebanada de pan integral
1 cucharadita de margarina
1 taza de requesón desnatado
1 taza de zumo de naranja

Merienda

    1/2 melón relleno con 1/2 taza de fresas frescas

Cena

      6 ostras
   3/4 taza de judías verdes
      1 taza de sopa de cebolla
      1 rebanada de pan integral
      1 cucharadita de margarina
      1 patata asada
   3/4 taza de coliflor
      1 yogur natural desnatado

Cicatrización

La recuperación nutritiva

«La operación ha sido un éxito.»

Sin duda, estas son las palabras más hermosas que usted podrá escuchar de boca de su cirujano. Pero piense por un instante en lo siguiente: por bien que haya ido la intervención quirúrgica, todavía está a medio camino de la vuelta a casa. La recuperación es la clave de su restablecimiento. Y una buena recuperación depende en gran parte, como han descubierto muchos científicos, de una nutrición adecuada.

El doctor Robert L. Ruberg, de la Universidad de Ohio, es uno de los cirujanos que reconoce la influencia de la nutrición en la cicatrización de las heridas. «Todos sabemos —dice el doctor Ruberg— que una nutrición insuficiente retarda el proceso de cicatrización, haciendo que la herida cicatrice de forma incompleta o mal.»

La pregunta que sigue es obvia: ¿En qué lugar se traza la línea divisoria entre una nutrición adecuada y una deficiente para un enfermo con una herida que no cicatriza? El doctor Ruberg comienza por la base: una dieta equilibrada que proporcione gran cantidad de proteínas, hidratos de carbono, grasa, vitaminas y minerales.

Pero esto es sólo el principio. Hay elementos que están más involucrados que otros en el proceso. El doctor Ruberg cita varias vitaminas B (riboflavina, B_6 y tiamina) como participantes directos en la cicatrización, y nombra a otras, como la vitamina K, que cumplen un papel menos visible pero igual de importante.

Al ser esencial en el proceso de coagulación de la sangre, la vitamina K ayuda a evitar las hemorragias que podrían producir una hinchazón anormal o una masa de sangre coagulada a la que se da el nombre de hematoma. Esto implica un peligro potencial, porque puede inhibir el proceso de cicatrización y hacer que la herida se infecte o se abra.

Sin embargo, por importantes que sean todos estos elementos, no ejercen el papel preponderante de otros dos, famosos por sus efectos en la cicatrización: la vitamina C y el cinc.

La victoria de la vitamina C

El papel esencial que desempeña la vitamina C en la cicatrización se conoce desde hace muchísimos años. Si no tiene suficiente vitamina C, todo el proceso de cicatrización podría fracasar. Si hay poca, los aminoácidos necesarios para reconstituir los tejidos son producidos en un «orden equivocado». La consecuencia es que el cuerpo intenta la cicatrización sin tener la materia prima para hacerlo.

Y lo que es peor, se sabe de casos en los que viejas heridas han vuelto a abrirse incluso cuando la deficiencia de vitamina C ocurre mucho después de la cicatrización. Pero no desespere. Diagnosticando el problema y tratándolo con las dosis adecuadas de vitamina C, las cosas vuelven rápidamente a su cauce y continúa el proceso de cicatrización normal.

Los cortes quirúrgicos no son el único tipo de heridas que requieren vitamina C para cicatrizar. Como se explica en el libro *Human Nutrition and Dietetics* (Nutrición humana y dietética), «las heridas de cualquier tipo, incluidas las intervenciones quirúrgicas y especialmente las quemaduras, aumentan la demanda de ácido ascórbico (vitamina C). Los pacientes necesitan una gran cantidad de vitamina. Los visitantes que llevan frutas frescas y zumos a los pacientes contribuyen a satisfacer esta demanda».

Si una buena cantidad de vitamina C es necesaria para la cicatrización, ¿significa eso que a mayor cantidad más rápido es el proceso? No necesariamente. De hecho, los autores dicen que no hay pruebas de tal beneficio. Pero sostienen que antes de una intervención quirúrgica importante «es aconsejable suministrar una dosis de 250 miligramos de ácido ascórbico durante unos días antes de la operación y continuar con ella hasta que el paciente se alimente con normalidad».

Piense en el cinc

Las carencias graves de vitamina C son poco frecuentes en los países occidentales. De hecho, la comida normal y el hábito de tomar suplementos asegura que la mayoría de la gente tenga vitamina C suficiente para atender a la cicatrización. Por contraste, la deficiencia de cinc, mineral conocido por su papel en el proceso, es más frecuente. Se ha comprobado, por ejemplo, que en Estados Unidos se da incluso entre los niños de familias acomodadas.

No hay duda alguna de que el cinc es de gran importancia en la cicatrización. Los estudios demuestran que las heridas tardan más en cerrar si existe carencia de cinc, y que corregir dicha deficiencia influye notablemente.

Los doctores M. W. Greaves y A. W. Skillen, de la universidad británica de Newcastle upon Tyne, estudiaron este efecto entre dieciocho pacientes cuyas úlceras en las piernas no respondían al tratamiento médico habitual. Advirtieron que todos tenían niveles muy bajos de cinc, y después de cuatro meses de un tratamiento con cinc todos mostraron una recuperación, y en trece de los casos las úlceras cicatrizaron por completo.

En cuanto a las heridas quirúrgicas, existe un estudio que documenta la ayuda del cinc. El doctor Walter J. Porries, jefe de cirugía en el hospital de la base de las fuerzas aéreas de Wright-Patterson (Ohio), y varios de sus colegas recetaron suplementos de cinc a los aviadores a los que se habían extirpado quistes pilonidales. Los cortes cicatrizaron más deprisa entre los que tomaron cinc que entre quienes no recibieron el suplemento. Pero otros estudios no han encontrado beneficios en los suplementos de cinc.

Obtener una respuesta clara entre informes tan contradictorios no ha sido fácil. La mejor explicación que hemos escuchado sostiene que los suplementos de cinc ayudan a los pacientes que tienen niveles bajos de este mineral, pero no cumplen función alguna en aquellos que tienen una cantidad normal.

Mal momento para hacer dieta

Los médicos han sostenido desde siempre que los riesgos quirúrgicos son mayores entre los pacientes obesos que entre los demás. Por lo tanto, es habitual que se pida a los obesos que pierdan peso antes de someterse a una operación. Sin embargo, existe un estudio que plantea dudas acerca de la conveniencia de reducir la alimentación de forma drástica durante la semana previa a la intervención.

El doctor J. A. Windsor, de la Escuela de Medicina de la Universidad de Auckland (Nueva Zelanda), entrevistó a una serie de pacientes para conocer su alimentación durante la semana previa a la operación. Su alimentación se consideraba inadecuada si no habían comido más de la mitad de lo que comían habitualmente. Como era de esperar, el doctor descubrió que las heridas de los pacientes que habían comido menos tardaban más en cicatrizar.

Sobre esta base, el doctor Windsor recomienda que los pacientes coman con normalidad antes de la intervención. No tenemos argumentos para contradecirle.

Colesterol

La grasa infame

La comida es la mejor medicina para mantener un corazón sano, y esto es más cierto que nunca cuando llega el momento de imponerse al colesterol.

Hace unos treinta años, el Comité Nacional de la Educación para la Salud de Estados Unidos se convirtió en el primer organismo oficial que respaldaba las dietas reductoras de colesterol. Hace sólo unos años se les unió el Instituto Nacional para el Corazón, Pulmones y Sangre. Entretanto, docenas de comités suscribieron dicha postura.

No nos asombra tanto el número de partidarios como la similitud de las recomendaciones. De hecho, los consejos que se dan hoy para controlar el colesterol difieren muy poco de los que se daban hace décadas.

- Coma más fruta y verdura.
- Sustituya parte de la carne por pescado, pollo, judías y cereales.
- Coma únicamente carne magra.
- Reemplace la leche entera y todos los productos lácteos hechos con leche entera (helados, la mayoría de los quesos duros y algunos yogures) por las variedades elaboradas con leche descremada.
- Utilice margarina o aceites vegetales (soja, maíz, girasol y cártamo) en lugar de manteca y mantequilla, pero recuerde que también los primeros tienen muchas calorías y deben usarse con mesura.

Y ahora podemos añadir otra cosa. Coma dos o tres veces por semana pescado rico en ácidos grasos omega-3. Si ha leído los periódicos de los últimos años conocerá ya las virtudes del aceite omega-3 para combatir el colesterol.

La solución del pescado

El pescado, desde luego, no es precisamente un recién llegado cuando se habla de asuntos de nutrición. Siempre ha sido bienvenido en las dietas para bajar el colesterol porque contiene muy pocas grasas saturadas y, además, es rico en algunas de las grasas poliinsaturadas que contribuyen a reducir el

El aceite de pescado

Aquí le ofrecemos todo lo que siempre ha deseado saber acerca del contenido de omega-3 en los distintos pescados. La tabla da la cantidad de omega-3 correspondiente a una modesta porción de 100 gramos.

Como puede ver, las mejores fuentes aportan como mínimo 1 gramo de omega-3. En cambio, una cápsula de aceite de pescado sólo contiene 0,3 gramos. Por lo tanto, necesitará tres cápsulas para obtener 1 gramo de omega-3.

¿Prefiere conseguir su omega-3 del pescado? Si es así, los expertos le recomiendan dos platos de pescado por semana. Si su riesgo de sufrir del corazón es alto, le recomendamos que coma más.

Pescado (100 g crudo a menos que se indique otra cosa)	Ácidos grasos omega-3 (g)
Caballa del Atlántico	2,5
Anchoas en lata	2,1
Arenque del Atlántico	1,7
Salmón del Atlántico	1,7
Salmón rosado, en lata	1,7
Emperador	1,5
Pescado blanco	1,4
Atún fresco	1,2
Tiburón	0,9
Lubina (róbalo)	0,8
Pez azul	0,8
Pez espada	0,8
Perca de agua dulce	0,7
Trucha arco iris	0,7
Anguila	0,6
Abadejo (Atlántico)	0,4
Halibut (Atlántico y Pacífico)	0,4
Trucha de mar	0,4
Lucio	0,3
Merluza	0,3
Perca	0,3
Bacalao (Atlántico)	0,2

Lenguado	0,2
Lucio del norte	0,1
Crustáceos y moluscos	
Calamares	0,5
Gambas	0,5
Mejillones	0,5
Ostras	0,5
Cangrejo	0,3
Cangrejo de río	0,2
Vieiras	0,2
Almejas	0,1

FUENTE: Información por gentileza de *Nutrition Action,* septiembre 1984.

nivel de colesterol en la sangre. Lo que sí es nuevo es el hallazgo de que la grasa no saturada del pescado tiene más poder reductor del colesterol de lo que se creía.

Desde hace mucho tiempo se pensaba que, como reductora del nivel de colesterol, la grasa poliinsaturada del pescado era tan buena como los aceites vegetales, pero no mejor. Sin embargo, en los estudios realizados en la Universidad de Ciencias de la Salud de Oregón, por ejemplo, se demostró que el aceite de pescado supera a los vegetales en lo que a bajar el nivel de colesterol y triglicéridos se refiere. Gracias a este hallazgo, publicado en el *New England Journal of Medicine* de 1985, la atención se centró en el pescado más que nunca.

Por la misma época hubo más buenas noticias acerca del pescado. Nuevos estudios demostraron que la grasa de ciertos pescados favorece la salud del corazón además de bajar el colesterol. Los especialistas del corazón, al tratar de descubrir por qué los esquimales casi nunca sufrían ataques cardíacos, descubrieron que, debido a las grasas omega-3 presentes en su dieta rica en pescado, su sangre era menos propensa a coagularse. Y si bien una coagulación normal es indispensable para sobrevivir, una coagulación anormal puede ser mortal, máxime cuando las arterias ya están obstruidas y son más estrechas. Es muy frecuente que un coágulo se atasque en una de estas arterias bloqueando el flujo de sangre al corazón.

Tras estos hallazgos, el pescado ha ganado muchísimos partidarios entre los especialistas del corazón. Pero si no figura en su lista de platos favoritos, no desespere. Tiene una alternativa: las cápsulas de aceite de pescado. Pero recuerde que una cápsula no le aportará tanto omega-3 como un buen plato de pescado.

Salvado de avena

¿Que usted no soporta el pescado? Bueno, todavía tiene otras opciones que pueden resultarle más agradables al paladar: salvado de avena y alubias.

Los dietólogos creían en otro tiempo que no había ningún alimento que pudiera reducir el colesterol de la sangre. Pero entonces aparecieron el doctor James W. Anderson y sus colaboradores de la Universidad de Kentucky y demostraron lo contrario. En sus estudios, el equipo de Anderson descubrió que:

- Los bollos de salvado de avena (dos grandes al día) bajaron el nivel de colesterol en estudiantes sanos en un 10 por ciento.
- Cuando se suministraron grandes cantidades de salvado de avena (poco más de una taza al día, en forma de cereal caliente o bollos) a hombres con alto nivel de colesterol, los niveles se redujeron en un 20 por ciento.
- En estos mismos pacientes, media taza de alubias o judías pintas, cocidas y servidas en sopa o como guarnición, también redujo el nivel en un 20 por ciento.

Usted se preguntará qué hay en el salvado de avena y en las alubias que les da el poder de bajar el colesterol. Es la fibra o, mejor dicho, su fibra soluble. El colesterol y la fibra soluble se enlazan y juntos son eliminados del cuerpo.

Como resultado del éxito de estos estudios, el equipo de Anderson recomienda una toma diaria de 50 gramos de salvado de avena o de judías secas. Esto representa dos buenas raciones al día.

No hay duda de que es una gran noticia para cualquiera que busque una manera sencilla de bajar su nivel de colesterol. Esto no significa que usted pueda comer todos los alimentos ricos en grasas que le apetezcan. Si su colesterol sigue alto después de probar con el salvado de avena y las judías, tendrá que reducir las grasas saturadas y el colesterol. Y está claro que añadir salvado de avena y judías a una dieta pobre en grasas es ir sobre seguro. En las secciones dedicadas a la avena y a las judías encontrará varias ideas para preparar estos alimentos, además de algunas magníficas recetas.

La solución de la fibra soluble

¿De qué manera el salvado de avena y las judías reducen el colesterol? Los científicos creen que es un factor que disuelve las grasas y que está presente en la fibra soluble que contiene.

Si bien de momento estos dos alimentos son, según los expertos, los que surten efecto, nosotras creemos que debe de haber otros, ricos también en fibra soluble, que ayuden igualmente a reducir el colesterol. Recuerde que necesita ingerir grandes cantidades (más de una vez por día) para obtener los beneficios que busca. Le sugerimos cuatro raciones diarias de la siguiente lista:

- Albaricoques (2, crudos)
- Berenjena (1 taza, cocida)
- Bróculi (3/4 taza, cocidos)
- Calabacines (3/4 taza)
- Ciruelas (5)
- Col y nabos (1 taza, cocidos)
- Coliflor (3/4 taza, cruda)
- Gachas de avena (3/4 taza, cocidas)
- Garbanzos (1/2 taza, cocidos)
- Guisantes (1/2 taza, cocidos)
- Habas (1/4 taza, cocidas)
- Higos (2, medianos)
- Judías, alubias o pintas (1/3 taza, cocidas)
- Judías blancas (1/2 taza, cocidas)
- Lechuga (1 taza)
- Maíz (1/2 taza)
- Manzanas (2, medianas)
- Patatas (3/4 mediana, cocida)
- Plátanos (1 1/2, medianos)
- Quingombó (3/4 taza)
- Salvado de avena (1/3 taza, seco)
- Salvado de trigo (3/4 taza)

NOTA: Hay otros alimentos vegetales que también contienen algo de fibra soluble, aunque no tanta como los citados. Por razones de simplicidad, hemos reservado la lista para los que más contienen, pero comprendemos que la fibra soluble de otros alimentos no mencionados puede ayudar igualmente al control del colesterol.

Dominemos el colesterol

Cuando se trata de bajar el colesterol, la clave está en reducir la cantidad de grasa saturada. Limitar las comidas ricas en colesterol también forma parte del plan. Aquí hemos reunido los dos enfoques, con menús programados a base de alimentos amigos como las frutas, verduras, pescado, alubias y avena. ¡Los resultados serán la felicidad de su corazón!

Día 1

Desayuno

    1   taza de gachas de avena
    1   plátano
    1   rebanada de pan italiano
    1   cucharadita de margarina poliinsaturada
    1   taza de zumo de naranja
        Café

Comida

    100 g de pechuga de pavo
    1   rebanada de pan de trigo integral
    1/4 taza de lechuga
    1   tomate fresco
    1/2 cucharada de mayonesa baja en calorías
    1   taza de fresas frescas
    1   taza de leche descremada

Merienda

    1   taza de leche descremada
    1   papaya
    2   galletas de centeno

Cena

    100 g de filete de lenguado al vapor con limón
    1/4 taza de almendras partidas
    1/2 taza de espárragos
    1/2 taza de coliflor

    1 patata asada
    3 trozos de margarina poliinsaturada
    1 taza de leche descremada

Día 2

Desayuno

    30 g de salvado de avena
     1 manzana
 1 1/3 tazas de leche descremada
     1 rebanada de pan de centeno
     1 cucharadita de margarina
        Café o té

Comida

    Ensalada variada (1 taza de espinacas frescas, 1/4 taza de apio,
    1/4 taza de costrones o cubitos de pan seco, 3 aceitunas grandes sin
    hueso, 6 rodajas de pepino con la piel, 1/2 taza de zanahorias
    ralladas, 4 rabanitos, aceite de oliva al gusto)
 1/2 pechuga de pollo asada

Merienda

    1 taza de melón

Cena

   100 g de salmón hervido o a la plancha
   1/2 taza de arroz integral
   1/2 taza de coles de Bruselas
   1/2 taza de champiñones en rodajas
     2 trozos de margarina poliinsaturada
     1 tajada de tarta de cabello de ángel
     1 taza de fresas
   1/4 taza de moras

Día 3

Desayuno

    2 bollos de salvado de avena
    1 cucharadita de margarina poliinsaturada

1/2 pomelo
1 cucharadita de miel
1 taza de leche descremada
Café

Comida

2 rebanadas de pan de trigo integral
1 cucharada de gelatina
2 cucharadas de mantequilla de cacahuete
1 zanahoria cruda
1 taza de ensalada
1 taza de leche descremada

Merienda

1 1/2 tazas de té helado
1/2 taza de dátiles troceados

Cena

100 g de bistec de ternera magro
1 patata asada
2/3 taza de calabaza asada
1/2 taza de guisantes
3 trozos de margarina poliinsaturada
1 taza de leche descremada

Día 4

Desayuno

2 bollos de salvado de avena con jalea de ciruelas
1/2 taza de zumo de naranja
1 taza de leche descremada con cacao

Comida

1 panecillo de trigo integral
1/2 taza de escarola
1/2 taza de espinacas frescas
1 loncha de queso de régimen

1/2 taza de garbanzos
1/2 tomate fresco
  2 rodajas de cebolla
1/4 taza de pimiento verde dulce
1/4 taza de costrones o dados de pan seco
  2 cucharadas de aliño bajo en calorías
  1 taza de leche descremada

Merienda

  1 kiwi
1/2 taza de yogur natural desnatado

Cena

100 g de carne magra
  1 taza de guisantes y zanahorias con cebollas
1/2 taza de ensalada de patatas (sin huevos)
  1 taza de leche descremada
  1 tajada de melón

Día 5

Desayuno

30 g de copos de trigo
  1 naranja
  1 rebanada de pan de centeno
  1 cucharadita de margarina poliinsaturada
3/4 taza de gelatina
  1 taza de leche descremada
    Café

Comida

  2 cucharadas de almendras troceadas
1/4 taza de manzana troceada
100 g de atún (envasado al natural)
1/2 cucharada de mayonesa baja en calorías
  2 bollos de salvado de avena
  4 rodajas de piña (de bote y en su jugo)
  1 taza de leche descremada

Merienda

    1 taza de leche descremada
    1 trozo de pastel de avena y zanahoria (hecho con aceite)

Cena

  100 g de pechuga de pollo asado
  3/4 taza de espinacas cocidas
  3/4 taza de arroz integral
    3 trozos de margarina poliinsaturada
  1/2 taza de judías pintas
    1 taza de fresas frescas
    1 taza de té helado

Día 6

Desayuno

  30 g de salvado de avena
   1 manzana
   1 taza de leche descremada
    Café o té

Comida

    1 rebanada de pan de centeno
    1 trozo de margarina poliinsaturada
    1 loncha de queso de régimen
    1 loncha de tofu
  1/2 taza de judías verdes
    5 galletas de vainilla
    1 taza de leche descremada
    1 plátano

Merienda

    1 taza de zumo de manzana
  30 g de cacahuetes

Cena

    1 taza de ostras
    Ensalada sencilla (1/2 taza de bróculi, 1 zanahoria, 1/2 tomate, 2 cucharaditas de aceite y vinagre al gusto)

1/2 taza de col rizada cocida
1 boniato asado
1/2 cucharada de margarina poliinsaturada
1 taza de leche descremada
1/2 taza de sorbete de moras
1/2 taza de melón

Día 7

Desayuno

2 bollos de salvado de avena
2 trozos de margarina poliinsaturada
1 cucharada de jalea o mermelada
1 taza de melón cantalupo
1 taza de leche descremada
Café

Comida

Ensalada de fruta y atún (1 papaya, 100 g de atún envasado al
natural, 1 cucharada de mayonesa baja en calorías)
1 rebanada de pan de trigo integral
1/2 taza de lechuga
1 tomate
2 cucharaditas de aceite de ensalada con vinagre y hierbas
1 taza de té helado

Merienda

4 higos
3/4 taza de leche descremada

Cena

100 g de pechuga de pollo
3/4 taza de bróculi
1 panecillo
1 trozo de margarina poliinsaturada
1 manzana asada con 1/2 taza de leche batida con vainilla y 1 cucharada
de nueces picadas
1 taza de leche descremada

Diabetes

La fibra al rescate

Para el médico, *diabetes* es un término general que significa dos cosas: muchísima sed y una excesiva secreción de orina. En cualquier diccionario de medicina encontrará una docena de síntomas diferentes bajo la palabra diabetes. En el uso común, la diabetes es abreviatura de su forma más habitual: la diabetes mellitus o DM.

Los dos tipos

La forma DM de la diabetes tiene dos tipos: Tipo I y Tipo II. Algunos especialistas se refieren al Tipo I como diabetes juvenil o insulinodependiente. Los términos correspondientes al Tipo II son diabetes del adulto o no insulinodependiente. El Tipo I es la diabetes habitual entre los niños, mientras que el Tipo II afecta a los adultos. Sin embargo, los dos tipos son el resultado de los problemas causados por una importantísima hormona llamada insulina.

La diabetes de Tipo I está marcada por la *deficiencia* de insulina, problema que por lo general requiere inyecciones de insulina para suplir el déficit. La diabetes de Tipo II se produce por un *exceso* de insulina, de una insulina que no actúa como debiera. Al parecer, las personas diabéticas de Tipo II acaban siendo resistentes a la acción de su propia insulina.

La diabetes de Tipo I es relativamente poco habitual en comparación con la de Tipo II. De los más de cinco millones de estadounidenses que padecen de diabetes, menos de un 10 por ciento tiene el Tipo I. La diabetes epidémica es el resultado de la propagación del Tipo II, la que es más fácil de prevenir y tratar.

Cercar al culpable

¿Cuál es la causa de la diabetes? No lo sabemos con exactitud y, como ocurre con la mayoría de las enfermedades crónicas, no existe un factor único que pueda explicar todos los casos. Sin embargo, los especialistas

Azúcar: las señales delatoras

El tratamiento de la diabetes está mejor que nunca. No obstante, es necesario tener un diagnóstico seguro para aprovechar los últimos avances.

Como es natural, se necesitan análisis de laboratorio para confirmar la presencia de diabetes. Sin embargo, hay algunas señales que ningún laboratorio puede controlar tan bien como usted. Esté atento a:

Exceso en la secreción de orina: Cuando se acumula demasiada azúcar en la sangre, ésta suele ser la primera señal.

Sed, hambre y pérdida de peso: Si no se diagnostica ni se trata la diabetes al presentarse las primeras señales, aparecerán a continuación estos tres síntomas.

Infecciones vaginales por hongos recurrentes: Los hongos vaginales se ceban en la orina dulce de las mujeres diabéticas. Una infección por hongos persistente o que reaparece, hace necesaria la prueba del laboratorio para descartar la diabetes.

Vómitos, ahogos y coma: Estos tres síntomas indican que la diabetes de Tipo I está empeorando. ¿Cómo prevenirlos? Sometiéndose a tratamiento cuando aparecen los primeros síntomas de la enfermedad. Todavía no somos capaces de evitar la diabetes de Tipo I, pero prevenir sus síntomas es ya un primer paso importante.

---

tienen sus sospechas sobre las causas más probables. Las siguientes encabezan su lista:

Genes: La herencia familiar tiene mucha importancia en la posibilidad de padecer diabetes.

Obesidad: La gran mayoría de los diabéticos del Tipo II son obesos, y la pérdida de peso les ayuda muchísimo a controlar la enfermedad.

Virus: Las investigaciones que se continúan realizando apuntan a que la diabetes podría desarrollarse debido a factores virales anteriores.

Medicamentos u otras enfermedades: Algunas veces, la diabetes se presenta como resultado de otras enfermedades pancreáticas, afecciones de hígado o el uso continuado de ciertos medicamentos.

La sorprendente dieta del doctor Anderson

Durante décadas se recetó a casi todos los diabéticos una dieta pobre en hidratos de carbono. Parecía tener sentido: si el enfermo no podía procesar los hidratos de carbono con normalidad, lo mejor era evitarlos. Sin embargo, lo que en teoría parecía impecable resultó tener sus fallos. A pesar de que una dieta pobre en hidratos de carbono parecía controlar mejor el nivel de azúcar en la sangre que las dietas típicas, los diabéticos sufrían muchos más ataques de corazón que los no diabéticos.

Es en este punto donde aparece el doctor James W. Anderson, profesor de la Escuela de Medicina de la Universidad de Kentucky. Alarmado por la mala salud del corazón de sus pacientes diabéticos (y de los de todos los demás médicos), el doctor Anderson comenzó a experimentar con un enfoque diferente en la alimentación. En lugar de reducir todos los carbohidratos, el doctor Anderson restringió los azúcares pero no los hidratos de carbono complejos presentes en las alubias, los cereales y las verduras.

Los resultados fueron notables. A pesar de estar pensada para proteger la salud del corazón de los diabéticos, la dieta rica en fibras e hidratos de carbono resultó ser el avance más importante desde la insulina. El doctor Anderson y muchos otros médicos han seguido experimentando con la dieta, pero nos gustaría citar un informe que, a nuestro juicio, lo dice todo.

El estudio data de principios de los años setenta, cuando la dieta reina era pobre en hidratos de carbono. El doctor Anderson y sus colaboradores compararon los efectos de la dieta tradicional para diabéticos con la nueva dieta rica en fibras e hidratos de carbono en 13 pacientes diabéticos. Estos fueron los resultados:

- El promedio de azúcar en la sangre bajó de los 179 de la dieta habitual a 119 de la nueva.
- Cinco de los hombres que tomaban píldoras para controlar la enfermedad cuando estaban con la dieta anterior, dejaron de tomar la medicación después de unas pocas semanas.
- Los otros ocho hombres que necesitaban inyecciones de insulina con la dieta anterior pudieron reducir las dosis e incluso eliminarlas.
- Los niveles de colesterol mejoraron rápidamente con la dieta de Anderson, y los niveles de triglicéridos bajaron en un 15 por ciento.

¿Y en cuanto al sabor? En un estudio de seguimiento, la dietóloga Linda Story, perteneciente al grupo del doctor Anderson, interrogó a los pacientes sobre la aceptación de la dieta. La calificación, después de cuatro años, fue de «buena a excelente» en un 80 por ciento de los pacientes.

¿Por qué funciona?

Algunas personas sólo se preocupan de que las cosas funcionen, pero hay otras a quienes les interesa saber por qué funcionan. Si usted corresponde a esta última categoría, le interesarán los siguientes párrafos.

Los especialistas en diabetes se han pasado años tratando de comprender cómo es que las dietas bajas en grasas y ricas en fibras consiguen maravillas. Hay varias explicaciones posibles:

- Las dietas ricas en almidones (no azúcares) ayudan al cuerpo a procesar la glucosa con mayor eficacia.
- Los alimentos ricos en fibras solubles hacen más lenta la absorción de los alimentos en la sangre. Por lo tanto, evitan las variaciones súbitas en los niveles de azúcar en la sangre.
- Quemar el azúcar es más fácil cuando la dieta es pobre en grasas, porque el cuerpo no tiene que hacer tantos esfuerzos para metabolizar las grasas. En consecuencia, tiene más tiempo para concentrarse en el procesamiento de los hidratos de carbono.
- Las dietas ricas en fibras y pobres en grasa contribuyen a la pérdida de peso, lo que a su vez disminuye la gravedad de las diabetes de Tipo II.

La elaboración de la dieta

Las dietas para los pacientes diabéticos han de ser hechas a la medida de las calorías y las necesidades alimenticias de cada persona. Esta es la razón por la cual no le ofrecemos un menú. De todas maneras, si desea probar el sabor de una dieta pobre en grasas y rica en fibras, puede consultar los menús ofrecidos en «Dieta de prevención» que acompaña el capítulo dedicado al cáncer; todas las comidas son bastante pobres en grasas y ricas en la fibra soluble que ayuda a controlar el azúcar.

También encontrará comidas muy pobres en grasa en «Dieta para una vesícula delicada», que acompaña al capítulo referente a la enfermedad de vesícula. Estos menús son moderadamente ricos en fibra y pueden serlo todavía más si sustituye los cereales refinados por cereales integrales. ¿Por qué añadimos cereales integrales ricos en fibra no soluble cuando es la forma

Dieta y diabetes: la victoria de un hombre

Si es usted diabético y le apetece conocer una historia que le levante el ánimo, aquí la tiene. Este estimulante relato fue escrito por el doctor James W. Anderson y publicado en el *Diabetes and Nutrition News*. Nadie sabe más que él acerca de cómo derrotar la diabetes por medio de la alimentación. La historia de su paciente habla por sí misma.

> En 1974 John Moore, de 38 años de edad, que sufría de diabetes de Tipo I (insulinodependiente) desde hacía 14 años, ingresó en la nueva unidad de investigación del Veterans Administration Medical Center de Lexington. Con la dieta tradicional indicada por la Asociación Estadounidense de la Diabetes, el paciente necesitaba unas 55 unidades de insulina diarias para mantener un control adecuado sobre la glucosa en la sangre. Él fue el primer individuo que tratamos con nuestra nueva dieta rica en hidratos de carbono y fibra (HCF). Esta dieta suministraba una cantidad bastante mayor de hidratos de carbono, un cuarto más de grasas, y cuatro veces más de fibra que la dieta tradicional.
>
> Con la dieta HCF sus dosis de insulina se redujeron en un 16 por ciento pasando a 46 unidades diarias, y los niveles de glucosa mejoraron. El colesterol bajó de 180 a 131 mg/dl.
>
> Gracias a que su diabetes estaba mejor controlada y el contenido de sangre (colesterol y triglicéridos) era más bajo, preparamos una dieta rica en fibras para que la siguiera en su casa; esta dieta proporcionaba un 55 por ciento de energía en forma de hidratos de carbono, un 20 por ciento en forma de proteínas, y un 25 por ciento en grasas, además de unos 50 gramos de fibra diarios (la ingestión diaria habitual es de 15 gramos). Con esta dieta, la diabetes estaba controlada y los lípidos en la sangre disminuían. En la actualidad necesita sólo 36 unidades de insulina diarias para tener bajo control su diabetes.
>
> La dieta rica en fibras no sólo mejoró el control de la diabetes sino que además le permitió sentirse mejor. Tenía menos reacciones a la insulina y más energía. Reducir la ingestión de grasas y bajar los niveles de grasa en la sangre a menudo provoca una sensación de bienestar.

soluble la que ayuda a controlar el azúcar en la sangre? En realidad, las fibras no solubles también son beneficiosas para los diabéticos, aunque no afecten directamente al azúcar de la sangre como lo hace la fibra soluble presente en las frutas, verduras, judías y avena.

Un esfuerzo que vale la pena

Aprender a seguir una dieta para diabéticos supone un esfuerzo. ¿Vale la pena hacerlo? Considere los hechos y después decida.

Un buen control de la diabetes trae dos tipos de beneficios. El primero y principal es que mantiene a raya las «complicaciones agudas». Estas son las reacciones que pueden poner en peligro la vida cuando el nivel de azúcar en la sangre queda fuera de control.

Las complicaciones crónicas de la diabetes, es decir, aquellas que se desarrollan lenta y gradualmente en el transcurso de muchos años, afectan a muchísimas más personas y pueden llegar a ser preocupantes. Y ahora le preguntamos: ¿Considera que vale la pena hacer el esfuerzo sabiendo que le ayudará a evitar el ataque al corazón, fallos en los riñones, gangrena y la ceguera?

Mientras lo piensa, tenemos que hacerle una petición. No lo resuelva por su cuenta. La diabetes no desaparece como el resfriado, es un mal crónico. Usted puede llegar a sentirse mucho mejor cuando consiga el control de su enfermedad, pero hágase un favor a sí mismo y resista la tentación de introducir cambios en su medicación. Las aportaciones que ofrecen las nuevas dietas son muy importantes, pero no son en sí una cura o el sustituto de la atención médica.

Dolores de cabeza

Cuando la comida se le sube a la cabeza

Hasta la gente que goza de una salud perfecta tiene dolores de cabeza de vez en cuando. En cambio, para otros es una cosa que se presenta con demasiada frecuencia. Hay dolores de cabeza que son tan asiduos y fuertes que hacen difícil o imposible llevar una vida normal.

¿Qué produce los dolores de cabeza? Ojalá pudiéramos darle una respuesta sencilla. La realidad es que no hay un único factor que pueda considerarse responsable; la lista de causas es muy extensa. Entre las más conocidas figuran las alergias, ciertos medicamentos, la tensión, los trastornos hormonales y la falta de sueño. Hay otra: la comida.

Durante años, los médicos han escuchado a sus pacientes quejarse de que ciertos alimentos les producían migrañas, y los investigadores comenzaron a estudiar el tema a fondo. Los resultados son fascinantes.

La goma de mascar

Para encontrar lo obvio muchas veces hay que buscar en la oscuridad. El caso de la goma de mascar es un ejemplo perfecto. El doctor Seymour Diamond, director ejecutivo de la Diamond Headache Clinic de Chicago, descubrió que algunos de sus pacientes, aficionados a la goma de mascar, pasaban tantas horas masticándola que sometían a los músculos de la mandíbula a un esfuerzo tal que provocaba la migraña. El dolor en estos casos se centraba en la frente y los parietales.

Otro sospechoso inesperado es uno de los alimentos favoritos de mucha gente: los helados. Para algunos, su efecto es comparable al de una bomba. Según el doctor Diamond, el frío del helado actúa sobre los nervios del paladar, que envían una señal de alarma al cerebro poniendo en marcha el dolor.

Un tercer sospechoso es una sustancia que prácticamente consume todo el mundo: la sal. No se tienen pruebas de cómo actúa, pero el doctor Diamond dice que hay pacientes que se quejan de dolor de cabeza a las pocas horas de ingerir comidas saladas.

Las alergias

La idea de que la goma de mascar o el helado puedan producir dolor de cabeza no es tema de debate. Pero sí lo es, en cambio, que las alergias (sensibilidad a ciertos alimentos e incluso aditivos alimentarios) puedan provocar dolores de cabeza. Algunos médicos no lo creen posible, pero hay otros que sí.

Las investigaciones realizadas por la doctora Norma Cornwell y sus colaboradores en el Royal North Shore Hospital de Sidney (Australia) sugieren que el problema es real y no poco frecuente. El equipo estudió la manera en que las sustancias químicas de los alimentos incidía en la sintomatología de 26 pacientes con frecuentes migrañas. Casi todos ellos (22 de los 26, para ser exactos) experimentaron un gran alivio al seguir una dieta especial preparada para eliminar de la comida algunos elementos como el glutamato monosódico, el colorante amarillo, las levaduras y los nitritos.

Aquellos que mejoraron con la dieta manifestaron que sus migrañas se habían reducido en un 50 por ciento durante el tratamiento. Por si fuera poco, declararon asimismo que los dolores eran menos intensos.

Una dieta básica que incorpora los hallazgos del mencionado estudio se ofrece en «La dieta contra el dolor de cabeza». No es muy difícil de seguir, aunque habrá quien se queje de que requiere demasiado esfuerzo. Pero si usted vive atormentado por el dolor de cabeza, bien vale la pena hacer el intento.

El vino tinto

Los médicos convencidos de la relación entre la comida y la migraña saben que la lista de sospechosos varía de un paciente a otro. Según la doctora Julia T. Littlewood, del Queen Charlotte's Maternity Hospital de Londres, los pacientes se quejan más de unos alimentos que de otros. Entre éstos, según la doctora, «las bebidas alcohólicas, en particular el vino tinto (pero no el blanco) encabezan la lista».

La doctora Littlewood decidió realizar una investigación acerca del efecto del vino tinto en este trastorno. Reclutó a 19 pacientes según los cuales el vino tinto les producía dolor de cabeza. A once de ellos se les pidió que bebieran una mezcla de vino tinto y limonada. A los restantes se les sirvió vodka con limonada. De los once que tomaron vino, sólo dos no tuvieron

La dieta contra el dolor de cabeza

He aquí una lista de los alimentos que contienen uno o más elementos que producen dolor de cabeza. No todo el mundo puede esperar alivio al suprimirlos, pero mucha gente ha obtenido buenos resultados.

Café, té y otras fuentes de cafeína
Cerveza
Otras bebidas alcohólicas
Vino tinto

Alimentos curados (beicon, pescados ahumados, salami, salchichas, salchichón)
Alubias (cualquier tipo de alubias, secas o verdes, incluyendo habas y garbanzos)
Cerdo
Chocolate
Glutamato monosódico
Queso
Yogur

migraña. En cambio, entre los otros ocho ninguno se quejó de dolor de cabeza. ¿Cuál es la causa? Los investigadores creen que se trata de la tiramina, una sustancia presente en el vino tinto y que produce la contracción de los vasos sanguíneos.

La dieta de la desesperación

Con un poco de suerte, la dieta contra el dolor de cabeza puede darle buenos resultados. Pero nosotras somos partidarias de contar con un plan alternativo. Si la primera no le sirve puede probar con otra dieta.

Le advertimos que es muy severa, al menos al principio. De hecho, ni siquiera la mencionaríamos si no fuera por los beneficios que le ha proporcionado a los niños que sufrían de fuertes ataques de migraña.

Bajo la dirección del doctor J. Egger del Hospital de Niños de Londres, los médicos sometieron a los niños internados a una dieta que consistía básicamente en un solo tipo de carne (cordero o pollo), un hidrato de carbono (arroz o patata), una fruta (plátano o manzana), una verdura de la familia de las coles, agua y suplementos vitamínicos. El doctor Egger la denominó «dieta oligoantigénica», pero nosotras la llamamos dieta de la desesperación. Por sencilla que parezca, dudamos que nadie la siga a menos que esté verdaderamente desesperado.

Los resultados, sin embargo, dan motivos de sobra para seguirla. El 93 por ciento de los niños (había 88) se curaron con la dieta. En algunos, los síntomas desaparecieron casi de inmediato. Otros tuvieron que esperar tres semanas para experimentar la mejoría.

Al volver a introducir otros alimentos después de la dieta, el equipo pudo identificar los alimentos que ponían en marcha el dolor y que eran comunes a 40 de los niños. La leche era el más habitual, seguida por los huevos, el chocolate, las naranjas, el trigo, el queso, los tomates y el centeno. Además, en un 25 por ciento de los niños los aditivos alimentarios, como el ácido benzoico y la tartracina, provocaron síntomas. A pesar de que obtener esta información requiere tiempo, es muy valiosa porque permite a los pacientes variar la dieta siempre y cuando eviten aquellos alimentos que desencadenan la reacción.

La valoración de los resultados es cuestión de los especialistas. Como muchos de los niños, y también sus familiares inmediatos, eran alérgicos, el doctor Egger y sus colaboradores sospechan que la migraña puede ser el resultado de una auténtica reacción alérgica a los alimentos.

Pero si se trata de alergias o de cualquier otra cosa es una cuestión semántica. El único interés del paciente es que desaparezca el dolor.

Enfermedad celíaca

El manjar de algunos es veneno para otros

Para algunas personas los problemas comienzan ya en la infancia. Los más afortunados presentan los síntomas en la adolescencia o en la edad adulta. Pero al margen del momento en que las cosas empiezan a ir mal, los síntomas típicos de la enfermedad celíaca son estos:

- Pérdida de peso y apetito.
- Anemia.
- Cansancio.
- Defecaciones grasas y de color claro.

Si se consulta al médico ante los primeros síntomas, se puede esperar que el tratamiento tenga éxito. Pero si no se les presta atención, puede haber complicaciones: dolores nerviosos y de huesos, incluso fracturas.

Por fortuna, la enfermedad celíaca ha dejado de ser un misterio. Las investigaciones han descubierto al culpable. No, no es el estrés ni la imaginación. La enfermedad celíaca proviene de la intolerancia al gluten, una proteína que se encuentra en los cereales comunes: el trigo, el centeno, la cebada y la avena. Si bien para muchos estos cereales son el alimento básico, para los que sufren de la enfermedad celíaca no son más que una fuente de problemas. Comerlos no sólo les produce síntomas desagradables sino que también les ocasiona lesiones en el tracto intestinal.

La enfermedad celíaca es poco común; en Estados Unidos, por ejemplo, sólo una de cada 5.000 personas la padece. El hecho de ser una enfermedad poco habitual tal vez le haga sentirse un poco perdido cuando se la diagnostican, como si nadie más pudiera entender sus síntomas. Hoy por hoy no tiene por qué preocuparse. La enfermedad celíaca no es sino una más dentro de la familia de trastornos conocida como síndromes de malabsorción. Cuente a todos los que sufren problemas parecidos y verá que tiene abundante compañía.

¿Qué causa la enfermedad celíaca? Sobresalen tres factores:

- Un defecto del sistema inmunitario es el principal sospechoso, pero todavía no se ha fallado acerca de su culpabilidad.

- Los trastornos que dañan el intestino delgado pueden producir la enfermedad celíaca, incluso en individuos adultos que jamás habían experimentado los síntomas.
- La enfermedad celíaca es un problema familiar, que afecta a aquellos cuyos parientes también la sufren. Resulta obvio que hay factores genéticos en juego.

Cómo hacer frente a la enfermedad

Lo primero que debe hacerse es confirmar que los síntomas corresponden a la enfermedad celíaca. (Es posible que usted haya oído hablar de la enfermedad pero con estos nombres: esprue no tropical, esprue inducida por el gluten, esteatorrea idiopática o enteropatía del gluten.)

Por mucho que los médicos sospechen que usted tiene la enfermedad, querrán primero ver los resultados de una biopsia del intestino delgado. Si se confirma, le someterán a una dieta especial que excluye el gluten. También le pueden aconsejar que limite la lactosa (una enzima que se encuentra en los productos lácteos) de su dieta. Algunas veces, las personas que sufren síntomas muy agudos tienen problemas con la lactosa pero, por lo general, éstos desaparecen cuando remiten los síntomas.

Para hacer frente a estas restricciones tendrá que tomar las siguientes medidas:

- Escriba a las compañías productoras de alimentos pidiendo una lista de los productos que no lleven gluten. La mayoría ya la tiene preparada para enviarla a quienes la solicitan.
- Busque en tiendas especializadas los productos elaborados sin gluten.

A largo plazo

Como le dirá cualquiera que haya sufrido un ataque de esta enfermedad, la salud a largo plazo es lo que menos importa cuando se tienen los síntomas. Pero una vez que están bajo control, usted querrá discutir otros aspectos con su médico. Algunos son estos:

- Incorporar suplementos de vitaminas y minerales en la dieta para compensar la menor absorción de los elementos nutritivos de la comida.

Cómo escapar del gluten

Una dieta sin gluten plantea una tarea en dos etapas. La primera y más importante ·es eliminar de su dieta todos los alimentos que contengan gluten. Cuando lo consiga, estará libre para concentrarse en los alimentos que puede comer sin problemas. A continuación le ofrecemos ayuda para las dos cosas.

Alimentos que ha de evitar

- Pan, pasteles, galletas, *crêpes*, bizcochos, hojaldres y, en general, todos los productos de panadería y pastelería a base de harina blanca o integral.
- Los cereales de desayuno preparados con trigo, cebada o avena.
- Todas las pastas como macarrones, espaguetis, etc.
- Pasteles de carne, carnes envasadas, hamburguesas, chorizos, mortadela, salchichas, etc.
- Sopas de bote y preparados para sopas.
- Verduras con salsas de crema o rebozadas.
- Salsas preparadas, ketchups y aliños de ensalada.
- Preparados de repostería.
- Leche malteada, leche enriquecida y cervezas.
- Levadura.
- Quesos para untar.
- La mayoría de los helados (excepto los que estén aprobados).
- Chocolates y caramelos con regaliz.

En este momento debe de estar pensando que tiene una dieta *sin* alimentos. Le agradará saber que todavía le quedan muchas opciones.

Alimentos que se pueden tomar

- Leche de todo tipo y yogur (aunque tal vez le pidan que los elimine en una primera etapa). Para cambiar de sabor puede usar almíbar casero o cacao natural.
- Carnes frescas, aves y beicon, pescado (fresco o congelado), moluscos y vísceras.
- Papillas hechas con maicena o harina de arroz.
- Quesos y huevos.
- Verduras crudas o cocidas.
- Patatas y arroz.

- Frutos secos.
- Todo tipo de frutas y zumos.
- Pan y harina hecha con almidón de trigo, maíz, arrurruz, soja, arroz o patatas.
- Cereales de desayuno hechos con arroz o maíz únicamente.
- Crema, mantequilla, margarina, manteca de cacahuete, grasas comestibles y aceites.
- Azúcar, jaleas, gelatinas, mermeladas, miel, almíbar, caramelos duros, golosinas caseras y chocolate solo.
- Postres y pasteles hechos con gelatinas, tapioca, arroz y maicena.
- Tartas y galletas hechas con harina sin gluten.
- Café, té y bebidas gaseosas.
- Sal, pimienta, mostaza, especias, ajo y vinagre.
- Helados autorizados.

La clave para mantener los síntomas a raya está en evitar el almidón de trigo con más de un 0,3 por ciento de proteínas, que es una cantidad bastante pequeña. Por desgracia para los pacientes con la enfermedad celíaca, la mayoría de los alimentos manufacturados contienen pequeñas cantidades de harina de trigo que sobrepasan este 0,3. Tendrá que revisar las listas de ingredientes y actualizar de continuo la lista de los alimentos permitidos y la de los prohibidos. El esfuerzo valdrá la pena cada vez que descubra un alimento peligroso y lo elimine de su plato.

- Asegurarse de que las complicaciones de la enfermedad celíaca, como el raquitismo en los niños, queden eliminadas (y tratadas de inmediato si se presentan).
- Estar alerta a cualquier señal de cáncer abdominal, que es frecuente entre quienes han padecido la enfermedad celíaca durante muchos años.

Tal vez le convenga unirse a un grupo de apoyo de personas afectadas por la enfermedad celíaca o por cualquier otro síndrome de malabsorción. No hay nada mejor que hablar de las cosas con gente que ha pasado por los mismos problemas y los ha superado.

Un menú semanal sin gluten

Puede estar seguro de que eliminar el gluten de su dieta, como en este menú para la semana, no es tarea fácil. Pero descubrirá muy pronto que el esfuerzo vale la pena.

Si le han recomendado que, en una primera etapa, elimine la lactosa además del gluten, tendrá que adaptar este menú para excluir los alimentos que contienen lactosa. (Para mayor información consulte la sección dedicada a la intolerancia a la lactosa, págs. 165 y sigs.)

Día 1

Desayuno

    30   g de arroz inflado
     1   manzana
 1 1/2   tazas de leche descremada
          Café

Comida

     1   taza de ensalada de atún
   3/4   taza de escarola
     1   tomate fresco
     1   taza de pasas de Corinto
     1   taza de leche descremada

Merienda

   1/2   taza de pudin de tapioca

Cena

   100   g de pechuga de pollo (sin la piel)
   1/2   taza de arroz integral
   3/4   taza de judías verdes
   1/2   cucharada de margarina
     1   taza de leche descremada
     1   naranja

Día 2

Desayuno

      30 g de copos de maíz
       1 taza de fresas frescas
1 1/2 tazas de leche descremada
         Café

Comida

         Ensalada (unas cuantas hojas de espinacas frescas, 1/4 taza de
         champiñones, 1 huevo duro, 1 taza de cebollas, 1/2 taza de queso
         rallado, 60 g de pechuga de pavo en tiritas, 4 rabanitos, 1/2 taza de
         pimiento verde, 2 cucharadas de aliño de ensalada bajo en calorías)
       1 taza de té helado

Merienda

      30 g de cacahuetes

Cena

     100 g de bistec de lomo de buey (sin grasa)
       1 patata al horno
     3/4 taza de zanahorias
     1/2 cucharada de margarina
       3 albaricoques frescos con 1/2 taza de yogur de frutas desnatado

Día 3

Desayuno

       1 taza de crema de arroz
       1 plátano
       1 taza de leche descremada
         Café

Comida

     100 g de carne de pavo
     1/2 taza de arroz integral
     1/2 taza de alubias
       1 cucharadita de margarina
     1/4 taza de puré de arándanos
       1 taza de té helado

Merienda

    1 yogur de frutas desnatado

Cena

    2 tortillas de maíz
   60 g de carne magra picada
 1/2 taza de zanahorias salteadas
    1 tomate fresco
   30 g de queso suizo
 1/2 taza de maíz
    1 taza de frambuesas frescas

Día 4

Desayuno

   30 g de arroz inflado
 1/2 pomelo
1 1/2 tazas de leche descremada
      Café

Comida

    6 ostras
    1 zanahoria
 1/2 taza de coliflor
    1 taza de leche descremada
    1 taza de nectarinas

Merienda

 1/2 taza de dátiles troceados

Cena

 100 g de bistec de lomo de buey (sin grasa)
 1/2 taza de berenjena cocida
 1/2 taza de bróculi crudo
 1/2 taza de guisantes
 1/2 cucharada de margarina
 1/2 taza de champiñones crudos troceados
    1 taza de leche descremada
 1/2 melón

Día 5

Desayuno

- 30 g de copos de maíz
- 1 plátano
- 3/4 taza de leche descremada
- 1/2 taza de zumo de piña
  - Café

Comida

- 1 taza de espinacas frescas
- 1/2 taza de coliflor cruda
- 50 g de queso suizo
- 1 tomate fresco
- 1/2 taza de cebollas
- 2 cucharadas de aliño de ensalada bajo en calorías
- 1 taza de leche descremada

Merienda

- 2 tortitas de arroz con 2 cucharadas de mantequilla de cacahuete

Cena

- 6 a 8 ostras
- 1/2 taza de guisantes
- 1 patata pequeña asada con 1/2 taza de yogur natural desnatado
- 1 cucharada de margarina
- 1 taza de ensalada de melón (tres variedades de melón y sandía)

Día 6

Desayuno

- 1 pastel de arroz
- 1 huevo revuelto con queso suizo rallado
- 1 taza de moras frescas
- 1 1/2 tazas de leche descremada
  - Café

Comida

Ensalada de salmón (1/2 taza de salmón rosado, 1/2 cucharada de mayonesa baja en calorías, 1/2 taza de lechuga, 6 rodajas de pepino, 1 taza de apio, 1 taza de champiñones)

1 taza de leche descremada

Merienda

1 yogur de frutas desnatado

Cena

100 g de pechuga de pollo (sin la piel)
1/2 taza de arroz integral
1 mazorca de maíz
3/4 taza de coles de Bruselas
1 cucharada de margarina
1 taza de leche descremada
1 taza de melón

Día 7

Desayuno

1 delicia de plátano (leche descremada, miel, plátano y cubitos de hielo)
1 taza de fresas frescas
2 tortitas de arroz
Café

Comida

100 g de pechuga de pavo
1/2 taza de bróculi
1 cucharada de margarina
1 taza de leche descremada
1/2 taza de pudin de arroz (casero)

Merienda

1 manzana
30 g de queso blanco

Cena

100 g de bistec de ternera magro
3/4 taza de judías verdes
1 mazorca de maíz
2 trocitos de mantequilla
1 taza de leche descremada
1 taza de gajos de naranja

Enfermedad diverticular

El salvado marca otro gol

La diverticulosis y la diverticulitis son dos enfermedades que van ligadas y que, por lo general, se engloban bajo el nombre de enfermedad diverticular. La diverticulosis siempre aparece primero, y cuando se la detecta, el objetivo del tratamiento es evitar que evolucione hasta convertirse en una diverticulitis, que es mucho más problemática.

Es necesario, ante todo, que conozcamos algunas definiciones. La diverticulosis consiste en la aparición de unas pequeñas dilataciones en forma de saco (divertículos) en las paredes del intestino grueso. Imagínelas como unas pequeñas bolsas que sobresalen de la pared intestinal. Ahora imagine que estas bolsitas o sacos se infectan e inflaman. Cuando se produce la inflamación nos encontramos ante la diverticulitis.

El quién, el cómo y el porqué

¿Hasta qué punto es común la enfermedad diverticular? Depende del lugar donde viva. En Estados Unidos, por ejemplo, la padecen entre el 30 y el 40 por ciento de los adultos mayores de 50 años.

Los síntomas de la diverticulitis varían de una persona a otra. De hecho, algunos enfermos no presentan síntoma alguno. Sin embargo, hay otros que sufren calambres, dolores, estreñimiento y/o diarrea. Por muy molestos que sean los síntomas, la enfermedad no se contagia ni está relacionada con el cáncer.

Durante años, la diverticulitis fue aceptada como consecuencia inevitable del envejecimiento, pero, por fortuna, esta concepción ha cambiado radicalmente. Considere los siguientes hallazgos del doctor O. Manousus y sus colaboradores de la Escuela de Medicina de Atenas, que compararon los hábitos alimentarios de pacientes con y sin diverticulosis.

- Los enfermos de diverticulosis dijeron que comían menos pan integral, verduras, patatas y frutas que los sujetos sanos.
- Aquellos que padecían la enfermedad consumían carne y productos lácteos con mayor frecuencia que los otros.

- Las personas que comían verdura en contadas ocasiones y hacían un consumo frecuente de carne, tenían un 50 por ciento más de probabilidades de sufrir de diverticulosis que aquellas que comían verduras con frecuencia y carne de vez en cuando.

Este tipo de informaciones nos dice que la diverticulosis no es una consecuencia inevitable del envejecimiento; es más bien nuestra forma de vivir la que determina nuestras probabilidades de desarrollar la enfermedad. Además, estos resultados ponen de manifiesto que las dietas ricas en hidratos de carbono podrían prevenir la diverticulosis. Por lo tanto, no debe sorprendernos que una determinada dieta sirva de tratamiento eficaz. A continuación pasaremos a los detalles.

El factor fibra

Fue una de esas cosas. Algunas veces, la misma comida que se cree perjudicial es a la postre beneficiosa. El tratamiento de la diverticulosis mediante la alimentación es un caso digno de destacar. Durante años se ha recomendado como parte del tratamiento una dieta pobre en fibras, pero un buen día aparecieron los escépticos, como el doctor Denis Burkitt, un médico inglés que no vaciló en apuntar que este tipo de trastornos digestivos eran menos frecuentes en los lugares donde las dietas eran ricas en fibra.

Unos cuantos colegas decidieron poner a prueba la teoría del doctor Burkitt y descubrieron que:

- Al añadir unos 30 g de salvado a la dieta habitual de 40 pacientes de enfermedad diverticular, se produjo una notable mejoría. Los enfermos fueron controlados por los doctores A. J. M. Brodribb y D. M. Hymphreys, y siguieron la dieta durante unos ocho meses.
- Las tabletas de salvado agregadas a la dieta habitual (equivalentes a 3 cucharadas de salvado diarias) produjeron, como mínimo, un alivio parcial a los 20 pacientes estudiados por los doctores británicos I. Taylor y H. L. Duthie.
- La sustitución de las tabletas utilizadas por los doctores Taylor y Duthie por una dieta rica en fibras, que incluía un aporte suplementario de salvado, también significó una mejoría importante en el estado de los pacientes.

Pero usted querrá saber qué pasa con aquellos a quienes no les gusta el salvado. Pues puede probar con otros alimentos ricos en fibra no soluble (encontrará una lista de los alimentos ricos en fibra no soluble en el apartado «La fibra en cifras», en las págs. 129 y 130). Otra opción para aumentar la ingestión de fibra es tomar algún fármaco «formador de bulto», de los que puede encontrar en cualquier farmacia. Y si no consigue un resultado satisfactorio, su médico siempre le puede recetar un analgésico o un calmante que le ayude a suprimir los dolores y molestias más fuertes.

De mal en peor

Algunas de las personas que sufren de diverticulosis tienen mucha suerte, ni siquiera saben que están enfermos. A otros, en cambio, la enfermedad no sólo les produce síntomas dolorosos, sino que avanza hasta convertirse en diverticulitis. Esto le ocurre a uno de cada ocho o diez pacientes.

No crea que la diverticulitis puede pasar inadvertida. Hará notar su presencia con dolores abdominales, fiebre y cambios en las evacuaciones intestinales. Y las complicaciones no se acaban aquí, porque puede haber inflamaciones graves, hemorragias o una obstrucción del tracto digestivo.

Como es obvio, estas posibilidades, cuando se concretan, requieren inmediata atención médica. Por fortuna, el reposo, los antibióticos y los sueros intravenosos pondrán las cosas bajo control. Sin embargo, hay ocasiones en las que el médico puede aconsejar la intervención quirúrgica para poner remedio a la situación.

Enfermedad fibroquística de la mama
El vínculo con la alimentación

Para algunas mujeres es el ritual de cada mes. El dolor y sensibilidad de los pechos acuden puntualmente a la cita mensual. De repente, un bulto, algunas veces varios, aparecen en el pecho. O los bultos que ya existían se hacen más grandes. Pero en cuanto comienza el ciclo menstrual, remiten los síntomas. El problema desaparece tan deprisa como ha surgido.

Si se lo describe a sus médicos, éstos dirán: «Podría tratarse de la enfermedad fibroquística de la mama». O la llamarán «mastitis quística crónica» o «displasia mamaria». La gente los denomina vulgarmente bultos en el pecho.

Si usted tiene bultos en el pecho durante el ciclo menstrual, le aseguramos que no es la única. La mayoría de las mujeres, casi un 80 por ciento, padecen el mismo problema al menos de vez en cuando. ¿Se puede considerar que una cosa que le ocurre con toda regularidad a tantas personas sea una enfermedad? Algunos especialistas dicen que no, e insisten en que es un trastorno normal durante los años de fertilidad de las mujeres. Pero hay otros que advierten del riesgo de tomárselo a la ligera. Sostienen que para algunas mujeres el dolor producido por este trastorno o sus posibles complicaciones es demasiado serio como para pasarlo por alto.

Hechos acerca de la enfermedad fibroquística de la mama

Antes de considerar los métodos basados en la nutrición, hay que citar algunos hechos básicos.

- Los cambios hormonales que ocurren durante el período menstrual son la causa de la displasia mamaria. Para ser más específicos: los médicos sospechan que el responsable puede ser el desequilibrio entre los estrógenos y la progesterona.
- Los primeros síntomas pueden aparecer entre los 20 y los 25 años, pero la mayoría de las pacientes están por encima de los 30. Los síntomas suelen ser más agudos en los años que preceden a la menopausia.

- Las mujeres que sufren los síntomas del síndrome premenstrual también están predispuestas a la displasia mamaria, sin duda porque ambos trastornos están influidos por factores hormonales similares.
- Si ha comenzado a menstruar muy joven, no toma píldoras anticonceptivas, no ha tenido hijos, o tiene un historial de abortos espontáneos, sus probabilidades de sufrir la enfermedad fibroquística de mamas aumentan.
- Entre un 10 y un 15 por ciento de las mujeres que la padecen no tienen molestias, mientras que en las demás el dolor puede llegar a ser fuerte y constante. Las hemorragias menstruales muy intensas, la aparición de quistes en los ovarios y la irregularidad en los períodos acompañan a los dolores que sufren las mujeres más afectadas.
- Aunque esta enfermedad se origina en los pechos, el dolor y la inflamación pueden extenderse a la zona de las axilas, pues pueden hincharse los ganglios linfáticos al tiempo que aparecen otros síntomas.

La cuestión del cáncer

Aquí aparece otro hecho que, a nuestro juicio, es el más importante: los quistes fibrosos *no son cancerosos*. Esto significa que los especialistas los han clasificado como tumores benignos. Por supuesto, para su tranquilidad, es esencial que esté completamente segura de que se trata de un quiste fibroso.

Le ofrecemos a continuación algunas indicaciones generales que le pueden ser útiles. Si le duelen las zonas de los bultos, o si éstos varían de tamaño o son múltiples, es más probable que se trate de quistes fibrosos y no de cáncer. También se presentan secreciones de fluidos, pero tendrá que ir al médico de inmediato si el fluido es sanguinolento, pues puede ser un aviso del cáncer.

Para descartar esta última posibilidad se deberán realizar una o más pruebas. Entre éstas pueden figurar las siguientes:

Biopsia: A veces, una simple biopsia realizada con una aguja en el consultorio del médico es suficiente, pero en ocasiones hay que apelar a la biopsia quirúrgica.

Ultrasonido: Este sistema permite detectar los quistes sin necesidad de cortar la piel ni de exponerla a los rayos X.

Mamografía: Esta técnica tan común puede detectar tanto la enfermedad fibroquística como el cáncer.

Estos tres sistemas tienen una fiabilidad muy alta, y permiten detectar al menos un 80 por ciento de los casos.

La enfermedad fibroquística y la salud futura

Durante años, la sabiduría popular ha mantenido que los bultos en el pecho, aunque sean benignos, son una indicación de que una mujer tiene un riesgo mucho mayor de contraer cáncer. Pero gracias a las nuevas investigaciones esta opinión se ha modificado.

De acuerdo con el Colegio de Patólogos de Estados Unidos, la enfermedad fibroquística no es *una* enfermedad sino muchas. Los investigadores han identificado 13 tipos diferentes de tejido fibroquístico. La mayoría no parecen aumentar el riesgo de cáncer de mama, aunque en un 25 por ciento de las mujeres afectadas sí degenera en cáncer. Una biopsia del tejido de la mama determinará si el quiste es de ese tipo.

El doctor Helmuth Vorherr, autoridad en la materia y que trabaja en la Escuela de Medicina de la Universidad de Nuevo México, recomienda a las mujeres con bultos en el pecho que se hagan examinar por el médico cada cuatro meses, o cada seis a lo sumo. Además, a las mujeres con signos de mayor riesgo les recomienda hacerse una mamografía cada uno o dos años.

El tema de la cafeína

La nutrición se ha convertido en un tema candente en relación con la enfermedad fibroquística por dos motivos. En primer lugar, algunos científicos han encontrado una conexión entre la enfermedad y el consumo de café, té y chocolate. Estos alimentos contienen cafeína o compuestos afines sospechosos de influir en el desarrollo de la enfermedad. Los doctores Wendy Levinson y Patrick M. Dunn, del Good Samaritan Hospital en Portland (Oregón), revisaron los informes disponibles acerca de dicha vinculación. En opinión de estos dos especialistas, los dos mejores estudios acerca de la cafeína y la enfermedad fibroquística ofrecían conclusiones contradictorias. Uno apoyaba la vinculación, y el otro, no.

Sin embargo, según han informado algunas mujeres, restringir estos productos en sus dietas les ayuda a controlar el problema. El doctor John Minton, cirujano en la Universidad del Estado de Ohio, pidió a 47 mujeres con quistes fibrosos que eliminaran de sus dietas todos los productos que pudieran contener cafeína. De las 20 mujeres que los suprimieron de forma radical, unos dos tercios se recuperaron del todo; en un plazo de seis meses, los quistes habían desaparecido. No vale la pena esperar a que se resuelva la controversia; si sufre este trastorno, no le hará ningún mal intentarlo y ver si le da resultado.

En fecha reciente se ha propuesto otro método basado en la nutrición. En 1987, el doctor David P. Rose y sus colaboradores de la American Health Foundation informaron de que la reducción en el consumo de grasas en mujeres enfermas de quistes fibrosos mejoró su funcionamiento hormonal. Suponen que los síntomas mejorarán a largo plazo con una dieta pobre en grasas, pero esto todavía tiene que ser demostrado. Unos menús muy pobres en grasas se ofrecen en «Dieta para una vesícula delicada» (págs. 195 y sigs.). Como contienen menos grasas que las dietas ensayadas por los mencionados investigadores, no hace falta que los siga al pie de la letra si decide probarlos como ayuda para aliviar los síntomas.

Aparece la vitamina E

No es ningún secreto que hay muchos que no creen en las bondades de la vitamina E. Imaginen pues su sorpresa cuando, en septiembre de 1980, el *Journal of the American Medical Association* publicó un artículo titulado «La vitamina E alivia los síntomas de los quistes fibrosos de mama».

La nota citaba los trabajos realizados por el doctor Robert London y sus colegas en la Escuela Universitaria de Medicina Johns Hopkins. Trataron a pacientes de enfermedad fibroquística de mama con 600 unidades internacionales de vitamina E diarias durante ocho semanas. Veintidós de las 26 mujeres experimentaron una mejoría entre regular y buena de sus síntomas.

Según el doctor Vorherr, la vitamina E es muy útil para las pacientes que tienen niveles muy altos de grasa en la sangre o, lo que es lo mismo, poco colesterol «bueno» y mucho del «malo». Trató a estas mujeres con hormonas y con vitamina E, en dosis de 400 a 1.200 unidades internacionales diarias. «Carece de efectos secundarios —diría refiriéndose a la vitamina E—, y sólo puede ser beneficiosa.»

La cura que no falla

¿Existe una cura infalible para los quistes mamarios? Sí, la menopausia. Después de la menopausia los ovarios secretan cantidades pequeñas de estrógenos durante un plazo de 3 a 5 años, y luego su actividad cesa por completo; entonces desaparecen los problemas.

La cafeína en cifras

¿Tiene problemas de quistes en el pecho? Algunas mujeres han informado de que la *eliminación* total de la cafeína en sus dietas significó una mejora considerable en los síntomas.

La lista siguiente le dará una idea de la cantidad de cafeína que ingiere en su dieta. Las cantidades de cafeína, en miligramos, corresponden a 1,7 decílitros de bebida.

Bebida	Cafeína (mg)
Café «express»	110
Café de filtro	85
Chocolate oscuro	80
Café instantáneo	65
Té de hojas	40
Chocolate con leche	35
Cola (no descafeinada)	25
Cacao	15
Café descafeinado	2

NOTA: Los granos de café procedentes de América del Sur *(Coffea arabica)* contienen alrededor de la mitad de la cafeína que aportan los granos del *Coffea robusta* de África y la India.

Naturalmente, si se somete a una terapia con estrógenos después de la menopausia, los quistes fibrosos pueden persistir. De hecho, es lo que ocurre; pero, a menos que la enfermedad presente demasiados problemas, no hay motivos para suspender el tratamiento.

Si esperar a la menopausia le resulta impensable y fallan los otros métodos, el tratamiento con hormonas suele dar muy buenos resultados. El promedio de éxitos es impresionante.

Según el doctor Vorherr, «con un diagnóstico a fondo, la medicación apropiada y un buen seguimiento de la evolución, se puede conseguir el éxito en casi todos los casos». En las pacientes sometidas a este tratamiento, los quistes desaparecieron en un plazo de entre tres y seis meses.

Estreñimiento

Respuestas sencillas que surten efecto

No es una amenaza mortal ni tampoco una señal definitiva de mala salud, pero el estreñimiento puede ser un incordio y fuente de malestar. Es uno de esos síntomas que, en teoría, puede presentar cualquiera en cualquier momento. En realidad, sin embargo, es más común entre las personas mayores y las mujeres embarazadas o cuando aparece alguno de los siguientes factores:

● Poco consumo de fibras o líquidos.
● Vida sedentaria o mucho tiempo en cama.
● Enfermedades glandulares, como el hipotiroidismo.
● El uso de ciertos fármacos o suplementos minerales.
● El empleo habitual de enemas.

Antes de entrar en el tema de la nutrición, quisiéramos mencionar algunas de las medidas siempre eficaces que merecen ser puestas en práctica cada vez que el estreñimiento se hace realmente molesto.

● Hacer más ejercicio. Esto ayuda a que el paso de la comida por el tracto digestivo sea más rápido, lo que alivia el estreñimiento.
● Tomar más líquidos (el agua es excelente) para controlar los síntomas.
● Emplear laxantes (aquellos que «forman bulto» son los más seguros y mejores) pero sólo en una cantidad razonable y cuando las otras medidas no hayan dado resultado.
● Buscar apoyo emocional, para ayudarle a superar los síntomas.

Algunos resultados notables

Si bien los dietólogos prefieren considerar la dieta total, es muy cierto que agregar tan sólo otro alimento en su menú puede ser suficiente para mantener a raya el estreñimiento. Este alimento es, claro está, el salvado o cualquiera de sus primos ricos en fibras.

Para prevenir o tratar el estreñimiento tendrá que comer los alimentos más ricos en fibra no soluble, salvado de trigo y algunas frutas y verduras, que tienen la característica de «hacer bulto» y provocar la movilidad de los intestinos. Para que la elección sea más fácil, hemos preparado un recuadro, «La fibra en cifras», que le indicará cuáles son los alimentos que proporcionan una mayor cantidad.

Además, queremos que conozca algunos programas sencillos y baratos que han dado resultados positivos para aliviar el estreñimiento. Puede escoger el que más le atraiga. O puede modificarlos a su propio gusto añadiendo cualquiera de las otras fuentes de fibra no soluble que aparecen en el recuadro.

Programa número uno

Nuestro primer programa procede de Suecia. En un estudio muy simple pero muy eficaz la doctora P. O. Sandman y sus colaboradores, de la Universidad de Umea, añadieron galletas ricas en fibra (Wasa Fiber) a las dietas de pacientes de avanzada edad. Este producto preparado con centeno integral y salvado de trigo se encuentra en los supermercados y tiendas de dietética.

Como resultado de comer entre 2 1/2 y 6 galletas cada día (el promedio por paciente fue de 5 galletas diarias), tanto hombres como mujeres:

- redujeron el consumo de laxantes en un 93 por ciento;
- al parecer, experimentaron un mayor alivio de los síntomas que cuando tomaban laxantes;
- mantuvieron los niveles normales de minerales en la sangre, en contra de la suposición de que la ingestión muy alta de fibras dificultaría la nutrición mineral.

Programa número dos

Si el sabor del centeno o del trigo integral no le agrada, no se desanime. Hay otra opción. Tome nota de los resultados conseguidos por el doctor J. C. Valle-Jones, que ejerce en Burgess Hill, Inglaterra. Trató a sus pacientes de estreñimiento con dos bizcochos de salvado de avena diarios. Una vez más, el resultado fue excelente.

- Los síntomas del estreñimiento se redujeron muchísimo con el salvado de avena.
- Ni uno solo de los 50 pacientes se quejó de efectos secundarios o trastornos por culpa de los bizcochos de fibra.

La fibra en cifras

No le quepa la menor duda: una dosis diaria de salvado es una de las mejores maneras de evitar el estreñimiento. Pero no le agrada a todo el mundo, y hay muchos que se niegan en redondo a probarlo.

Con el fin de poner más variedad en su vida, le ofrecemos una lista de otros alimentos ricos en fibra soluble. Ya verá que no le lleva mucho tiempo comprobar cuántas raciones necesita al día para sentirse mejor.

Cada uno de los alimentos que se citan a continuación contiene unos 3 gramos (o más) de fibra no soluble en la ración indicada.

Alimento	Ración
Panes y cereales	
All-Bran	1/3 taza
Bran Chex	2/3 taza
100% Bran	1/3 taza
Crunchy Bran	3/4 taza
Germen de trigo	1/4 taza
Kellogg's Bran Flakes	1 taza
Pan de trigo integral	2 rebanadas
Pan negro de centeno con semillas de alcaravea	1 rebanada
Frutas	
Arándanos agrios frescos	1 taza
Ciruelas en bote	1/3 taza
Frambuesas rojas en bote	1/2 taza
Frambuesas rojas frescas	3/4 taza
Moras en bote	1/2 taza
Moras frescas	1/2 taza
Pasas de Corinto	1/2 taza
Peras en bote	1/2 taza
Verduras	
Alcachofa fresca cocida	1/2 pieza
Calabaza «cabello de ángel» cocida	1/2 taza
Espárragos blancos en bote	3/4 taza
Espárragos congelados cocidos	3/4 taza

Judías secas y guisantes	
Alubias cocidas	1/2 taza
Alubias en bote	1/2 taza
Caupís cocidas	1/2 taza
Fríjoles pequeños congelados	1/2 taza
Fríjoles pequeños en bote	1/2 taza
Judías cocidas	1/2 taza
Judías pintas cocidas	1/2 taza
Judías pintas crudas	1/6 taza
Guisantes partidos cocidos	1/2 taza
Guisantes pequeños en bote	1/2 taza
Guisantes pequeños frescos cocidos	1/2 taza

● Además, los pacientes perdieron casi un kilo de peso durante el tratamiento de 12 semanas de duración.

Programa número tres

¿Quiere algo simple, eficaz y barato? Siga la pista marcada por la investigadora sueca Brittmarie Sandstrom y sus colaboradores. Sus pacientes en un pabellón geriátrico comieron sin problemas entre tres y cuatro cucharadas de salvado de trigo para tratar su estreñimiento. Y el salvado no les ocasionó efectos negativos en su absorción de calcio, magnesio, cinc o hierro.

¡Pruébelos!

¿Le impresionan estos resultados? Hay muchísimos más que demuestran que la alimentación puede ser un método ideal para tratar los síntomas del estreñimiento.

El primer paso es encontrar el alimento o alimentos que le dan mejor resultado. El segundo es determinar la cantidad óptima que debe comer. Desde luego, esto varía de una persona a otra y lleva tiempo poder determinarla. Sin embargo, una vez que lo consiga, le bastará con eso para mantener controlados los síntomas.

¡Bienvenidas la fibras!

Una dieta rica en fibra no se limita a solucionar el estreñimiento. Puede ayudarle a disfrutar de una salud integral, con buena digestión y peso controlado, y hasta puede ayudar a prevenir el cáncer. Sólo estos múltiples y saludables beneficios deberían ser suficientes para que se interesara usted en una dieta rica en fibras. Aquí le proponemos una dieta rica en fibra insoluble para ayudarle en los comienzos.

Día 1

Desayuno

    40 g de cereal All-Bran
     1 naranja
     1 rebanada de pan integral
     1 cucharadita de margarina
     1 taza de leche descremada
        Café

Comida

        Bocadillo jardinera (1 rebanada de pan integral de pita, 1/2 aguacate, 1/4 taza de apio, 4 rábanos, 1/4 taza de zanahoria rallada, 1/2 taza de pimiento verde, 1/4 taza de cebolla)
     1 manzana
     1 taza de leche descremada

Cena

     1 filete delgado (70 g) de solomillo (sin grasa)
     1 patata asada
    1/2 taza de bróculi
    1/2 taza de coliflor
     1 cucharada de margarina
        Infusión (la que prefiera)

Día 2

Desayuno

- 40 g de cereales
- 1 ciruela
- 1 taza de leche descremada
- Café

Comida

- 2 rebanadas de pan integral
- 3/4 taza de ensalada de atún
- 1/4 taza de lechuga de cogollo
- 1 pera
- 1 taza de apio
- 1 taza de leche descremada

Merienda

- 3 galletas «crackers»

Cena

- 1 pechuga (85 g) de pollo (sin piel)
- 1/2 taza de arroz integral
- 1/2 taza de guisantes
- 1 bollo de harina integral
- 1 cucharada de mermelada de manzana
- 1 cucharada de margarina
- 1 taza de frambuesas frescas con 1/2 taza de yogur descremado

Día 3

Desayuno

- 1 taza de sémola de maíz cocida
- 3/4 taza de dátiles secos troceados
- 1 taza de leche con 1% de grasa
- Café

Comida

    2 lonchas (85 g) de pechuga de pavo
    1 rebanada de queso suizo (gruyère)
    2 rebanadas de pan integral
  1/2 cucharada de mayonesa baja en calorías
  1/4 taza de brotes de alfalfa
    1 naranja
    1 taza de leche con 1% de grasa

Merienda

  3/4 taza de fresas frescas

Cena

   70 g de lomo de cerdo (sin grasa)
  3/4 taza de berenjenas cocidas
    1 tomate con aliño italiano
    1 rebanada de pan integral
    1 cucharada de margarina
    1 taza de leche con 1% de grasa
    3 albaricoques

Día 4

Desayuno

    1 taza de copos de trigo
    1 plátano
  1 1/3 tazas de leche descremada
      Café

Comida

    2 rebanadas de pan integral
    1 trozo de tofu (requesón de soja)
    1 rebanada de tomate
  1/2 taza de brotes de guisantes frescos
    2 cucharadas de queso rallado
   30 g de queso fresco bajo en calorías
    1 taza de leche descremada

Merienda

    2 ciruelas

Cena

120 g de lenguado al horno
     Ensalada fácil (1/4 taza de apio, 6 rodajas de pepino, 1/4 taza de cebollas, 1/2 tomate, 1 cucharada de aliño bajo en calorías)
    1 mazorca de maíz
1/2 taza de cidra cayote
    1 cucharada de margarina
    1 bollo de harina integral
    1 taza de leche descremada

Día 5

Desayuno

    1 taza de sémola de maíz cocida
    1 rebanada de pan integral
    1 cucharada de margarina
    1 taza de frambuesas
    1 taza de leche descremada

Comida

3/4 taza de espinacas frescas
    1 tomate
    4 rábanos
1/4 taza de cebollas
    6 rodajas de pepino
    1 huevo duro
    2 galletas de centeno
1/2 taza de dátiles picados
     Infusión (la que prefiera)

Merienda

    3 tazas de palomitas de maíz

Cena

- 85 g de pechuga de pavo (sin piel)
- 1/3 taza de salsa de arándanos en lata
- 1 boniato asado
- 1 rebanada de pan de 7 cereales
- 1 cucharada de margarina
- 1/2 taza de guisantes
- 1 taza de leche descremada

Día 6

Desayuno

- 30 g de cereal All-Bran
- 3/4 taza de fresas
- 1 taza de leche descremada
  Café

Comida

- 85 g de pechuga de pollo (sin piel)
- 1 cucharada de mayonesa baja en calorías
- 2 rebanadas de pan integral
- 1 taza de alubias negras
- 1 taza de apio
- 1 taza de leche descremada

Merienda

- 1/2 taza de pasas de Corinto

Cena

- 6 ostras
- 1/2 taza de arroz integral
- 1/2 taza de judías verdes
- 1 cucharada de margarina
- 1 taza de leche descremada
- 1/2 taza de moras

Día 7

Desayuno

    3/4 taza de zumo de naranja
      1 rebanada de pan integral tostado
      1 taza de *kasha* cocida
      1 huevo revuelto
    1/2 taza de leche descremada
        Café

Comida

      1 taza de espinacas frescas
      1 tomate
      4 rábanos
    1/4 taza de cebollas
      6 rodajas de pepino
      2 cucharadas de aliño italiano bajo en calorías
      1 taza de leche descremada
      1 taza de pimientos rojos y verdes

Merienda

      1 manzana asada
        Infusión (al gusto)

Cena

    85 g de pollo (sin piel)
    1/2 taza de guisantes
    3/4 taza de calabacines
      1 taza de leche descremada
      1 cucharada de margarina
      1 taza de frambuesas frescas

Flatulencia

Algunos consejos sensatos

Para tratarse de un síntoma que en contadísimas ocasiones puede ser la señal de un problema de salud, la flatulencia recibe muchísima atención. Los médicos escuchan numerosas quejas, pero están convencidos de que la única cosa de la que tienen que preocuparse la mayoría de los afectados es de la vergüenza, y no van muy errados.

La evacuación de los gases es una función normal del cuerpo, de la misma manera que lo es sudar, estornudar o ir al lavabo. Pero los que padecen el problema preguntan: ¿Hasta qué punto se considera normal?

Es una pregunta difícil de responder, pero al menos hay un investigador que cree conocer la respuesta. Según el doctor David Altman, de la Universidad de California, una persona normal libera gases unas catorce veces al día. Así que a falta de otro patrón, esta cifra es la que se acepta como norma.

La importancia de la comida

Si dejamos de lado otros trastornos (en los que entraremos más adelante), la comida es la razón principal de que la flatulencia exceda de lo normal.

Algunos alimentos producen gas por naturaleza. Las frutas, las verduras, las legumbres y los productos de granja que contengan lactosa entran en esta categoría. Contienen hidratos de carbono que los seres humanos no digerimos del todo. El edulcorante sintético Sorbitol también presenta esta característica. De hecho, el valor de este producto como edulcorante se debe a la incapacidad del cuerpo para digerirlo como si se tratara de azúcar. Por lo tanto, se absorben menos calorías del Sorbitol, y el gas que produce es la prueba de que sus hidratos de carbono no se digieren con facilidad.

Los alimentos que contienen gas en su estado natural también contribuyen a la flatulencia. Las manzanas, por ejemplo, incluyen un 20 por ciento de gas en su peso. Por otro lado, el aire que entra a formar parte de la comida mientras se la prepara también puede ser una fuente de gas; los suflés, las cremas batidas y el pan son algunos de los alimentos que producen gas.

En el apartado «Alimentos que se resisten» encontrará una lista de los alimentos responsables del exceso de gas. Es muy probable que no tenga que buscar mucho más para poder controlar sus síntomas. Pero deberá reducir su consumo si quiere reducir la flatulencia.

El aire que se traga

Sólo como tema de debate, supongamos que ha eliminado de su dieta todos los alimentos que podían producirle flatulencia y, sin embargo, persiste su problema con los gases. ¿Qué hacer? ¡No se rinda!

El gas puede ser un problema incluso cuando la dieta carece de alimentos productores de gas. Una causa muy probable es un factor indirecto de la dieta: el tragar aire.

Uno no se da cuenta, pero cuando bebe y come está tragando aire. No puede evitarse del todo, pero tenga presente que el problema será de difícil solución si es usted de los que engullen como si estuvieran muertos de hambre. Hay personas que tragan más aire cuando están tensos o tienen dolores.

Determinar si el exceso de gas proviene de la ingestión de aire o de la comida requiere una cierta labor de investigación. Si los cambios en la dieta reducen el exceso de flatulencia, es lógico suponer que la causa no era el tragar aire. Si no es así, trate de masticar mejor y con lentitud y de beber con una paja. Esto puede proporcionarle un alivio.

Otras soluciones

Modificar la manera de comer puede ser un primer paso en la solución de la flatulencia. Si es necesario adoptar medidas más drásticas, tiene dos opciones.

El carbón activado es muy eficaz en la absorción de gases. Puede tomarlo en píldoras. Sin embargo, como el carbón también puede absorber sustancias beneficiosas como las vitaminas, es mejor utilizarlo de vez en cuando y no a diario.

También hay algunos antiácidos de venta libre que ayudan a combatir el gas. Busque los productos que incluyan en sus indicaciones la reducción de la flatulencia o que contengan entre sus componentes la simeticona, el factor antigás.

Alimentos que se resisten

Los alimentos que pueden producir flatulencia en personas normales varían de un individuo a otro. La mejor manera es averiguar cuáles son los que le producen mayores trastornos. Lleva tiempo pero no es difícil.

Un buen punto de partida es una dieta que contenga el menor número posible de los alimentos que citamos más abajo. Trate de ir añadiendo los sospechosos de uno en uno, tal como hicimos para detectar la alergia alimentaria. Esté alerta a los síntomas que se presenten entre una y cuatro horas después de ingerir los alimentos. Si son muy fuertes, es probable que haya dado con uno de los culpables. Para estar más seguro de los resultados, pruebe más de una vez con cada alimento.

Verá usted que la lista incluye productos derivados de la leche y del trigo. Entre aquellos que sufren de intolerancia a dichos alimentos, su ingestión puede producir un exceso de gas. Sin embargo, incluso las personas que toleran la lactosa muchas veces no la digieren toda. Por lo tanto, reducir las comidas con lactosa puede suponer un cambio, aunque no sufra de intolerancia.

De la misma manera, reducir el consumo de trigo puede ser importante para las personas que no padecen la enfermedad celíaca, aunque, como regla general, el trigo no es causa importante de la flatulencia. Para los que tienen problemas con el trigo pueden sustituirlo por arroz.

Bebidas con gas
Bróculi
Cebollas
Col
Coles de Bruselas
Coliflor
Judías*
Manzanas
Productos derivados del trigo
Productos dietéticos que lleven Sorbitol
Productos lácteos ricos en lactosa
Rábanos

* Consulte el apartado referente a las judías para conocer una manera de cocinarlas que reduce la producción de gas (pág. 343).

Señal de problemas

Algunas veces la flatulencia no es una reacción normal a los alimentos, sino el síntoma de un trastorno más profundo. Por lo tanto, si la flatulencia es especialmente molesta tendrá que prestarle más atención.

La causa más común de una producción anormal de gas es la intolerancia a la lactosa, que es el azúcar que se encuentra en la leche. Hay muchas personas que han bebido leche toda su vida y que desarrollan la intolerancia ya de mayores, y por esta razón no se les ocurre achacarle la responsabilidad de la flatulencia. Si los síntomas se reducen de manera drástica cuando elimina de su dieta los productos con lactosa, es muy probable que esta sea la culpable.

Menos frecuente que la intolerancia a la lactosa como causa de la flatulencia es el síndrome de malabsorción, como en la enfermedad celíaca. El cuerpo no puede asimilar el gluten, una proteína que se encuentra en el trigo. (Consulte la sección dedicada a la enfermedad celíaca, págs. 110 y sigs., para conocer más detalles.)

Establecer un diagnóstico es difícil, pero no imposible. Si cree que la flatulencia le ocasiona trastornos graves, lo mejor es que consulte a su médico.

Gota

Eliminemos el dolor

Cuentan los libros de historia que un mal muy doloroso atacaba con frecuencia a los comensales de los banquetes en los que abundaban los manjares y bebidas. En aquel entonces se lo denominaba «enfermedad de los reyes»; hoy lo conocemos como «gota».

La gota es, en realidad, una manifestación de la artritis que se asienta en las articulaciones del cuerpo, especialmente en la del dedo gordo del pie. Durante muchos años se pensó que la causa del mal eran las comidas demasiado opíparas, pero hoy sabemos que no todos los que padecen de gota son verdaderos glotones. Ahora se discute en qué medida la dieta es causante de la enfermedad.

Pero lo que sí se sabe es lo que provoca el dolor: una acumulación de ácido úrico en la articulación. Por algún motivo, las personas que sufren de gota producen más cantidad de ácido úrico de la que el cuerpo puede manejar. Entonces se forman cristales de ácido úrico en forma de agujas que se depositan alrededor de la articulación afectada.

Como todas las demás manifestaciones de la artritis, la gota es dolorosa, e incluso hay quien dice que duele más que las otras. Así que, cuando se tiene un ataque, al enfermo sólo le interesa librarse del dolor y no las discusiones académicas acerca de su origen.

Conocer al enemigo

Por fortuna, la prevención y tratamiento de la gota resulta mucho más fácil en este siglo. Los médicos comprenden ahora cómo funciona la anormalidad metabólica que origina estos dolorosos ataques, y su diagnóstico es cada vez más certero.

La clave para derrotar a la gota, evidentemente, reside en mantener controlado el ácido úrico. Es aquí donde interviene la dieta. Los especialistas determinaron hace mucho que el ácido úrico es el producto de unas sustancias denominadas purinas presentes en ciertos alimentos. Por lo tanto, era lógico suponer que eliminando las comidas ricas en purina se eliminaba la gota.

Pero resultó que esta era sólo una parte de la historia. Según el dietólogo británico sir Stanley Davidson, la dieta aporta, como mucho, el 50 por ciento del ácido úrico presente en la sangre de las personas sanas. Al parecer, el resto no proviene de los alimentos sino del exceso de producción del propio cuerpo.

¿Quién sufre de gota?

Pese a lo mucho que desconocemos aún acerca de la gota, una cosa está clara: no se trata de una enfermedad que ataque indiscriminadamente. Por el contrario, la mayoría de los pacientes comparten ciertas características que, sin duda, tienen mucho que ver con el desarrollo de la enfermedad.

Estos son algunos de los rasgos típicos del enfermo de gota:

Varones. La mayoría de los pacientes son varones. En Estados Unidos, menos de un 10 por ciento de los enfermos son mujeres.

Mayores de 30 años. La gota es más común entre los grupos de mayor edad. Entre los hombres, son muy pocos los que la sufren antes de la pubertad; entre las mujeres que sucumben, pocas veces ocurre antes de la menopausia.

Antecedentes familiares. Al menos un 25 por ciento de los pacientes tienen un familiar que padece la enfermedad.

Exceso de peso. Muchos de los enfermos están excedidos de peso. El doctor J. T. Scott, una de las autoridades británicas en la materia, informó de que casi la mitad de los pacientes superaban el peso ideal en un 15 por ciento como mínimo.

Presencia de ciertas enfermedades. Algunos pacientes comienzan a sufrir de gota como resultado de otras enfermedades que afectan a su capacidad para eliminar el ácido úrico. Los problemas crónicos de riñón, la hipertensión arterial y las enfermedades de la sangre, como la leucemia, la policitemia y la mielofibrosis, aparecen entre las causas que predisponen a padecer de gota. Para estos enfermos, es una complicación de otra enfermedad y no una enfermedad en sí misma.

Defiéndase usted mismo

Por lo general, los ataques no duran mucho, unos pocos días a lo sumo. Pero a menudo son recurrentes y a veces se hacen crónicos. El deterioro de

Quite la purina de su dieta

En la actualidad, las dietas estrictas son poco frecuentes para los pacientes de gota, gracias a la efectividad de los medicamentos existentes. Por regla general deben suprimirse completamente los siguientes alimentos ricos en purina:

Anchoas
Bollería
Extractos de carne
Hígados
Riñones
Salsas de carne
Sesos

Si esto no es suficiente, el próximo paso es limitar también los alimentos con una cantidad moderada de purina a entre tres y cinco raciones pequeñas por semana. Estos alimentos son:

Avena
Carnes
Espinacas
Guisantes secos
Judías secas
Lentejas
Mariscos y crustáceos
Pollo y otras aves

En el caso de que deba recurrir a una dieta estricta, elimine todos los alimentos con purina y coma sólo los siguientes:

Azúcar y golosinas
Caviar
Frutas
Frutos secos
Gelatina
Huevas de pescado
Huevos
Mantequilla y otras grasas

Pan y cereales
Queso
Verduras

la articulación, producido por la gota cuando es crónica, obliga en algunos casos a la intervención quirúrgica.

En la actualidad, los medicamentos constituyen la primera línea de defensa contra la gota. Pero no están exentos de problemas; los efectos secundarios pueden ser de tal magnitud que resulte forzoso apelar a otras vías de tratamiento. Incluso cuando la medicación se tolera sin dificultades, las otras vías pueden ayudar a que esta sea más efectiva.

Una buena manera de hacer frente a la gota es la siguiente:

Evite tanto el hartazgo como el ayuno. Los alimentos ricos en grasas o en purina aumentan los niveles de ácido úrico y pueden provocar el ataque de gota. El otro extremo, el ayuno, también puede causar un brusco aumento de ácido úrico. Este es el motivo por el cual los enfermos de gota deben evitar los métodos drásticos para perder peso.

Minimice el estrés. El estrés puede precipitar un ataque, así que haga todo lo posible por evitarlo. No podrá impedir la angustia de una enfermedad repentina o de una intervención quirúrgica, pero sí puede tomar las medidas necesarias para reducir el estrés en su modo de vida.

Pierda lentamente los kilos de más. Su peso incide en la cantidad de ácido úrico de su sangre. Como ha señalado el doctor Davidson, a medida que aumentan los kilos, sube el ácido úrico.

Beba agua, no alcohol. El alcohol es un problema doble. No sólo obstaculiza los esfuerzos del cuerpo para eliminar el ácido úrico, sino que lo estimula a que produzca más. El agua, en cambio, ofrece beneficios a los pacientes de gota porque evita que se formen cálculos renales.

Hemorroides

Una molestia que la nutrición puede eliminar

¿Conoce el dicho de que nadie se muere de penas del corazón? Pues tampoco creemos que nadie haya muerto de hemorroides, aunque ello no es consuelo para aquel que sufre de esta antiquísima dolencia. A pesar de que los médicos no consideran los ataques de hemorroides una amenaza grave para la salud, éstos pueden llegar a ser tan intolerables que el único consuelo es un tratamiento eficaz y rápido.

Si sufre de hemorroides ya conoce los síntomas: bultos, dolor o picor en la zona rectal. La sangre roja y brillante es también una señal de hemorroides, y un aviso de que tendría que consultar a su médico. La hemorragia puede ser síntoma de un trastorno más serio en el tracto intestinal.

Puesto que las hemorroides son tan molestas, es natural querer saber por qué se producen. Como siempre, las posibilidades son muchas. Entre las más comunes figuran:

- Levantar con frecuencia objetos pesados.
- El embarazo, especialmente en los últimos meses.
- Estar demasiado tiempo de pie o sentado.
- Escasa ingestión de líquidos.
- Uso excesivo de laxantes y/o enemas.

Pero hay otro factor que tal vez sea el más importante de todos. El bajo contenido de fibras en la dieta. Esto a su vez lleva al estreñimiento y los esfuerzos por evacuar. El aumento de la presión que conllevan estos esfuerzos hace que las venas de la zona anal se inflamen y se conviertan en lo que denominamos hemorroides.

Por fortuna, puede poner remedio a esta situación.

Qué hacer

Tratar un ataque de hemorroides y prevenirlo son dos cosas diferentes. El salvado, por ejemplo, obra maravillas en materia de prevención, pero cuando se sufre un ataque es probable que empeore las cosas en lugar de mejorarlas. Cuando sufre un ataque, beba mucho líquido, pero evite los cereales integrales, las comidas picantes y cualquier fruta o verdura cruda que pueda producirle diarrea.

Una vez que haya pasado el ataque, puede pensar en la prevención. Los líquidos y la fibra no soluble son la clave por su capacidad de aliviar el estreñimiento. Tendrá que experimentar con diferentes cantidades de fibra para determinar el mejor resultado. Como guía, puede consultar el apartado acerca del estreñimiento (págs. 127 y sigs.).

Puede conseguir resultados inmediatos. Los doctores Melvin P. Bubrick y Robert Benjamin, del Centro Médico Park Nicollet, de Minneapolis, informaron que agregar «bulto» a la dieta, en forma de productos laxantes suaves, como los elaborados con semillas de zaragatona, que contiene abundante mucílago, puede reducir el dolor anal y las hemorragias en un plazo aproximado de seis semanas. Esto no es mucho si considera el tiempo que las hemorroides le han estado molestando.

Además de la dieta, tenga presente estos consejos de sentido común para prevenir problemas futuros:

- Haga ejercicio con regularidad, sobre todo si realiza un trabajo sedentario.
- Haga pausas para levantarse y estirarse si tiene que estar muchas horas sentado.
- No se pase horas en el lavabo; se recomienda un máximo de 5 minutos.
- Evite los laxantes o al menos no los use demasiado a menudo. A la larga, son contraproducentes.
- En la medida de lo posible, evite levantar objetos pesados.

Hernia hiatal

Cómo apagar las llamas que nos queman el corazón

¿De pronto descubre que hay comidas que le gustan pero no le sientan bien? ¿Las comidas copiosas, además de darle una sensación de hartazgo, le hacen sentir como si tuviera fuego bajo el esternón? Si es así, es probable que tenga una hernia hiatal.

Una hernia hiatal consiste en una pequeña parte del estómago que se ha deslizado a través de un hueco hasta instalarse en el pecho, llevando consigo una parte de los jugos gástricos. Como ya se puede imaginar, la zona por encima del estómago no está diseñada para soportar los ácidos que éste produce. El resultado es la acidez. También puede sentir dolor, molestias y tener eructos. Pero no tiene por qué ser una cruz para toda la vida. Con un poco de esfuerzo puede controlar la acidez de la hernia hiatal.

Aplique la presión donde usted quiera

Controlar los síntomas de la hernia hiatal es un proceso en dos etapas. La primera consiste en aumentar la presión sobre el músculo del esfínter del esófago. Se lo puede imaginar como una trampilla entre el tubo digestivo y el estómago. La presión en este punto ayuda a mantener la comida y el ácido en el interior del estómago, donde se supone que deberían estar. Por este motivo, tendrá que evitar los alimentos que disminuyen la presión en la zona. Estos son:

- Las bebidas alcohólicas.
- Café, té y otras fuentes de cafeína.
- Comidas con grasa.
- Bebidas o productos con menta.

Por otro lado, también es importante reducir la presión dentro del estómago, porque es ésta la que hace que las cosas tomen el camino contrario. He aquí algunas de las cosas que pueden aumentar la presión en el estómago:

- Llevar prendas muy ajustadas.
- Inclinarse con el estómago lleno.
- Acostarse poco después de comer, y más todavía acostarse inmediatamente después de comer.

Otras cuantas recomendaciones

No añada combustible a las llamas de la acidez tomando alimentos que hagan todavía más ácidos los jugos gástricos. Dentro de esta categoría figuran el café, el té, y alimentos ácidos como los zumos de cítricos o salsas y zumos de tomate. (Véase la lista de bebidas ácidas en el recuadro «La prueba ácida», pág. 205. Ni que decir tiene que deberá evitar todos los alimentos que le produzcan acidez. Su médico le recetará algún antiácido para aliviar los síntomas.

Asimismo, tenga presente que el exceso de peso es mal amigo de la hernia hiatal. Si consigue perder peso, notará que los síntomas mejoran rápidamente. Lo mismo vale para el tabaco. Deje de fumar o por lo menos reduzca la cantidad.

La fibra amiga

Como la hernia hiatal suele causar pocos síntomas, la mayoría de los médicos no han hecho mucho por prevenirla. Sin embargo, el doctor Dennis Burkitt, profesor de medicina en la St. Thomas's Medical School de Londres, cree que la hernia hiatal se puede prevenir.

El doctor Burkitt, pionero de la revolución de la fibra al proponer que este alimento ayudaba a prevenir el cáncer de colon, cree que las dietas ricas en fibras reducen las probabilidades de sufrir una hernia hiatal. Estas son algunas de sus razones:

- La hernia hiatal es menos frecuente entre los vegetarianos que entre los que comen carne. Las dietas vegetarianas contienen más fibra.
- Los negros de Estados Unidos sufren de hernia hiatal igual que los blancos. Sin embargo, esta afección es prácticamente desconocida en África, donde las dietas son muy ricas en fibra.
- Las hernias hiatales son frecuentes en aquellas partes del mundo donde

los cálculos biliares y la enfermedad diverticular son bastante comunes, así que es muy probable que haya un factor común entre las tres. Es un hecho comprobado que la escasa ingestión de fibra está muy relacionada con la enfermedad diverticular, y que también tiene influencia en los cálculos biliares, de modo que bien podría tener su parte de responsabilidad en la hernia hiatal.

Nos gustaría conocer unos cuantos hechos más antes de adoptar una posición firme sobre el tema. Pero basándonos en lo que sabemos hasta el presente, es posible que el doctor Burkitt tenga razón.

Hipertensión

Una bomba de relojería en nuestro interior

El que dijo que la ignorancia es una bendición no tenía hipertensión. Después de todo, ¿a quién le interesa encaminarse hacia un ataque al corazón, una embolia o un fallo renal?

Sin embargo, hacia allí exactamente nos dirigimos muchos sin siquiera saberlo. ¿Por qué? Simplemente porque no vigilamos nuestra presión arterial, un procedimiento inofensivo y muy sencillo que puede prevenir problemas potenciales.

Por fortuna, la creciente toma de conciencia de la importancia de una presión arterial normal ha hecho que millones de personas se la controlen. La lectura de la presión arterial incluye dos números. El más alto corresponde a la presión sistólica; el inferior, a la diastólica. Nuestra presión es alta cuando cualquiera de los dos está por encima de los límites normales. Por lo general, el médico intervendrá si la sistólica supera los 140 y/o la diastólica excede de 90.

Sin embargo, normalmente no se dan unos síntomas claros. Las hemorragias nasales y los dolores de cabeza podrían serlo, pero hay muchas otras causas que también los producen. Alteraciones en los riñones y el agrandamiento de uno de los ventrículos del corazón pueden llegar a ocurrir, pero nunca en las primeras etapas. En resumen, es necesario controlar la presión arterial incluso cuando no hay señales de que sea alta.

Se sabe, no obstante, que algunas personas son más propensas que otras. Los negros, por ejemplo, tienen un riesgo más alto que los blancos.

También tendrá usted que contarse entre los grupos de riesgo si:

- En su familia hay antecedentes de hipertensión.
- Tiene el pulso acelerado sin causas aparentes.
- Está por encima de su peso o bebe mucho.

Medir la presión arterial es un proceso simple, indoloro y barato, así que hágalo con regularidad.

Los minerales en el candelero

Si ya se controla la presión sabrá que, como medida de precaución o por tratamiento de un nivel ya diagnosticado como muy alto, debe evitar las comidas saladas. Bueno, pues han llegado tiempos mejores. Si bien se mantiene el viejo principio de evitar el sodio, ya no es el único. El nuevo enfoque se centra en obtener más, y no menos, de otros minerales.

Los dos llamados a escena son el calcio y el potasio. Los hallazgos son impresionantes. Aquí tiene algunos de los principales puntos de los estudios que vinculan estos dos minerales con una mejor presión arterial:

- El doctor Mario R. García-Palmieri y sus colaboradores en el Programa Estudio para la Salud del Corazón, de Puerto Rico, analizaron los hábitos alimentarios y la presión arterial en unos 8.000 hombres. Entre los que no bebían leche, una de las principales fuentes de calcio, la propensión a tener la presión alta era casi del doble que entre aquellos que bebían medio litro o más al día.
- Para poner el calcio a prueba, el doctor Marvin L. Bierenbaum, del Grupo de Investigación Jordan de Montclair (Nueva Jersey), pidió a varios cientos de voluntarios que bebieran leche con un suplemento de calcio. Los voluntarios tomaron medio litro al día mientras se realizaba el estudio, y su presión bajó por término medio de 126/82 a 119/76.
- En la Universidad de California, las doctoras Kay-Tee Khaw y Elizabeth Barret-Connor recogieron información acerca de la ingestión de potasio entre 900 hombres y mujeres. Después analizaron su historial clínico de 12 años. Los que habían tomado las dosis más bajas de potasio al comienzo del programa tenían de 2,5 a 4 veces más posibilidades de sufrir una embolia que los que habían recibido dosis altas.

¿Debería usted aumentar las tomas de calcio y potasio guiándose por estos hallazgos? Algunos dirán que todavía no. Nosotras pensamos distinto. A nuestro entender, ¿qué motivos hay para no aumentar las dosis si todo indica que le pueden ser beneficiosas? No hemos oído ninguna opinión en contra, así que adelante. (Vea los apartados sobre el potasio y el calcio incluidos en el Apéndice para saber cuáles son los alimentos más ricos en estos minerales.)

Una forma sencilla de vigilar el sodio

Sabemos que controlar las tomas de sodio puede parecer complicado. Nosotras también hemos suspirado por una forma sencilla de hacerlo, y creemos haberla encontrado. Aquí nos hemos centrado en los mejores alimentos de cada categoría, y no en los que deben evitarse. Los alimentos de la siguiente lista aportan menos de 100 mg de sodio en una ración normal. Si está sometido a una dieta de sodio estricta, tendrá que buscar una solución hecha a su medida.

Alimento	Sodio por ración (mg)
Almíbares	
De chocolate, de miel	1-20
Arroz y platos con arroz	
Instantáneo, grano largo	2-6
Azúcar	
En cualquier forma	0
Bebidas alcohólicas	
Cerveza, licores, vino	0-25
Carne de buey fresca	
La mayoría de los cortes	53-87
Cerdo fresco	
Chuletas o lomo	68-82
Cereales	
Cebada	9-12
Cereales calientes preparados, no instantáneos	
Crema de trigo, gachas de avena, farina*	1-10
Cereales fríos	
Arroz hinchado, trigo, trigo desmenuzado	1-40
Condimentos	
Ajos, mayonesa, rábanos, sucedáneo de ketchup	0-9
Cordero	
Costillas, espalda, paletilla, pierna	56-77
«Crackers» (unos 30 g)	
Cualquier marca	1-80

* Con este nombre se designan las harinas de cereales, de patatas o de nueces que se emplean en la preparación de gachas, así como las féculas. *(N. del T.)*

Cremas y nata
    Batidos, pasteles   4-29
Fruta congelada
    Fresas, moras   3-8
Fruta envasada, no en almíbar
    Albaricoques, cerezas, compota de
    manzana, melocotones, peras, piña   5-27
Fruta fresca
    Casi todas las variedades   0-24
Fruta seca
    Albaricoques, ciruelas, manzanas,
    melocotones, peras, uvas pasas   2-18
Frutos secos (sin sal) y coco
    Todos   0-7
Galletas (unos 30 g)
    Almendrados, galletas de azúcar   14-50
Grasas y aceites
    Vegetales de todo tipo   0
Harina
    Blanca, de trigo-centeno, de trigo-integral   3-4
Huevos
    Clara o huevo entero   50-59
Judías cocidas
    De cualquier clase, preparadas
    sin sal, tofu   2-14
Pasta
    Al huevo o normal, sin sal   1-2
Pavo fresco
    Carne blanca u oscura, con piel   59-79
Pescados y crustáceos
    Atún al natural bajo en sodio   46
Piscolabis
    Biscotes sin sal, palomitas sin sal   2-30
Pollo y aves
    Casi todos los cortes de ganso,
    pato y pollo   56-86
Postres helados
    Polos de frutas   9-37
Quesos
    Emmental natural, requesón seco   17-74
Semillas
    Girasol   11

Sopas instantáneas	
Todas las preparadas, bajas en sodio	35-75
Tartas preparadas	
Tarta de frutas	29
Ternera	
Todos los cortes	56-83
Varios	
Cacao, gelatina, levaduras, mermelada, vinagre	0-2
Verduras congeladas cocidas	
Berzas, bróculi, coles de Bruselas, coliflor, col lombarda, espárragos	1-82
Verduras crudas	
Apio, cebollas, coles, espinacas, lechuga, pepino, setas, tomates	2-52
Verduras frescas cocidas	
Casi todas, sin sazonar	1-73
Zumos de concentrados congelados	
La mayoría	1-20
Zumos en lata o botella	
Albaricoque, ciruela, cóctel de arándanos, manzana, naranja, piña, pomelo, uvas	5-9
Zumos frescos	
Lima, limón, naranja	2

Atención a las grasas

Aquí tiene un enigma planteado por un investigador australiano, el doctor Ian L. Rouse. Al saber que los adventistas del Séptimo Día, que siguen una dieta vegetariana, tenían la presión arterial baja, decidió poner a prueba una dieta sin carne. Puso bajo una dieta vegetariana a 60 voluntarios que normalmente comían carne, controlando la presión a cada paso. Al cabo de seis semanas sin carne, la presión había bajado de manera significativa, y los análisis demostraron que la alteración en las tomas de sodio y potasio no podían explicar la diferencia. ¿Qué podía ser?

El doctor Rouse llegó a la conclusión de que la explicación más plausible era el cambio en el tipo de grasas que habían comido los sujetos. Es común que las dietas vegetarianas tengan un «coeficiente P/S» más alto; esta es una expresión de la jerga vegetariana. Se refiere a un mejor equilibrio entre las grasas poliinsaturadas y las saturadas.

Las investigaciones llevadas a cabo por el doctor James M. Iacono y sus colaboradores, en el Departamento de Agricultura de Estados Unidos, apoyan la teoría de que el equilibrio entre las grasas afecta de forma positiva a la presión arterial. En uno de sus trabajos, el doctor Iacono probó los efectos de este tipo de dietas en 30 parejas. Mientras comieron la dieta con un coeficiente P/S alto, la presión sistólica bajó unos ocho puntos, y la diastólica casi tres puntos.

Estas dietas son similares a un régimen normal para bajar el nivel de colesterol. Se insiste en el consumo de grasas poliinsaturadas y se reducen las grasas de la carne y los productos lácteos. Esperamos que no tarde en llegar el día en que las dietas para controlar la presión arterial sean tan comunes como todas las demás.

Bajo la influencia del alcohol (y el peso)

Los efectos negativos del alcohol los conocemos todos, especialmente en lo que atañe a su obvia influencia sobre el comportamiento y el juicio. Pero sus consecuencias son mucho más profundas, y algunas están completamente ocultas a nuestra vista, en particular el riesgo de sufrir un ataque apoplético. Éste puede muy bien estar relacionado con el impacto del alcohol sobre la presión arterial.

El doctor Malhotra, de Jaipur (India), estudió las consecuencias del consumo de alcohol en sus pacientes con presión alta. Los dividió en dos grupos: bebedores y no bebedores. En ambos grupos encontró que el consumo de alcohol aumentaba la tensión.

Recuerde, además, que el alcohol lleva muchas calorías y que éstas se suman rápidamente, y todos sabemos que el exceso de calorías significa aumento de peso.

¿Y todo esto qué tiene que ver con su preocupación sobre la presión arterial? Pues que el peso excesivo está relacionado con la presión alta. El doctor Bjorn Fagerberg, científico sueco, descubrió que pérdidas de peso modestas (menos de 10 kg) eran suficientes para que la presión bajara significativamente en pacientes obesos con presión alta.

Echemos otra mirada al sodio

Si ya vigila el sodio con la esperanza de controlar su presión arterial, puede obtener un mejor rendimiento de sus esfuerzos prestando especial atención a los alimentos bajos en sodio que además contienen calcio, un astro ascendente en la investigación acerca de la presión sanguínea.

Es más fácil de lo que piensa. Hemos pedido a nuestro ordenador que realizara el trabajo por usted. Todos los alimentos de la lista cumplen con las normas fijadas por la FDA (Dirección para Alimentos y Fármacos de Estados Unidos) respecto al contenido bajo en sodio. Además, cada alimento proporciona un mínimo de 100 miligramos de calcio.

Hemos dividido la lista en tres categorías de acuerdo con el contenido de sodio. Estas son:

Cinta azul. Tienen menos de 5 miligramos de sodio por ración. La FDA los considera libres de sodio.

Cinta roja. Contienen de 5 a 35 miligramos de sodio por ración. La FDA los califica como «muy bajos en sodio».

Cinta amarilla. Aportan de 36 a 140 miligramos de sodio por ración. La FDA los marca como «bajos en sodio».

Esta es la lista de los escogidos:

Cinta azul

Alimento	*Ración*
Almendras picadas	1/3 taza
Alubias cocidas	1 taza
Dátiles picados	1 taza
Farina	1 taza
Habas de soja cocidas	1 taza
Quingombó, vainas cocidas	10

Cinta roja

Alimento	*Ración*
Avena, copos	1 taza
Berza congelada cocida	1 taza
Bróculi fresco cocido o congelado	1 taza
Cacao Nestlé	1 taza
Col rizada fresca y cocida	1 taza
Crema de trigo instantánea	2/3 taza

Chocolate con leche	1 barra
Hojas de nabo congeladas	1 taza
Melazas	1 cucharadita
Tofu (requesón de soja)	120 g

Cinta amarilla

Alimento	*Ración*
Berzas frescas y cocidas	1 taza
Col rizada congelada y cocida	1 taza
Crema de trigo rápida	2/3 taza
Diente de león fresco, cocido	1 taza
Flanes preparados con sal	1/2 taza
Helados de crema	1 taza
Leche descremada, semidescremada o entera	1 taza
Ostras crudas	120 g
Ponche de leche y huevo	1 taza
Pudin de chocolate	1/2 taza
Queso tipo Emmental	30 g
Quesos y mozzarella de leche entera	30 g
Quesos de leche semidescremada	1 taza
Sorbete	1 taza
Yogur desnatado sabor a frutas	1 taza
Yogur natural normal	1 taza

Bajar poco a poco

Estos menús son parte de nuestra promesa de facilitarle las cosas en todo lo posible. En este plan de comidas para la semana hemos combinado las últimas estrategias para controlar la presión arterial: un mínimo de sodio y grasas saturadas y una buena cantidad de calcio, potasio y grasas poliinsaturadas. ¡Y además son sabrosos!

Recuerde, sin embargo, que los beneficios aportados por la dieta en la reducción de la presión sanguínea pueden hacer variar, a su vez, la dosis de la medicación que necesita. Por lo tanto, hágaselo saber a su médico para que pueda hacer los ajustes necesarios.

Día 1

Desayuno

   30 g de All-Bran
1/2 taza de leche descremada
   1 taza de zumo de pomelo
      Café o té

Comida

120 g de atún envasado al natural
   1 cucharada de mayonesa baja en calorías
   1 taza de bróculi
   1 taza de leche descremada

Merienda

   1 taza de yogur desnatado de frutas

Cena

120 g de ternera a la plancha
   1 patata asada
   1 taza de col rizada cocida
   1 taza de leche descremada
1/2 cucharadita de margarina poliinsaturada

Día 2

Desayuno

   1 rebanada de pan integral tostado
   1 cucharadita de margarina sin sal
   1 plátano
   1 taza de leche descremada

Comida

   1 plato de frutas con queso (mozzarella, melocotones en su jugo, 1 tomate, 2 cucharaditas de aceite de ensalada)

Merienda

  1/2 taza de uvas pasas

Cena

 120 g de pavo asado
   1 taza de bróculi
   1 cucharadita de margarina sin sal
   1 ruibarbo cocido, endulzado al gusto
   1 taza de leche descremada

Día 3

Desayuno

   1 taza de kiwi en rodajas
   2 tostadas de pan integral
   1 cucharadita de margarina
 3/4 taza de leche descremada
      Café

Comida

  30 g de queso Cheddar
 120 g de lenguado al horno, sin grasa
   1 taza de arroz integral
   1 cucharadita de margarina sin sal o 1/2 cucharada de aceite
   1 cucharada de zumo de limón
   1 taza de leche descremada

Merienda

   1 yogur natural desnatado

Cena

   1 taza de espaguetis con salsa de tomate sin sal y queso
   1 taza de habas cocidas
   1 cucharadita de margarina
   1 rama de apio
   1 taza de fresas frescas
   1 taza de leche descremada

Día 4

Desayuno

  30 g de All-Bran
 1/2 taza de leche descremada
 3/4 taza de zumo de piña-pomelo
     Café o té

Comida

   2 trozos de pechuga de pavo asado
  30 g de queso Emmental
   1 cucharada de mayonesa baja en calorías
   1 rebanada de pan de centeno
   1 taza de yogur desnatado de frutas
   1 taza de leche descremada

Merienda
   1 sorbete

Cena

 100 g de salmón a la plancha
   1 taza de coles de Bruselas
   1 cucharadita de margarina sin sal o 1/2 cucharada de aceite
   1 manzana asada o cruda
   1 taza de leche descremada

Día 5

Desayuno

   1 taza de crema de trigo sin sal
   1 plátano
   1 taza de leche descremada
     Café o té

Comida

Ensalada (50 g de queso fresco, 2 hojas de lechuga, 1 taza de piña fresca en trozos)
1 rebanada de pan integral
1 cucharadita de margarina
1 taza de leche descremada

Merienda

1 taza de yogur desnatado
1/4 taza de almendras sin sal

Cena

1/2 taza de compota de manzana de bote sin azúcar
100 g de carne magra a la plancha
1/2 taza de hojas de nabo cocidas
1 cucharadita de margarina
1 taza de leche descremada

Día 6

Desayuno

30 g de All-Bran
1/2 taza de leche descremada
Café

Comida

3/4 taza de macarrones con queso y margarina sin sal
4 espárragos
1 taza de leche descremada
1 naranja

Merienda

1 sorbete

Cena

Ensalada (1 zanahoria, 1 ramita de apio, 1 tomate, 1 cucharada de aceite, 1 cucharadita de vinagre de vino blanco)
100 g de pechuga de pollo a la plancha
1/2 taza de habas cocidas

1 taza de leche descremada
1 taza de natillas con leche descremada

Día 7

Desayuno

1 taza de papayas
30 g de copos de trigo
3/4 taza de leche descremada
Café o té

Comida

100 g de atún envasado al natural
1 cucharada de mayonesa baja en calorías
1 taza de espinacas crudas
1 cucharadita de margarina
1 pera fresca
1 panecillo
2 cucharadas de crema de queso desnatado
3/4 taza de zumo de naranja

Merienda

1 taza de cerezas frescas
2 cucharadas de nata fresca
1 taza de leche

Cena

1 chuleta de cerdo sin grasa
1/2 taza de judías pintas
1 rebanada de pan de avena
2 cucharaditas de margarina
1 taza de leche descremada
Café o té

Insomnio

Comer para dormir bien

La mayoría de las personas manifiestan que una buena nutrición les hace sentir esa «impaciencia por irse a la cama» que tanto valoramos. Sin embargo, por extraño que parezca, las comidas también pueden dar un resultado inverso. De hecho, algunos alimentos se están ganando la reputación de ser grandes amigos del insomnio.

¿Se la merecen? La verdad es que los datos de que se dispone no son en absoluto concluyentes, pero dado su interés no podemos descartarlos sin más.

El caso del triptófano

Actualmente, el aminoácido triptófano es el que más atención atrae entre los estudiosos de la relación entre la nutrición y el sueño. Según el doctor Dietrich Schneider-Helmert, de la Universidad de Amsterdam, cuatro o cinco estudios realizados dentro de un estricto control demostraron que el triptófano da «resultados efectivos y positivos» frente a las pautas de sueño anormales. Sin embargo, no perturba las pautas normales, lo que constituye una gran ventaja. En el hospital de la Universidad de Francfort, los investigadores probaron el triptófano en pacientes que tenían problemas para dormir. Una dosis de 2.000 miligramos fue suficiente en casi las tres cuartas partes de los pacientes. El tratamiento fue bien tolerado, con la excepción de una sola persona que sufrió vómitos y diarrea.

Como es natural, incluso los estudios más prometedores demuestran que el triptófano no surte efecto en todos los casos. Pero la experiencia enseña que las posibilidades de un resultado positivo aumentan si se toma una merienda rica en hidratos de carbono, una fruta por ejemplo, en lugar de alimentos proteínicos. Las proteínas dificultan el paso del triptófano al cerebro, en donde se localiza el centro del sueño. Los hidratos de carbono, en cambio, facilitan el trabajo del triptófano. El pavo contiene una cantidad apreciable de triptófano, pero también muchas proteínas. Al parecer, el triptófano prefiere actuar por su cuenta. Los otros aminoácidos de los alimentos que contienen triptófano acaban actuando en su contra.

El tratamiento con triptófano es tan nuevo que se desconoce cuál es la dosis ideal. Por ahora se recomiendan entre los 1.000 y los 2.000 mg. Sin embargo, hay casos en que 500 mg han sido suficientes.

Cualquiera que sea su dosis, no espere resultados de la noche a la mañana. Como en muchas otras cosas, el efecto es acumulativo. Algunos estudios señalan que su efecto máximo se produce a la semana. Otros dicen que se necesitan de 10 a 15 días de tratamiento antes de que el insomnio mejore. Por lo tanto, no renuncie después del primer intento. Se sabe que si deja de tomar el triptófano en cuanto desaparece el insomnio, es muy probable que sufra una rápida recaída.

Tres días sí, cuatro días no

El doctor Schneider-Helmert ha informado del gran éxito de un nuevo tratamiento, muy sencillo, con triptófano. En lugar de recomendar el uso diario, el médico holandés pidió a los pacientes que tomaran 2.000 mg al día durante tres días y después descansaran otros cuatro, para reanudar luego las tomas otros tres días. Este ciclo de tres días sí y cuatro no se prolongó, como mínimo, durante tres meses. Después de unos cuatro meses, 80 de los pacientes que sufrían de insomnio crónico habían mejorado sensiblemente, y en más de la mitad de ellos los síntomas habían desaparecido del todo.

Según el doctor Schneider-Helmert, aumentar al máximo la efectividad del triptófano es sólo uno de los beneficios de este sistema. Al evitar el uso diario del aminoácido, los pacientes también reducen la posibilidad de dependencia de una sustancia inductora del sueño.

Una advertencia sobre la cafeína y el calcio

El triptófano es el enfoque más nuevo de la nutrición respecto al insomnio, pero no es el único. El consejo de evitar la cafeína, especialmente durante las últimas horas del día, sigue en plena vigencia. Para conseguir un mayor efecto, el café, el té y todas las demás fuentes de cafeína tendrían que evitarse a todas horas. Por fortuna, el surtido de productos sin cafeína ha aumentado en los últimos años y es más sencillo poder seguir la recomendación.

En cuanto a los efectos inductores del sueño atribuidos al calcio, tenemos nuestras dudas. Algunos dicen que es eficaz, otros que no. Y la leche caliente tiene sus más y sus menos. Aporta calcio y triptófano, pero su alto contenido proteínico reduce los efectos del aminoácido.

¿Nuestro consejo? Si un vaso de leche tibia le ayuda a dormir, bébaselo.

Intolerancia a la lactosa

Un problema universal

Es probable que no exista un trastorno digestivo con un nombre más apropiado que el de intolerancia a la lactosa. La hinchazón, los gases, los calambres, los malestares y las diarreas que produce son suficientes para que cualquiera proteste.

No es un gran consuelo, pero no es usted el único que la padece. La mayoría de la población mundial, alrededor de un 75 por ciento, la sufre. Este problema es común entre orientales, negros y mediterráneos, y está menos extendido en los países del noroeste europeo.

La causa de la intolerancia a la lactosa es simple. Para poder digerir la lactosa (el azúcar de la leche), su cuerpo necesita dividirla en dos azúcares. Este proceso se realiza mediante una enzima llamada lactasa, producida, como todas las demás enzimas, por el cuerpo. Si su organismo elabora poca lactasa, el azúcar de la leche no será digerido y provocará todos los desagradables síntomas de la intolerancia a la lactosa.

Es probable que usted estuviera acostumbrado a beber toda la leche que le apetecía sin problemas, y que la intolerancia le haya comenzado al llegar a la madurez, o tal vez más tarde. Su caso es el más común. A medida que envejecemos, nuestros cuerpos producen menos lactasa. En consecuencia, la intolerancia se puede presentar en cualquier momento durante la etapa adulta.

Una multitud de causas

Si su intolerancia a la lactosa es genética, tiene lo que los médicos llaman la forma «primaria». En otras palabras, que sus problemas *no* son el resultado de otra enfermedad de la cual la intolerancia a la lactosa no sería sino una de sus consecuencias.

Hay muchos casos «primarios» en el mundo. Pero también hay otras muchas causas:

Infecciones o inflamaciones del tracto digestivo. Las infecciones bacterianas o víricas del tracto gastrointestinal pueden dificultar la producción normal de lactasa, dando lugar por un tiempo a la intolerancia a la lactosa.

Intervenciones quirúrgicas en el estómago o el intestino. Las intervenciones muchas veces pueden tener efectos temporales o permanentes en la producción de lactasa.

Síndrome del intestino irritable o enfermedad celíaca. Estos dos trastornos digestivos crónicos van acompañados de intolerancia a la lactosa en algunos pacientes. (Para mayor información consulte los apartados acerca de estos dos trastornos en págs. 209 y 110 resp.)

Alcoholismo. Sabemos por experiencia que las personas alcohólicas presentan un elevado riesgo de sufrir intolerancia a la lactosa.

Medicamentos. Es un hecho desafortunado, pero los medicamentos tienen efectos secundarios, entre los que figura la intolerancia a la lactosa. Algunos antibióticos y antirreumáticos están vinculados a esta intolerancia. Pero la mayoría de las veces el efecto no es duradero.

Radiación. Otro ejemplo desafortunado de efecto secundario. Las radiaciones aplicadas en la zona del estómago y la pelvis pueden producir la intolerancia al dañar los tejidos que elaboran la lactasa.

Prematuros. A pesar de que la intolerancia a la lactosa es poco común entre los recién nacidos, se puede presentar en los bebés prematuros. No obstante, es sólo temporal.

Pruebas de tolerancia

Como es natural, los síntomas de la intolerancia a la lactosa se presentan después de beber leche o comer productos lácteos, y pueden prolongarse durante varias horas. Si le ocurre esto o si los trastornos digestivos desaparecen cuando no consume leche durante varios días, usted puede tener lo que los médicos llaman «pruebas presuntivas» de intolerancia a la lactosa.

Los médicos, desde luego, son partidarios de las pruebas que dan resultados concluyentes. Para confirmar las sospechas se dispone de diversos exámenes.

Prueba de tolerancia. Ésta mide los efectos de la lactosa en el nivel de azúcar en la sangre. Si el nivel sube después de haber tomado una dosis habitual de lactosa, la respuesta se considera normal. El nivel de lactosa en la sangre de los pacientes enfermos, por el contrario, muestra un aumento muy pequeño. Esto se debe a que la lactosa no ha sido digerida correctamente. (Además, la prueba del azúcar provoca a veces síntomas que el médico puede observar directamente.)

Análisis del hidrógeno en la respiración. Esta prueba de alta tecnología se basa en el sencillo principio de que el hidrógeno en nuestro aliento

¡Al menos, queso!

Por lo general, los quesos contienen menos lactosa que la cantidad equivalente de leche. Esto significa que las personas con intolerancia a la lactosa pueden disfrutar de ellos, aunque sea en cantidades controladas.

Tenga presente, sin embargo, que la cantidad no es la misma en todos. Obviamente, deberá evitar cualquier queso que provoque los síntomas, al margen de la categoría en la que aparezca. Si es muy sensible a la lactosa, examine la lista con mucho cuidado.

Quesos pobres en lactosa

Azul	Manchego tierno
Bola	Manchego seco
Cadí	Mozzarella
Camembert	Parmesano
Cheddar	Pirineos
Emmental	Port du Salut
Fontina	Provolone
Gouda	Roncal
Gruyère	Roquefort

Quesos ricos en lactosa

Requesón
Ricota

proviene de los hidratos de carbono no digeridos en el tracto digestivo. Los niveles anormales que se producen después de consumir lactosa son la señal obvia de la intolerancia.

Biopsia de la mucosa intestinal. En un tiempo, la prueba preferida era una biopsia de la mucosa intestinal. Pero ya no se utiliza porque las otras pruebas dan resultados más fiables con menos trastornos.

La vida sin lactosa

Tal vez ya le hayan diagnosticado la intolerancia. O tal vez quiera ver qué ocurre si reduce el consumo de alimentos ricos en lactosa. En cualquiera de

El contador de lactosa

La tabla siguiente puede servirle de guía para mantener la ingestión de lactosa dentro de los límites que le den mejor resultado.

Alimento	Ración	Lactosa (g)
Mantequilla	2 cucharaditas	0,1
Camembert	30 g	0,1
Cheddar	30 g	0,4-0,6
Emmental	30 g	0,4-0,6
Cadí	30 g	0,5
Queso azul	30 g	0,7
Manchego tierno	30 g	0,7
Queso crema	30 g	0,8
Sorbete de naranja	1 taza	4
Requesón	1 taza	5-6
Requesón desnatado	1 taza	7-8
Helado de vainilla	1 taza	9
Leche semidescremada	1 taza	9-13
Leche chocolatada	1 taza	10-12
Leche entera	1 taza	11
Leche descremada	1 taza	12-14

NOTA: Si es usted muy sensible a la lactosa, tendrá que evitar los alimentos que lleven caseína, crema, lactosa, margarina, chocolate con leche y dulces con leche.

los casos, necesitará una información que normalmente no aparece en las tablas de nutrición: el contenido de lactosa en los alimentos.

Por fortuna, la meta de las dietas pobres en lactosa no es suprimirla del todo sino reducirla. Por lo tanto, la mayoría de los pacientes no tienen por qué preocuparse de eliminar todo rastro de lactosa en sus menús. De acuerdo con el doctor Armand Littman, especialista en el tema de la Universidad de Chicago, la mayoría de los pacientes no tienen problemas si la dosis diaria de lactosa no supera los 10-12 gramos, que es el equivalente de un vaso de leche. Eche una mirada al «Contador de lactosa» para saber qué alimentos suministran lactosa y qué cantidad puede comer de ellos sin salirse de los límites recomendados.

Si es hipersensible, puede experimentar reacciones a cantidades tan pequeñas como 3 g. Si está entre los muy afectados, todavía puede disminuir más las tomas pero, según el doctor Littman, las mejorías son prácticamente iguales.

Los dietólogos muestran su preocupación ante el hecho de que los pacientes con intolerancia puedan tener poco aporte de los nutrientes lácteos: calcio, riboflavina y vitamina D. Una solución simple es tomar un suplemento multivitamínico. Si además de no beber leche elimina también los otros productos lácteos como el queso y el yogur, piense en tomar un suplemento de calcio.

Nuevas perspectivas

Gracias a nuevos hallazgos de gran importancia, las dietas para la intolerancia a la lactosa ya no se basan únicamente en evitar los alimentos con lactosa. Le conviene tomar nota de estos avances que amplían, no limitan, la lista de alimentos disponibles.

El factor comidas. Comer alimentos con lactosa junto con otros productos ayuda a los pacientes a tolerar mejor la leche. El doctor Noel W. Solomons, del Instituto de Nutrición de Centroamérica, descubrió que sólo la mitad de la lactosa quedaba sin digerir cuando los pacientes comían al mismo tiempo alimentos sólidos como copos de maíz, plátanos y huevos duros.

La enzima lactasa. Gracias a la tecnología moderna, ahora puede comprar paquetes de enzima lactasa, que descompone la lactosa de los alimentos antes de que usted se los coma.

Productos lácteos pobres en lactosa. Ante el éxito de estos paquetes de lactasa, los fabricantes han empezado a comercializar requesón, quesos y helados pobres en lactosa. Estos alimentos ya están tratados con lactasa y se consumen directamente.

El factor yogur. No es sólo la cantidad de lactosa lo que importa sino su forma. El doctor Joseph C. Kolars, de Minneapolis, comprobó que el 80 por ciento de sus pacientes con intolerancia presentaban los síntomas después de beber leche, pero sólo un 20 por ciento los tenía después de comer yogur con la misma cantidad de lactosa. La conclusión del doctor Kolars es que el yogur provee de enzimas que ayudan a digerir la lactosa. Añade que no es de extrañar que el yogur sea tan popular en los países donde todo el mundo padece intolerancia a la lactosa.

Un menú semanal pobre en lactosa

Esperamos haberle convencido de que la intolerancia a la lactosa no es motivo para desesperarse. A nuestro parecer, hay muchísimas opciones muy sabrosas, y aquí le ofrecemos un menú para la semana que lo demuestra.

Este menú asegura una dosis suficiente de calcio (1.000 mg diarios) sin necesidad de beber mucha leche. Si por la edad o la salud necesita más calcio, puede tomar un suplemento.

Una vez que haya determinado su tolerancia a los productos lácteos, puede modificar estos menús a su medida.

Día 1

Desayuno

    1 taza de crema de avena
    1 taza de zumo de naranja
    1 taza de yogur desnatado

Comida

    100 g de sardinas enlatadas (enteras)
      2 rebanadas de pan italiano
    1/2 taza de lechuga
      9 rodajas de pepino
     30 g de queso Emmental
      1 taza de zumo de manzana

Merienda

    1 tajada de melón

Cena

    100 g de bistec a la plancha
      1 taza de bróculi
    1/2 taza de queso Cheddar rallado
      1 patata asada
    1/2 cucharada de margarina

Día 2

Desayuno

- 1 taza de zumo de piña
- 2 rebanadas de pan italiano
- 1/2 cucharada de margarina
- 1 taza de crema de trigo

Comida

- 30 g de queso Emmental
- 4 rabanitos
- 3/4 taza de pimiento verde
- 1/2 taza de castañas de agua
- 1 taza de yogur desnatado

Merienda

- 60 g de queso Cheddar

Cena

- 100 g de pechuga de pollo (sin piel)
- 1/2 taza de col rizada (cocida)
- 1/2 taza de arroz integral
- 1 cucharada de margarina
- 1 taza de té helado

Día 3

Desayuno

- 1 plátano
- 30 g de cereales de su elección
- 1/2 taza de leche baja en lactosa
- 1 panecillo de pasas
- 1 cucharada de margarina

Comida

- 100 g de atún envasado al natural
- 3/4 cucharada de mayonesa baja en calorías
- 2 rebanadas de pan italiano
- 30 g de queso Emmental

1/4 taza de brotes de alfalfa
1 taza de zumo de naranja

Merienda

1 taza de fresas frescas con un yogur desnatado

Cena

1 taza de ostras
3/4 taza de bróculi con salsa de queso
1 patata asada
1 cucharada de margarina
1 taza de melón con 1/2 taza de helado pobre en lactosa

Día 4

Desayuno

1 taza de crema de trigo
1 rebanada de pan italiano
1/2 cucharada de gelatina

Comida

100 g de redondo picado
2 rebanadas de pan italiano
30 g de queso Fontina
3/4 taza de bróculi
1 taza de zumo de naranja
1 taza de yogur desnatado

Merienda

1 pera fresca

Cena

100 g de pechuga de pavo (sin la piel)
3/4 taza de guisantes
1/2 taza de col rizada
3/4 taza de coliflor
1 cucharada de margarina

Día 5

Desayuno

- 1 taza de crema de avena instantánea
- 1 panecillo de pasas
- 1 cucharadita de margarina
- 1/2 taza de zumo de naranja

Comida

- 3/4 taza de espinacas frescas
- 1/3 taza de cebollas
- 12 rodajas de pepinos
- 6 rabanitos
- 60 g de queso azul
- 1 panecillo italiano con queso de yogur
- 1 yogur líquido

Merienda

- 30 g de queso Camembert
- 2 ciruelas
- Té con leche pobre en lactosa

Cena

- 120 g de vieiras al vapor
- 1 taza de col rizada
- 1 patata asada con yogur
- 1 cucharada de margarina

Día 6

Desayuno

- 1 taza de yogur de frutas desnatado
- 1 panecillo italiano con 30 gramos de queso provolone fundido
- 1 taza de zumo de naranja

Comida

- 100 g de sardinas en lata
- 1 bollo
- 1 rebanada de queso descremado
- 1 taza de ensalada de frutas con 1/2 taza de yogur
- Mostaza al gusto

Merienda

    1 manzana asada
       Café o té con leche pobre en lactosa

Cena

  100 g de pechuga de pollo (sin piel)
    1 taza de bróculi
    1 taza de alubias cocidas
    1 taza de agua de sifón
    1 tajada de melón

Día 7

Desayuno

    1 panecillo de trigo integral
    1 rebanada de queso de régimen
    1 rebanada de tomate
    1 taza de melón
  1/2 taza de zumo de naranja

Comida

  120 g de salmón envasado al natural
    1 cucharada de mayonesa baja en calorías
    2 panecillos de pan italiano
    1 taza de yogur desnatado
    1 taza de piña fresca

Merienda

  2/3 taza de almendras
  1/2 taza de yogur de frutas desnatado

Cena

  100 g de redondo picado
  3/4 taza de judías verdes
  3/4 taza de bróculi
    1 patata asada
    1 cucharada de margarina
    1 taza de té helado
    1 taza de fresas frescas

Osteoporosis

Refuerce los huesos para una salud futura

Igual que el endurecimiento de las arterias y otras enfermedades crónicas, la osteoporosis en un proceso largo y lento. Sus consecuencias: el adelgazamiento de los huesos.

Como es natural, los huesos que se adelgazan demasiado alcanzan su «punto de ruptura», y cuando hay osteoporosis, incluso los movimientos más insignificantes pueden producir presión suficiente para quebrarlos. No hace falta decir que muchísimas mujeres van camino de tener osteoporosis; de hecho, los expertos calculan que, en las circunstancias actuales, aproximadamente un 40 por ciento sufrirán la enfermedad.

Por desgracia, los efectos de la osteoporosis pueden causar estragos. El dolor y la incapacidad que ocasiona una fractura, ya sea en la muñeca, la cadera o en la columna vertebral, no son sino una parte del problema; puede haber incluso consecuencias más graves debidas a la falta de movilidad que conlleva una fractura. Entre éstas están las infecciones, las embolias (obstrucción de un vaso sanguíneo por un coágulo u otro material extraño, que impide que la sangre llegue a los pulmones) e incluso la muerte. No es de extrañar que la osteoporosis se considere una enfermedad muy grave.

¿Cuáles son sus probabilidades?

Todos perdemos hueso con la edad. Es, hasta cierto punto, una parte inevitable del envejecimiento. Sin embargo, perder un poco de hueso con los años *no* es lo mismo que padecer osteoporosis. Ostopenia es el término que define el envejecimiento normal de los huesos. La osteoporosis es una ostopenia que alcanza un desarrollo anormal.

Así pues, el problema no es perder hueso con la edad, sino perder grandes cantidades. En la actualidad, sabemos lo suficiente sobre esta enfermedad para poder predecir quiénes serán los más afectados. Si una o más de las siguientes descripciones le son aplicables, usted figura entre los candidatos.

- Una persona de cuerpo pequeño y/o delgado.
- Una persona de vida sedentaria.

- Una mujer que nunca ha tenido hijos.
- Un fumador empedernido o muy bebedor.
- El descendiente de alguien que ha perdido altura o se ha fracturado la cadera ya de mayor.
- Una persona que ha consumido durante mucho tiempo medicamentos que dificultan el metabolismo del calcio (por ejemplo, anticonvulsivos, cortisona, colesteramina, heparin, altas dosis de preparados para la tiroides).
- Una persona intolerante a la lactosa o que siempre ha tomado poco calcio.

Habrá observado que las mujeres que han sufrido la extirpación de ovarios no figuran en la lista. Antes de que se conocieran los efectos que la extirpación producía en la salud de los huesos, las mujeres operadas eran víctimas frecuentes de la enfermedad. Con los medicamentos que reemplazan a las hormonas de los ovarios, el riesgo se ha reducido al mínimo.

Echemos una ojeada a los huesos

Si éste fuera un mundo perfecto, sonaría una alarma en el momento en que comenzáramos a perder materia ósea. Mejor aún sería que dicha alarma nos advirtiera en la niñez, en la adolescencia o incluso antes de los 30 años, que no estamos produciendo unos huesos fuertes que nos duren toda la vida. Pero nada es perfecto, y la mala salud ósea pasa inadvertida hasta que se pone en evidencia debido a una fractura o en la postura corporal inclinada.

Los especialistas en huesos, naturalmente, desearían que las cosas fueran distintas. Se han provisto de un arsenal de pruebas para establecer la salud ósea antes de que se presenten los problemas. Las más habituales son:

Rayos X. La observación a través de la pantalla puede detectar la pérdida de materia ósea, pero sólo en sus últimas etapas. En general, la osteoporosis se aprecia en las radiografías cuando la pérdida de hueso supera el 30 por ciento. Sin embargo, permite descubrir el problema antes de que el hueso se fracture.

Prueba de densidad del hueso. Esta prueba de alta tecnología es para los huesos lo que las radiografías son para los dentistas. Con máquinas muy sofisticadas se puede medir la fortaleza de los huesos y detectar la enfermedad en sus primeras etapas. Para el paciente, someterse a esta prueba es como hacerse una radiografía. La diferencia está en el precio.

Aspecto. Los radiólogos y los especialistas en huesos aseguran que son capaces de saber si una mujer tiene osteoporosis con sólo verla. Una mujer de cuerpo menudo, delgado, y que haya pasado la menopausia es candidata a sufrir una pérdida considerable de materia ósea, y en algunos casos, el ojo clínico puede detectar el problema con sólo un vistazo.

Gracias al creciente énfasis en la salud ósea, hay cada día más especialistas y se abren centros dedicados exclusivamente a su tratamiento. Es de suponer que dichos institutos están equipados para poder hacer las pruebas de densidad de los huesos. Si no sabe de ninguno, consulte en el hospital de su zona o en la entidad sanitaria a la que pertenezca. Ellos le ayudarán a encontrar un especialista en osteoporosis.

Nunca es demasiado tarde ·

La mejor manera de tener unos huesos sanos y fuertes es comenzar de joven. Los huesos de una mujer, por ejemplo, alcanzan su máximo tamaño y fuerza alrededor de los 35 años de edad. Este momento, que dura muy poco, se conoce como el de «máxima masa ósea»; después comienza la lucha del cuerpo por retener la materia ósea.

Si usted, como los otros muchos preocupados por la salud de sus huesos, ha superado ese momento cumbre, no tiene por qué desesperarse. Todavía puede hacer mucho en favor de sus huesos. Por ejemplo:

Ejercicio: Casi todos los ejercicios ayudan a fortalecer los huesos. El único requisito es que la actividad represente «aguantar el peso», es decir, que obligue al cuerpo a sostener su propio peso. Caminar es el ejercicio ideal; nadar, en cambio, es un ejercicio en el cual no se aguanta el peso. El doctor Everett L. Smith, de la Universidad de Wisconsin, tiene pruebas documentales de que incluso mujeres de 70 y 80 años han podido fortalecer los huesos con un programa de ejercicios suaves de aguantar su peso.

Terapia de reposición de estrógenos: Según las conclusiones del Congreso de Osteoporosis organizado por los Institutos Nacionales de Salud, una de las mejores maneras de mantener los huesos fuertes es la terapia con estrógenos (se debe comenzar unos pocos años después de la menopausia). Desde luego, hay ciertos peligros pero no tantos como se pensaba, y en el congreso se concluyó que las mujeres con alto riesgo deben considerar la posibilidad de someterse a este tratamiento. Consulte a su médico al respecto.

Aumentar la ingestión de calcio después de la menopausia: Si no toma estrógenos, el brusco descenso de esta hormona después de la menopausia creará la necesidad de más calcio. El doctor Robert Heany, autoridad en la materia de la Universidad de Creighton, ha recomendado siempre a las mujeres aumentar las tomas después de la menopausia hasta 1.500 miligramos diarios. El mencionado congreso suscribe esta recomendación para las mujeres que no toman estrógenos. Las demás tienen que mantener una dosis de 1.000 miligramos al día.

Ahora veamos cómo encaja la nutrición en todo esto:

Alimentos para los huesos y para todos los gustos

Al igual que con el ejercicio, la alimentación es algo que puede controlar usted mismo. Como ya hemos dicho, cuanto antes se empiece, mejor. Es muy importante, dicho sea de paso, que las mujeres vigilen la salud de sus huesos durante el embarazo y el período de lactancia, de forma tal que durante este tiempo sus huesos se fortalezcan en lugar de debilitarse.

Los puntos principales de una dieta sana para los huesos son:

- El calcio.
- La vitamina D, que contribuye a la absorción del calcio.
- La lactosa, otro factor que ayuda a asimilar el calcio, si no hay problema de intolerancia.
- Ingerir la misma cantidad de fósforo que de calcio.
- Reducción o supresión de las bebidas alcohólicas.

Encontrará las mejores fuentes de calcio y vitamina D en el Apéndice. Si no padece de intolerancia a la lactosa, puede utilizar la lista que aparece en «El contador de lactosa» (véase pág. 168) para encontrar los alimentos que contienen más calcio. En cuanto a mantener el equilibrio entre el fósforo y el calcio, no resulta tan complicado como parece. Coma carne con moderación y no abuse de los refrescos de cola.

Los suplementos son otra alternativa digna de mención. Puede simplificar el proceso de protección de sus huesos tomando suplementos de calcio. Si ya toma pastillas multivitamínicas, está a cubierto respecto a la vitamina D. En caso contrario, busque un suplemento de calcio que lleve también vitamina D. Tenga presente que no debe superar las 600-800 unidades internacionales diarias de vitamina D, a menos que sea por recomendación médica.

Una semana de comidas fortalecedoras de huesos

Aunque el calcio es el factor más importante, hay otros alimentos que también afectan a la salud de los huesos. Pero ocuparse de todos sería complicar mucho las cosas. Por lo tanto, hemos optado por simplificar y preparar un menú semanal que ayudará a sus huesos.

El menú diario le aportará como mínimo 1.000 mg de calcio, pero esto es sólo el primer paso. El programa ha tenido en cuenta asimismo el equilibrio entre el calcio y su colaborador, el fósforo. Hay indicios de que controlar la grasa y la sal también ayuda, y lo hemos contemplado en el menú. Y algunos estudios demuestran que pequeñas cantidades de café y té pueden ser útiles.

No olvide que si quiere más de 1.000 mg diarios, la solución más sencilla es tomar un suplemento que le proporcionará la cantidad deseada.

Día 1

Desayuno

    2 rebanadas de pan italiano
    2 cucharaditas de margarina
    1 naranja
    1 taza de leche descremada
       Café o té

Comida

  3/4 taza de macarrones caseros y queso
  3/4 taza de bróculi
    1 cucharadita de margarina
    1 taza de leche descremada

Merienda

    1 taza de yogur de frutas desnatado

Cena

  100 g de platija o lenguado al horno
  3/4 taza de espinacas cocidas
  1/2 taza de arroz integral

1 taza de leche descremada
1 manzana asada

Día 2

Desayuno

1 bastón
2 cucharadas de queso cremoso bajo en calorías
1/2 taza de melón
1 taza de leche descremada
Café o té

Comida

Ensalada variada (1/3 taza de brotes de alfalfa frescos, 1/3 taza de habas de soja, 2 tallos de bróculi, 1/3 taza de coliflor, 1/3 taza de zanahoria rallada, 1/3 taza de apio, 6 rodajas de pepino con piel, 1/2 taza de lechuga, 1/4 taza de aliño bajo en calorías)
1 taza de leche descremada
1 taza de requesón desnatado
1 taza de fresas frescas

Merienda

30 g de queso

Cena

1 chuleta de cordero a la plancha
1/2 taza de calabaza
3/4 taza de col rizada
2 cucharaditas de margarina
1 taza de leche descremada
3/4 taza de yogur desnatado

Día 3

Desayuno

30 g de copos de trigo
3/4 taza de leche descremada
1 taza de piña troceada
Café o té

Comida

    1 rebanada de pan de centeno
    2 cucharaditas de mostaza
  60 g de queso Emmental
    2 hojas de lechuga
    1 taza de leche descremada
    1 tomate
3/4 taza de dátiles troceados

Merienda

  30 g de requesón

Cena

100 g de pechuga de pollo a la plancha
   1 taza de judías
   1 rebanada de pan de trigo integral
   1 taza de coles de Bruselas
   3 cucharaditas de margarina
   1 taza de leche descremada

Día 4

Desayuno

   1 bastón
 30 g de queso crema desnatado
   1 pera fresca
   1 taza de leche descremada
      Café o té

Comida

100 g de atún envasado al natural
1/2 cucharadita de mayonesa baja en calorías
   1 plátano
1/2 taza de lechuga
   1 taza de leche descremada
   2 galletas de avena

Merienda

   1 taza de batido de plátano (leche descremada, plátano, miel y hielo)

Cena

    1 taza de cóctel de arándanos, moras y frambuesas
100 g de lenguado hervido
1/2 taza de berenjena asada
3/4 taza de espinacas, crudas o cocidas
    1 cucharada de queso parmesano rallado
    1 taza de leche descremada
3/4 taza de fresas frescas
    2 cucharaditas de margarina

Día 5

Desayuno

1 taza de crema de trigo
1 naranja
1 taza de leche descremada
   Café

Comida

3/4 taza de pasta
  2 cucharadas de queso parmesano
1/2 cucharadita de margarina
1/2 cucharadita de perejil
  1 taza de leche descremada
  1 taza de melocotones en su jugo
  4 galletas de centeno

Merienda

30 g de queso Emmental
  1 manzana

Cena

1/2 taza de ostras
  1 patata asada
  2 cucharadas de yogur
3/4 taza de col
  2 zanahorias crudas
  1 taza de leche descremada
  6 rodajas de pepino con piel

2 cucharaditas de margarina
1 trozo de tarta de cabello de ángel con fresas

Día 6

Desayuno

3/4 taza de crema de avena
1 taza de fresas frescas
1 taza de leche descremada
Café

Comida

Ensalada con queso (1 chapata, 1/4 taza de brotes de judía, 1/2 taza
de escarola, 1/4 taza de zanahorias ralladas, 1/4 taza de brotes de
alfalfa, 1/2 taza de queso Cheddar rallado, 2 cucharadas de aliño bajo
en calorías)
1 taza de leche descremada

Merienda

1/2 taza de dátiles troceados

Cena

120 g de pechuga de pavo con su salsa desgrasada
1/2 taza de espárragos
1/2 taza de compota de manzana sin azúcar
1 cucharadita de margarina
2 cucharadas de aliño de ensalada
1/2 taza de champiñones crudos cortados en láminas
1/2 taza de cabezas de bróculi crudas
1 taza de leche descremada

Día 7

Desayuno

1 rebanada de pan italiano
1 cucharadita de margarina
1 taza de plátano asado
1 taza de leche descremada
Café o té

Comida

Ensalada de verano (1/2 taza de escarola, 1/2 taza de espinacas frescas, 4 rabanitos, 1 tomate en rodajas, 1/2 taza de zanahorias ralladas, 1/4 taza de cebolla, 6 rodajas de pepino con piel, 1/2 taza de coliflor, 1/4 taza de aliño bajo en calorías)
Tostada con queso fundido (1 rebanada de pan de trigo integral con mostaza al gusto, 1 cucharadita de margarina, 60 g de queso Emmental)

Merienda

3/4 taza de gajos de mandarina
1 taza de leche descremada

Cena

100 g de bistec magro
1 patata asada
2 cucharaditas de margarina
1/2 taza de judías verdes
1 manzana asada con uvas pasas
1 taza de leche descremada

Problemas de audición

Escuche las buenas noticias

Envejecer es ley de vida, pero los síntomas de hacerse mayor no tienen por qué serlo. Los problemas de sordera son un ejemplo perfecto. ¿Es usted de los que creen que la pérdida de audición es un proceso inevitable que nadie puede detener? Si es así, continúe leyendo.

«Problemas de audición» es desde luego, un término muy general. Pero un trastorno de la audición en particular es el síndrome de Ménière, una enfermedad del oído interno que no sólo afecta a la audición sino también al equilibrio. Origina mareos, pérdida de la capacidad auditiva y zumbidos en los oídos, cosas todas ellas bastante molestas.

A la caza de pistas

Por fortuna para aquellos que sufren del síndrome, el doctor James T. Spencer Jr. no se dio por satisfecho con descartar el problema como consecuencia inevitable de la vejez. El doctor Spencer, profesor de medicina en la Universidad de West Virginia, revisó a fondo las características de más de 400 pacientes con síntomas de la enfermedad de Ménière. La gran mayoría eran obesos y tenían una tolerancia anormal a la glucosa (azúcar); la mitad presentaban además niveles muy altos de colesterol.

Convencido de que estos factores, enemigos notorios de un corazón sano, podían asimismo estar relacionados con los problemas auditivos, el doctor Spencer pidió a sus pacientes que perdieran peso y siguieran una dieta para reducir el nivel de colesterol.

Para aquellos que lo hicieron, la recompensa fue muy grande. Algunos experimentaron una mejoría «fenomenal» en la audición; recuperaron hasta 30 decibelios, y eso es muchísimo. Además, la mejoría fue también notable respecto a otros síntomas: migrañas y sensación de opresión en la cabeza y los oídos. Algunos pacientes notaron la mejoría en uno o dos meses.

El doctor Spencer observó que los pacientes que habían evolucionado favorablemente también «han mejorado de aspecto con la pérdida de peso, muestran o reconocen que tienen más energía y se sienten rejuvenecidos. Son pacientes muy agradecidos». ¡No es para menos!

Otra vez la dieta

Si su médico duda de la fiabilidad de estos resultados, no olvide mencionarle que otros colegas han tenido el mismo éxito. El doctor Joel E. Lehrer, de la Universidad de Medicina y Odontología de Nueva Jersey, es uno de ellos. Se dedicó a los pacientes que se quejaban de vahídos y sufrían del síndrome de Ménière o de un problema relacionado que se denomina «trastorno vestibular».

El doctor Lehrer dispuso que se hicieran análisis para determinar los niveles de colesterol y de tolerancia a la glucosa; como era de esperar, ninguno de los pacientes andaba escaso. Se les recetó una dieta adecuada para las dos cosas. Una vez más, el efecto fue impresionante. Los vahídos se redujeron o desaparecieron por completo en la mayoría de los participantes.

Oídos y corazón

El doctor Spencer tuvo el presentimiento de que los problemas de sus pacientes eran una primera señal de un proceso conocido como endurecimiento de las arterias, que lleva a los ataques cardíacos y al infarto. Su opinión se vio respaldada por los hallazgos de un especialista en oído, el doctor Samuel Rosen, de Nueva York. Este médico examinó a los voluntarios de un estudio realizado en Finlandia sobre la salud del corazón, que pretendía determinar si las dietas para bajar el colesterol ayudaban a prevenir los ataques al corazón. El doctor Rosen descubrió que los sujetos sometidos a la dieta, además de presentar una mayor resistencia a los ataques, oían mejor.

Según el doctor Spencer, los problemas de audición no son sólo una molestia sino también una señal de alarma de que puede existir un problema más grave que afecta al corazón. A nosotras, este razonamiento nos parece muy lógico y estamos de acuerdo en que aquellas personas que sufren del síndrome de Ménière tienen mucho que ganar si intentan seguir estas indicaciones.

Problemas de la piel
Hasta dónde llega la ayuda de la nutrición

Desde que se descubrió la primera vitamina hace cosa de 80 años, se ha asociado la salud de la piel con la nutrición. Los pioneros de las vitaminas demostraron que la falta de vitamina A producía una larga lista de síntomas. Entre ellos, la aparición de unas protuberancias de piel dura con una textura parecida a la de las uñas, en zonas donde tendría que haber piel suave.

Sin embargo, a medida que se descubrieron nuevas vitaminas quedó claro que la vitamina A no era la única cuya deficiencia afectaba a la piel. Otros dos síndromes de deficiencia bien conocidos, el escorbuto y la pelagra, también se presentaban en forma de problemas de piel. La vitamina C y la niacina, las dos vitaminas que corrigen la deficiencia, aportaron la cura para los síntomas de éstas dos enfermedades.

La mayoría de los estadounidenses y europeos obtienen de sus alimentos las cantidades suficientes de vitaminas para evitar los problemas de piel producidos por sus carencias. Ahora bien, esa no es razón para cerrar el libro de nutrición por lo que a la piel se refiere. Es hora, por el contrario, de pasar a otro capítulo: el que se centra en problemas de piel vinculados a la nutrición, pero que no tienen su origen en la deficiencia de vitaminas y minerales.

Suavizar las escamas de la psoriasis

Los aceites de pescado nos han llegado al corazón, pero es posible que sus beneficios no se reduzcan sólo a nuestro sistema circulatorio. Una de las posibilidades más interesantes que ahora se estudian tiene que ver con el tratamiento de la psoriasis, una enfermedad de la piel que ha sido siempre motivo de fustración tanto para pacientes como para médicos.

En el Royal Hallamshire Hospital de Sheffield (Inglaterra), el doctor S. B. Bittiner y sus colegas trataron a los enfermos de psoriasis con diez cápsulas de aceite de pescado MaxEPA diarias, o con una cápsula placebo llena de aceite de oliva. Ninguno de los sujetos sabía qué tratamiento seguía. Después de ocho semanas, el grupo del aceite de pescado tenía menos picores, y también menos escamosa y roja la piel, que es la señal característica de la psoriasis. Los investigadores constataron, asimismo, una reducción en el tamaño de las zonas afectadas

La ciencia exige, desde luego, que estos resultados se confirmen. Hasta el momento hemos encontrado otros dos estudios similares que consignan resultados positivos. Somos conscientes de que tres estudios no son suficientes, pero conviene destacar que ninguno de ellos, por ahora, ha dado resultados negativos.

Hay otro aspecto importante en cuanto al uso del aceite de pescado. Algunos pacientes de psoriasis son tratados con etretinato o isotretinoína. Estos fármacos tienen un efecto negativo en los niveles de grasa de la sangre; aumentan los triglicéridos y el colesterol, al tiempo que reducen el nivel del colesterol HDL, que es el «bueno». Pero algunos investigadores, como la doctora Roslyn Alfin-Slater, de la Universidad de California, han informado de que, gracias al aceite de pescado, los pacientes que toman los citados medicamentos han visto reducidos sus efectos secundarios. A nuestro parecer, éste es mérito suficiente para recomendar el aceite de pescado.

La angustia del acné

Todos sabemos que hay ideas que se resisten a morir, y la creencia de que las dietas producen acné es una de ellas. Nosotras también nos hemos enfrentado a esta opinión. Hace unos años se nos ocurrió que los adolescentes quizá adoptarían formas de alimentación más sanas si con ello conseguían librarse del acné. Nos fuimos a la biblioteca a buscar documentación que demostrara que las comidas ricas en grasas, como el chocolate y las patatas fritas, producían acné. No tuvimos suerte.

Sin embargo, nos enteramos de que los dermatólogos estaban experimentando con otro enfoque nutritivo para curar el acné: grandes dosis de cinc. Pero los efectos secundarios convertían el tratamiento en algo impracticable. Las tomas masivas producían trastornos digestivos tales como náuseas, diarreas y vómitos. En cuanto a los efectos sobre el acné, los resultados estaban lejos de ser espectaculares, aunque una minoría experimentó alguna mejora.

Los mejores resultados se han obtenido con un tratamiento a base de medicamentos como el Retin-A y el Accutane. Puesto que ambos son primos químicos de la vitamina A, podría decirse que después de todo la nutrición tiene su parte de culpa en el acné. Sin embargo, estos medicamentos difieren tanto de la vitamina A presente en los alimentos que el vínculo es, en el mejor de los casos, distante.

Otras afecciones

Hay otras afecciones de la piel, además de la psoriasis, relacionadas hasta cierto punto con la nutrición. A pesar de que estas enfermedades no son tan bien conocidas, si usted las padece le puede interesar el componente nutritivo.

Dermatitis herpetiforme (también llamada enfermedad de Duhring). Muchos de los pacientes que sufren de esta afección poco conocida mejoran con una dieta sin gluten. (Para más detalles, véase «Enfermedad celíaca», en pág. 110.)

Estomatitis angular. Esta afección, caracterizada por las grietas en las comisuras de los labios, a veces responde favorablemente a las dosis masivas de riboflavina, una vitamina B.

Xantomas. Estos nódulos amarillentos aparecen en la piel cuando los triglicéridos en la sangre alcanzan niveles muy altos. Las dietas varían de un paciente a otro, según el trastorno sanguíneo de cada cual. Algunos enfermos tendrán suficiente con una dieta muy pobre en grasas, bastante parecida a la recetada para los enfermos de vesícula; otros necesitarán una dieta diseñada específicamente para bajar los triglicéridos. (Véase «Triglicéridos», en pág. 225.)

Las heridas en la piel son otra afección que puede estar relacionada con la nutrición. Sobre este último tema encontrará más información en el apartado dedicado a la cicatrización de heridas. (Véase «Cicatrización», en pág. 86.)

Problemas de vesícula biliar

Comidas para una bilis mejor

Puede que los términos *colecistitis* o *colecistolitiasis* le suenen a griego, pero es muy probable que los conozca con otros nombres. La colecistitis no es otra cosa que la inflamación de la vesícula, y la colecistolitiasis o litiasis biliar alude a los archiconocidos cálculos biliares.

La causa exacta de la inflamación de vesícula continúa siendo tema de debate. Los especialistas dudan de que sólo exista una causa, y opinan que es la suma de varios factores lo que origina los problemas de vesícula. Hasta el momento la atención se centra en los siguientes:

Herencia: Las enfermedades de vesícula se heredan.

Infecciones: Muchos trastornos biliares se deben a la presencia de infecciones.

Composición de la bilis: La función de la vesícula es almacenar bilis, sustancia necesaria en el proceso digestivo. Se cree que los factores que aumentan el contenido de colesterol en la bilis pueden tener una influencia considerable sobre la salud de la vesícula.

Es en este último punto donde entra en juego la nutrición. Como explicaremos más adelante, los alimentos que come pueden tener mucha importancia en la composición de la bilis.

La piedra a veces silenciosa

¿Nunca ha tenido cálculos biliares? Enhorabuena. Sin embargo, hay algo que debería saber. Muchas personas los tienen, pero lo ignoran. La experiencia demuestra que los cálculos en la vesícula a menudo no producen síntomas.

Si los cálculos se alojan en cualquier otro sitio, por ejemplo en el conducto que sale de la vesícula, los síntomas distarán mucho de pasar inadvertidos. Las piedras pueden bloquear el flujo de bilis por el conducto y el resultado serán unos dolores muy agudos, náuseas o vómitos. Por desgracia, los síntomas no se acaban aquí. También puede tener fiebre, ictericia, eructos y desarrollar una intolerancia a las comidas grasas o picantes.

No hace falta decir que cualquiera de estos síntomas es desagradable, pero los médicos se preocupan mucho más por las posibles complicaciones. Si el estado del paciente va de mal en peor, la vesícula puede infectarse o llegar a reventar. Además, el problema puede extenderse a otros órganos; cuando los cálculos bloquean el conducto biliar, muchas veces el hígado sufre lesiones graves.

¿Quién padece de cálculos biliares?

Los cálculos biliares no son unos desconocidos. En Estados Unidos, por ejemplo, un 10 por ciento de los hombres y un 20 por ciento de las mujeres de mediana edad y mayores tienen cálculos en la vesícula. Si estas cifras le parecen elevadas, hay otros grupos de población que están peor. Un 70 por ciento de los indios pima mayores de 25 años sufren de cálculos biliares.

Es obvio que el envejecimiento aumenta el riesgo de las enfermedades de vesícula. Pero las personas de mediana edad y mayores no son las únicas afectadas. Otros candidatos son:

- Las mujeres obesas.
- Los diabéticos.
- Los enfermos de inflamación del tracto intestinal.

La geografía también tiene su papel. Por lo general, verá que los cálculos biliares son comunes en las sociedades occidentales pero muy poco frecuentes en los pueblos primitivos. Durante muchos años los japoneses no tenían este problema, pero ahora la incidencia es cada vez mayor.

La mayor presencia de la enfermedad en países como Japón y las enormes diferencias en su desarrollo en los diversos lugares del planeta indican que el factor hereditario no es el único responsable. Nuestra forma de vida también tiene mucho que ver.

¿Es posible la prevención?

Si sufre de diabetes, tiene antecedentes familiares de problemas de vesícula y toma medicamentos que pueden facilitar la formación de cálculos biliares, es probable que llegue a padecer problemas de vesícula por mucho que intente prevenirlos. Sin embargo, los especialistas están seguros de que muchas afecciones, aunque no todas, pueden prevenirse.

Los síes y noes de la dieta

Las dietas para la vesícula con problemas pueden resultar un poco duras al principio. Esto se debe a que la lista de las «comidas que hay que evitar» es más larga de lo que uno querría. Pero siempre hay un lado bueno: algunas personas toleran algunos de los alimentos prohibidos.

A continuación encontrará una lista de alimentos autorizados y otra de los prohibidos. Como es lógico, son indicaciones generales, y para algunos tal vez más estrictas de lo necesario.

Tipo de comida	Permitido
Bebidas	Leche entera, sólo 2 tazas; leche descremada, toda la que desee; café, sucedáneos, té y zumos de fruta.
Carnes	De todo tipo y cocinadas de todas las maneras siempre que no tengan grasa.
Cereales	Todos los de desayuno o cocidos, excepto el salvado. Todo tipo de pasta y arroz.
Dulces	De todo tipo: caramelos duros, jaleas, mermeladas y azúcar.
Especias	Con moderación: sal, pimientas, hierbas y demás especias y extractos de sabor.
Frutas	Todas, si las puede tolerar.
Grasas	Aceite o margarina vegetales.
Huevos	Tres a la semana.
Pan	Todos, menos aquellos que llevan grasas añadidas.
Pescado	Todos los no grasos.
Postres	Pastel de cabello de ángel, batidos de fruta, pastel de frutas, gelatinas, polos de agua, sorbetes, flanes, pasteles de cereales con leche (en la cantidad permitida).
Quesos	Únicamente requesón.
Sopas	Claras.
Verduras	De toda clase si las tolera bien; cocinadas sin añadir mantequilla ni crema.

Tipo de comida	No permitidos
Bebidas	Con crema, y bebidas gaseosas con crema, leche o helados.
Carnes	Las carnes con grasa, beicon, cecinas, pato, ganso, pescado envasado al aceite, cerdo, salchichas, vísceras, y las carnes ahumadas y fiambres si no las tolera bien.

Condimentos	Algunas veces no se toleran la pimienta, los curries, las salsas para carnes, el exceso de especias y el vinagre.
Dulces	Las golosinas con chocolate y frutos secos.
Frutas	Aguacates, manzanas crudas, bayas y melones si no los tolera.
Grasas	Las grasas de cocina, cremas y aliños de ensalada.
Huevos	Fritos.
Pan	Toda la bollería con grasa.
Postres	Cualquiera que contenga chocolate, mantequilla, frutos secos, donuts, pastelería, helados y tartas.
Pescado	Todas las variedades grasas.
Quesos	Todos los elaborados con leche entera.
Sopas	Cremas.
Varios	Fritos, salsas, frutos secos, aceitunas, manteca de cacao, encurtidos, palomitas de maíz.
Verduras	Las de sabor fuerte pueden no ser bien toleradas: coles de Bruselas, bróculi, col, coliflor, pepinos, cebollas, pimientos, rábanos, nabos, guisantes y alubias.

Como hemos mencionado antes, la composición de la bilis puede tener gran importancia en la aparición de cálculos. Los especialistas están convencidos de que los alimentos que comemos influyen en gran medida en su composición. Según el doctor Scott Grundy, de la Universidad de Texas, la ingestión de calorías, grasas, colesterol y fibras afecta a la composición biliar.

De hecho, los estudios comparativos entre quienes tienen cálculos y las personas sanas vinculan estos y otros factores con la enfermedad. La lista de factores sospechosos es la siguiente:

Calorías: El científico australiano R. K. R. Scragg descubrió que, en su conjunto, quienes desarrollan cálculos biliares antes de los 50 años toman más calorías que los sujetos sanos.

Grasas: En el mismo estudio, el doctor Scragg relacionó la posibilidad de tener cálculos con la ingestión elevada de grasas. A pesar de que es probable que las grasas poliinsaturadas en particular puedan favorecer su aparición, la investigación ha dado resultados contradictorios y, hasta el momento, todas las grasas siguen siendo sospechosas.

Poco consumo de fibras: El doctor K. W. Keaton, especialista británico en fibras dietéticas, y sus colegas demostraron que el escaso consumo de fibras puede incidir en la composición de la bilis y dar lugar a la aparición de cálculos.

Azúcar: Los indios norteamericanos son muy propensos a los cálculos biliares, y los estudios realizados por organismos del gobierno federal han puesto de relieve que consumen grandes cantidades de azúcar. Los especialistas consideran la posibilidad de que su afición a los dulces sea la causa del problema.

Como es lógico, los investigadores tienen sus factores preferidos, y los más populares son el exceso de calorías y las grasas. Con respecto a las fibras y azúcares, los expertos se reservan la opinión.

El tratamiento adecuado

Si ya sufre de cálculos biliares, la prioridad es tener un buen tratamiento. Los médicos disponen de diversos tratamientos bastante efectivos. Si su médico, por ejemplo, cree que la obesidad es la culpable, probablemente le recomendará que pierda peso. La medicación es una de las opciones, la otra es la cirugía.

A pesar de que la cirugía pueda parecer un tratamiento algo drástico, algunos médicos la recomiendan incluso como medida preventiva. Los diabéticos que tienen cálculos sin síntomas son candidatos adecuados para estas intervenciones quirúrgicas, que se realizan para evitar que las piedras planteen problemas en el futuro.

También están las estrategias de nutrición. No existe la dieta universal para los enfermos de vesícula, pero puede estar seguro de que la dieta reducirá la ingestión de grasas. Esto se debe a que la grasa estimula las contracciones de la vesícula, cosa que debe evitarse cuando el órgano está irritado.

Otros alimentos que pueden causar irritación son las comidas muy condimentadas. Si bien determinar su sensibilidad particular puede requerir unas cuantas pruebas, encontrará unas líneas de orientación en «Los síes y noes de la dieta». Por otra parte, en «Dieta para una vesícula delicada» le ofrecemos un plan de comidas para toda la semana que le enseñará a convertir la lista de alimentos permitidos en una dieta sana.

Dieta para una vesícula delicada

Para calmar las molestias de vesícula es esencial evitar las grasas en la comida. Por esta razón, en el menú semanal que hemos preparado, la cantidad de grasa ha sido reducida de manera drástica. Las comidas de un día sólo aportan 20 gramos de grasa. Si se toma en cuenta que, en general, la cantidad de grasa que se ingiere por día ronda entre los 75 y 100 gramos, verá que la diferencia es notable.

Sin embargo, hay personas con problemas de vesícula que toleran las grasas mejor que otras. Es cuestión de cada uno poder determinarlo. Puede añadir mantequilla, margarina, aceite, etcétera, siempre en pequeñas cantidades, y observar el efecto que le producen.

Día 1

Desayuno

- 1 taza de avena
- 2 rebanadas de pan de pasas
- 1 cucharada de gelatina
- 1 naranja
- 1 taza de leche descremada
- Café

Comida

- 100 g de pechuga de pollo (sin la piel)
- 2 rebanadas de pan italiano
- 1/3 taza de lechuga
- 1 tomate
- 1 manzana
- 1 taza de leche descremada

Merienda

- 1 plátano
- 1 taza de leche descremada

Cena

- 100 g de pescado no graso hervido
- 1 patata asada

3/4 taza de judías verdes
2 rebanadas de pan italiano
1 cucharada de gelatina
1 taza de leche descremada
1 taza de frambuesas o fresas frescas

Día 2

Desayuno

1 huevo revuelto
1 manzana
2 rebanadas de pan italiano
1 cucharada de gelatina
1 1/3 tazas de leche descremada

Comida

1 taza de ostras
1 1/2 tazas de lechuga, tomate y zanahoria
2 rebanadas de pan italiano
1 cucharada de gelatina
1 taza de leche descremada

Cena

100 g de pechuga de pavo (sin piel)
1/3 taza de salsa de arándanos
3/4 taza de coles de Bruselas
1 boniato asado
1 rebanada de pan de trigo integral
1 taza de leche descremada
1 taza de melón

Día 3

Desayuno

30 g de cereales naturales
1/2 pomelo
2 rebanadas de pan de pasas
1 1/3 tazas de leche descremada
Café

Comida

    2 rebanadas de pan de trigo integral
    1 cucharada de gelatina
    1 taza de espinacas frescas
    1 taza de cebollas
    9 rodajas de pepino
 1/2 taza de zanahorias ralladas
    4 rabanitos
 3/4 taza de pimiento verde
    1 taza de leche descremada

Merienda

    1 papaya

Cena

100 g de bistec de redondo magro
 1/2 taza de arroz integral
 1/2 taza de bróculi
 1/2 taza de judías pintas
    1 rebanada de pan italiano
    1 cucharada de gelatina
    1 taza de leche descremada
    1 taza de ensalada de frutas

Día 4

Desayuno

 30 g de arroz inflado
    1 taza de nectarinas
    2 rebanadas de pan de pasas
1 1/3 tazas de leche descremada
     Café

Comida

    2 rebanadas de pan italiano
    1 cucharada de gelatina
     Ensalada variada (1 taza de lechuga, 3/4 taza de pimiento verde,
     1 tomate, 1/2 taza de brotes de soja, 6 rodajas de pepino, 1/2 taza de
     brotes de bambú, 1/2 taza de garbanzos cocidos)
    1 taza de leche descremada

Merienda

    1 plátano

Cena

100 g de pechuga de pollo (sin la piel)
1/2 taza de arroz integral
1/2 taza de judías pintas
1/2 taza de espinacas cocidas
1/2 taza de compota de manzana sin azúcar
  2 rebanadas de pan italiano
  1 taza de leche descremada
  1 tajada de sandía

Día 5

Desayuno

    1 taza de crema de trigo
    1 mandarina
    2 rebanadas de pan italiano
    1 cucharada de gelatina
1 1/3 tazas de leche descremada
      Café

Comida

3/4 taza de lechuga
3/4 taza de requesón desnatado
3/4 taza de zumos de fruta variados (de bote)
  1 taza de bróculi crudo
  1 taza de coliflor cruda
  2 rebanadas de pan italiano
  1 cucharada de gelatina
  1 taza de leche descremada

Merienda

    1 kiwi

Cena

100 g de carne de redondo magro
3/4 taza de calabaza hervida
1/2 taza de judías verdes

1/2 taza de castañas de agua
1 rebanada de pan italiano
1/2 cucharada de miel
1 taza de leche descremada
1 taza de fresas frescas

Día 6

Desayuno

1 taza de copos de maíz
2 rebanadas de pan de pasas
1 cucharada de mermelada
1 taza de naranja en gajos
1 taza de leche descremada
Café

Comida

100 g de pechuga de pollo o pavo (sin la piel)
2 rebanadas de pan de trigo integral
1 taza de melón
1/2 taza de arroz integral
1 taza de leche descremada

Merienda

1 manzana
1 taza de leche descremada

Cena

100 g de filete de lenguado
3/4 taza de berenjenas hervidas
1 taza de apio y lechuga
1 taza de pimiento verde
1 tomate
2 rebanadas de pan italiano
1 cucharada de leche descremada
1 taza de trozos de piña fresca

Día 7

Desayuno

   3/4 taza de copos de trigo integral
   1/2 pomelo
     1 rebanada de pan italiano
   1/2 cucharada de miel
     1 taza de leche descremada
        Café

Comida

        Bocadillo vegetal con atún (2 rebanadas de pan italiano, 3/4 taza de
        escarola, 1/4 taza de zanahoria rallada, 1/2 taza de brotes de alfalfa,
        1/2 taza de atún envasado al natural)
     1 taza de leche descremada
     1 kiwi

Merienda

     1 taza de leche descremada
   1/2 taza de uvas pasas sin semillas

Cena

   100 g de pechuga de pavo (sin piel)
     1 patata asada
   1/2 taza de coles de Bruselas
   1/2 taza de zanahorias
     1 rebanada de pan italiano
     1 taza de leche descremada
     1 taza de fresas frescas

Problemas dentales

Con la comida adecuada,
el dentista se queda sin hacer nada

¿Hay todavía alguien que no sepa que el azúcar estropea los dientes? La relación no es nueva, aunque las investigaciones más recientes señalan que la cantidad de azúcar no tiene tanta importancia. Al parecer, el mal está en la continuidad de la ingestión de alimentos ricos en azúcar: aquellos que se adhieren con facilidad a los dientes son los principales culpables.

Ahora bien, en este libro hemos prometido acentuar lo positivo, así que en lugar de repetir lo que todos sabemos acerca del daño que hacen los alimentos azucarados que se pegan en los dientes, hablaremos de otros que demuestran ser protectores o que, al menos, pueden retardar las caries.

A la caza de las caries

Para conocer la aventura apelaremos al doctor R. J. Andlaw, autoridad británica en salud dental. Después de revisar muchísimos informes científicos sobre alimentación y las caries dentales, el doctor Andlaw llegó a la conclusión de que hay muchos alimentos que tienen poca o ninguna capacidad para producir caries. Son los quesos, carnes, frutos secos, zanahorias y frutas.

De los alimentos citados por el doctor Andlaw, las manzanas y los quesos han recibido una atención especial. Al hablar de las manzanas, ya hemos mencionado la posibilidad de que esta fruta limpie los dientes de los restos de comida, protegiendo así su salud dental. En cuanto al queso, el doctor William Bowen, de la Universidad de Rochester, opina que ayuda a neutralizar el daño causado por los ácidos presentes en la boca y productores de caries.

Es muy cierto que los quesos duros tienen un gran contenido en grasas y muchas calorías, y que los dietólogos recomiendan un consumo moderado; pero aquí se nos plantea un problema. ¿Hasta qué punto un alimento que ayuda a resolver un problema crea otro? Tenemos nuestras dudas. Según las investigaciones llevadas a cabo por las universidades de Glasgow y Newcastle upon Tyne, la cantidad de queso necesaria para la salud dental puede ser pequeña, sólo una ración de 15 gramos. Ésta no parece excesiva en una dieta normal.

Por otra parte, tenga presente que hay frutas que se procesan de una forma tal que las hace más adherentes que las frutas frescas. En lo que se refiere a sus dientes existe una gran diferencia entre las uvas pasas y la fruta fresca.

Buenas encías

Hay quienes afirman que envejecer no tiene nada de bueno, pero los dientes saben que esta actitud pesimista es errónea. En condiciones normales, los dientes son más resistentes a las caries con la edad.

La clave reside en un proceso llamado mineralización. A medida que envejecemos, nuestros cuerpos depositan más y más minerales en nuestros dientes, capacitándolos para defenderse mejor de los ácidos que originan las caries. Ésta es la razón por la cual la mayoría necesita menos empastes durante la edad adulta que en la infancia.

A pesar de ser más resistentes a las caries, los adultos no están libres de problemas. Simplemente tienen unos problemas dentales diferentes a los de los niños. El más común es la enfermedad periodontal (gingivitis y periodontitis o piorrea). Las encías hinchadas que sangran con facilidad son el síntoma más frecuente. Peor todavía es la pérdida de hueso de la mandíbula, que puede producir la pérdida de los dientes. Si sus piezas dentales no están bien sujetas, tendrá problemas. Decenas de millones de personas lo han comprobado en carne propia. Han perdido los dientes por culpa de la enfermedad periodontal.

Como muchos otros problemas relacionados con la edad, la enfermedad periodontal se debe a diversas causas, y la alimentación es una de ellas. No todos están de acuerdo sobre la importancia de su función. Las autoridades insisten en que la alimentación está relacionada sólo de forma indirecta, mientras que otros la consideran la principal culpable.

Por un lado consenso, por el otro controversia

La primera recomendación para tener unas encías sanas es no descuidar los aportes de vitaminas y minerales. Según la *Guía para la salud dental*, de la Asociación Dental de Estados Unidos, una nutrición deficiente no será por sí sola la causa de la enfermedad periodontal, pero se sospecha que acelera su proceso y agrava los síntomas. Esta es razón suficiente, a nuestro juicio, para que comamos alimentos ricos en vitaminas y minerales, especialmente vitamina C, considerada vital para la salud de las encías.

La controversia entre los expertos se centra en el papel desempeñado por el calcio en la salud periodontal. Algunos creen que la enfermedad periodontal está relacionada con la osteoporosis: la pérdida de hueso de la mandíbula es parte del mismo proceso que con el tiempo deriva en un cuerpo encorvado o la fractura de muñecas o caderas.

Durante el período en que trabajó en el Veterans Administration Hospital, en Sepúlveda (California), el doctor Leo Lutwark llevó esta idea a la práctica. Él y sus colaboradores dieron suplementos de calcio a algunos de sus pacientes de enfermedad periodontal en dosis de 1.000 miligramos al día. A otros se les suministró una píldora sin calcio. Después de un año de tratamiento, el grupo del calcio presentó una mejora significativa en la salud periodontal. El otro grupo no mostró mejoría alguna.

En nuestra opinión, este resultado es muy importante. Sabemos que a juicio de algunos esto no son más que meras especulaciones. Pero piense en ello globalmente. El calcio beneficia la salud de tantas maneras que aun en el caso de comprobarse que no tiene ninguna incidencia en los problemas dentales, puede usted sacar provecho. Sería preocupante que por esperar a los resultados definitivos, perdiéramos un tiempo valosísimo.

La misma estrategia alimenticia indicada para la osteoporosis se puede emplear para mejorar la salud periodontal. Dicho enfoque, basado en tomas mayores de vitamina D y calcio, al tiempo que se mantiene un equilibrio adecuado entre el calcio y el fósforo, está detallado en el capítulo dedicado a la osteoporosis. También encontrará un menú semanal, estudiado para conseguir estas metas, bajo el título «Una semana de comidas fortalecedoras de huesos» (págs. 179-184).

Erosión del esmalte

Hay otro problema relacionado con la comida: la erosión dental. Tal vez no lo lleve irremisiblemente al sillón del dentista, como ocurre con la enfermedad periodontal, pero sería mejor evitarla porque su tratamiento requiere mucho tiempo y dinero.

La erosión dental es el desgaste que sufre el esmalte. No se trata, sin embargo, de la caries dental que todos conocemos. El proceso de las caries depende, en gran parte, del azúcar y de los carbohidratos refinados. En cambio la lista de factores alimenticios vinculados a la erosión dental se parece muy poco a la lista de alimentos «productores de caries». Además, las causas también pueden ser factores no alimentarios, como ciertos medicamentos o trabajos.

Los alimentos muy ácidos y bebidas como los zumos cítricos y las gaseosas aparecen muy unidos a la erosión dental. Sin embargo, no todo el mundo reacciona de la misma manera ante estos alimentos: consumirlos en abundancia no es una garantía de que los dientes vayan a sufrir. Pero si ya padece el problema, la lista incluida en «La prueba ácida» le informará acerca de cuáles son las bebidas más ácidas.

Un factor relacionado y que cabe mencionar es la vitamina C. Todos sabemos que esta vitamina ayuda a la salud dental, y se merece esta confianza. Sin embargo, algunos dentistas han advertido que los suplementos de vitamina C masticables pueden producir la erosión. El caso más grave fue comunicado por el doctor John Guinta, profesor de Odontología de la Universidad de Tufts de Medford (Massachusetts).

El doctor Guinta expuso el caso de una mujer de 30 años de edad que sufría de una erosión dental tan grave que necesitaba la reconstrucción de doce coronas. Una segunda opinión confirmó el diagnóstico. Como es natural, la paciente quiso saber el origen de su mal. Fue necesario realizar una cierta labor detectivesca, pero el doctor Guinta pudo determinar que el uso continuado de vitamina C masticable era el culpable. Para convencerla, sometió un diente humano a la acción de la vitamina C. Al ver el daño que sufría el esmalte dental, la paciente renunció a seguir masticando la vitamina.

A pesar de que no conocemos más informes como éste, no queremos descartar el asunto. Siempre hemos creído que pequeñas tomas de la vitamina masticable (100 o 200 miligramos) no tienen por qué causar problemas. Pero si usted no quiere correr riesgos, le aconsejamos que escoja un suplemento de vitamina C no masticable. Cuanto más alta la dosis, menos recomendable es la forma masticable.

La prueba ácida

¿Quiere reducir el consumo de bebidas ácidas? Aquí tiene una lista que las divide en tres categorías según el grado de acidez. A pesar de que estas bebidas son mencionadas con mucha frecuencia como causantes de la erosión dental, recuerde que también los zumos de cítricos, encurtidos, caramelos y pastillas ácidas pueden producir la erosión.

Muy ácidos	Moderadamente ácidos	Poco ácidos
Colas	Café (de filtro)	Cacao (instantáneo)
Colas dietéticas	Néctar de albaricoque	Leche desnatada
Ginger ale	Néctar de melocotón	Leche entera
Refrescos de naranja	Néctar de pera	Té (instantáneo)
7-Up	Soda	
Zumo de arándanos		
agrios	Zumo de ciruelas	
Zumo de manzana	Zumo de tomates	
Zumo de naranjas		
Zumo de piña		
Zumo de pomelo		
Zumo de uva		

Resfriados

Aliméntelos con el poder de la nutrición

El primero que dijo «alimente el resfriado y mate de hambre a la fiebre» sabía muy bien lo que decía.

Los conocimientos que tenemos actualmente de la nutrición preventiva nos permiten señalar que ya no es cuestión de alimentar el resfriado sino con qué alimentarlo. No hay una comida o elemento que sea el número uno, pero sí hay tres que merecen ser señalados. Uno aparece siempre en los titulares, el otro es un descubrimiento reciente y puede haber muchos que lo desconozcan, y el tercero es la «recomendación de la abuela».

Premios para la vitamina C

La capacidad de la vitamina C para batir al resfriado común ha sido un tema de discusión durante años. Pero hasta 1987 la vitamina C, en su dura batalla para obtener el respeto científico, no consiguió una victoria importante. El doctor Elliot Dick, profesor de Medicina Preventiva en la Universidad de Wisconsin, sorprendió a los demás científicos asistentes al Simposio Internacional de Medicina Virológica con sus impresionantes hallazgos acerca de la vitamina C y el resfriado común. Es el trabajo sucio de los virus el que produce el resfriado y sus tan molestos síntomas.

Con la colaboración voluntaria de 16 estudiantes sanos, el doctor Dick preparó la confrontación entre la vitamina C y el virus del resfriado. La mitad de los 16 jóvenes tomaron 2.000 mg de vitamina C al día, divididos en cuatro dosis de 500 mg cada uno. Los demás tomaron una píldora inocua, pero ninguno sabía qué tomaba.

Después de un mes de tomar las píldoras, todos los voluntarios pasaron una semana en compañía de personas resfriadas. Como era de suponer, 13 de los 16 cogieron un resfriado. Sin embargo, aquellos que se habían preparado para el entorno hostil con las dosis extra de vitamina C tuvieron síntomas mucho más suaves. El tiempo promedio del resfriado para los que tomaron vitamina C fue de sólo 7 días, mientras que para los otros fue de 12 días.

Los hallazgos del doctor Dick confirmaron una serie de estudios universitarios realizados en Toronto durante los años setenta. En dichos estudios, con la participación de más de 1.000 estudiantes, el doctor Terrence W. Anderson descubrió también que existía una tendencia a que los síntomas fueran más suaves entre quienes habían tomado suplementos de vitamina C. En una de las pruebas, la duración del resfriado fue un 30 por ciento menor en quienes habían tomado vitamina C.

Entre los estudios realizados acerca de la vitamina C, nuestro favorito es el que dirigió el doctor Alan Carr, de la Universidad de Sidney (Australia). El doctor Carr probó la vitamina C en hermanos gemelos, suministrando 1.000 mg de vitamina a uno de los hermanos y un placebo al otro. Al cabo de tres meses, el tratamiento no demostró en absoluto que la vitamina C impidiera la aparición del resfriado. Sin embargo, la diferencia se apreció cuando se presentó el resfriado. Según el doctor Carr, el ciclo se redujo en un 20 por ciento.

El vínculo del cinc

No hace falta ser un catedrático para dejar huella en la historia de la ciencia. Si no, que se lo pregunten a George Eby, un urbanista de Texas.

Un día, al darle la pastilla diaria de cinc, a su hija de tres años, la niña se negó a tragarla porque estaba resfriada y tragar le hacía daño. En vez de eso, chupó la pastilla. A las pocas horas el padre observó que los síntomas parecían haber desaparecido. Sorprendido, acudió al doctor William Halcomb y al doctor Donald R. Davis, especialista en nutrición, quienes le ayudaron a organizar un estudio científico del cinc en plan artesanal.

El equipo de investigación preparó dos clases de tabletas: una contenía 23 mg de cinc en forma de gluconato de cinc, y la otra, nada. Durante el estudio se pidió a un grupo de voluntarios resfriados que chuparan dos tabletas cada dos horas mientras estuvieran despiertos. Los resultados revelaron que quienes habían empleado el cinc se recuperaban unos siete días antes que aquellos que habían recibido un placebo. Unos cuantos, sin embargo, se quejaron del mal sabor de las pastillas, y otros, alrededor de un 25 por ciento, sufrieron trastornos digestivos. Se comprobó que estos trastornos se podían evitar si las tabletas se tomaban durante las comidas.

A pesar de que el equipo advirtió que sus hallazgos estaban pendientes de confirmación, las tabletas de gluconato de cinc ya están en las farmacias. Si resistirán la prueba del tiempo es algo que está por verse.

Curas caseras

Apunte otro tanto a la sabiduría popular. En esta ocasión, el ganador es el caldo de pollo. Este remedio de siempre contra el resfriado cuenta ahora, según el doctor Mike Oppenheim de Los Ángeles, con un cierto respaldo científico.

El doctor Oppenheim cita los trabajos realizados en el Mount Sinai Medical Center de Nueva York, que atribuyen al caldo de pollo caliente, pero no al agua caliente, el aumento de secreciones mucosas que alivia la congestión. Cuál es el ingrediente de la sopa que causa este efecto sigue siendo un misterio. Las especulaciones se centran en la hipótesis de que el olor o el sabor poseen alguna propiedad que no existe en el agua caliente.

Ni que decir tiene que la mayoría de los médicos le dirán que son necesarias más pruebas antes de recomendar el caldo de pollo para combatir la congestión. Sin embargo, estos mismos médicos recomendarán a sus pacientes que «beban mucho» cuando están resfriados, para reponer el líquido perdido por el cuerpo como consecuencia de la fiebre y el sudor. El caldo cumple perfectamente este requisito, aunque se dude de su capacidad para combatir el resfriado.

Nosotras sospechamos que no sólo el caldo ayuda a curar los resfriados. Hasta que los estudios científicos evalúen una lista de líquidos más amplia, tendremos que conformarnos con la creencia popular de que otros líquidos calientes, y también los zumos, son de utilidad.

Síndrome del intestino irritable
Los alimentos amigos al rescate

Los gastroenterólogos, médicos que tratan los problemas digestivos, son muy buscados en estos tiempos. La lista de trastornos digestivos en los libros de medicina es muy larga y aumenta cada día. Sin embargo, hay un trastorno que es responsable de casi la mitad de las consultas que atienden los especialistas. Nos referimos al síndrome del intestino irritable, o SII para abreviar (en inglés, IBS: *Irritable bowel syndrome*). También se lo conoce como colitis mucosa, colon irritable o espástico y con otros nombres, pero SII (o IBS) es el término de moda.

Cualquier enfermo de SII podrá decirle que no es un trastorno fácil de soportar. Como siempre, los síntomas varían de un paciente a otro. En la lista siguiente verá que cualquiera de los síntomas es, como mínimo, muy molesto, y en el peor de los casos impide una vida normal. Los más típicos son:

- Dolores abdominales, hinchazón y gases.
- Evacuación irregular o diarrea.
- Náusea y pérdida de peso.
- Dolores de cabeza, fatiga y/o incapacidad de concentrarse.
- Ansiedad y/o depresión.

Por lo general, el paciente de SII distingue una pauta en los ataques. Aunque algunas veces parecen surgir de la nada, los síntomas se ponen en marcha debido a factores como el estrés, el abuso de laxantes, el alcohol, el tabaco, el café, el té, otras comidas o la falta de sueño.

Algunos detalles básicos

Con tantos pacientes de los que aprender, los médicos han tenido amplio material para elucidar algunos factores básicos acerca del SII. Además, intensificaron las investigaciones, y en la actualidad sabemos muchísimo más acerca del SII que hace una década.

Estos factores deberían ser conocidos por todos los que sufren de SII o suponen que están afectados.

- Los síntomas del SII son el resultado de una actividad muscular anormal en el tracto intestinal.
- El SII es un desorden «funcional». No hay ningún daño en el tracto digestivo; sólo está alterada la función intestinal, no el intestino.
- Las mujeres son tres veces más propensas que los hombres a sufrir el SII. Las pacientes de SII se quejan también de trastornos menstruales tales como el síndrome premenstrual.
- Probablemente algunas personas nacen con una predisposición a padecer el SII. Tienen una tendencia innata a un mal funcionamiento del múscu-lo liso, de lo cual el SII es sólo una manifestación.

Como es obvio, estos factores indican que el SII no es un trastorno que puedan tratar aficionados. La consulta profesional es importante, no sólo para identificar las causas probables e indicar el tratamiento, sino también para mantener un control sobre las posibles complicaciones. El SII puede producir una malabsorción de los alimentos o una diverticulosis, así que es mejor visitar al médico y hacer un seguimiento regular.

Dado que son diversos los factores que influyen en este trastorno, puede que los médicos prefieran un método de tratamiento que abarque a la persona entera. Esto supone, en vez de confiar en una sola medida aislada, aplicar un plan más amplio que incluya combatir el estrés, dormir bien, hacer ejercicio, controlar el consumo de alcohol y tabaco, y naturalmente la alimentación. Esto no quiere decir, sin embargo, que un solo método nunca sea válido. Para algunos enfermos, la adición de un simple fármaco o alimento, o evitar cierto alimento, significa todo un cambio.

Siempre la fibra

Le advertimos ya que la nutrición no es la respuesta para todos los pacientes del SII. Pero hay un tratamiento que ha dado muy buenos resultados. Se trata del salvado, que ha sido la panacea para muchos, especialmente para aquellos que dentro del SII tienen periodos de estreñimiento.

Un estudio realizado por el doctor A. P. Manning, del Bristol Royal Infirmary, en Inglaterra, valora los beneficios del salvado en el SII. Dividió a los pacientes en dos grupos. A uno lo sometió a una dieta rica en fibra de trigo, no soluble, y al otro, a una dieta pobre. Estos son los resultados observados sobre los principales síntomas del SII:

- Los que tomaron fibra en abundancia experimentaron una disminución de los dolores. Los otros no.
- El funcionamiento intestinal mejoró en un 50 por ciento de los pacientes de la dieta con fibras. En el otro grupo, sólo uno de los siete mejoró.
- Muchos de los enfermos habían informado de que evacuaban mucosidades. La dieta pobre en fibras no aportó ningún cambio al respecto, pero en la otra más de tres cuartas partes de los sujetos experimentaron mejoría.

En una encuesta a los gastroenterólogos realizada por correo por el doctor Manning y su colega el doctor K. W. Heaton, se reflejó que el 93 por ciento recetaba a los pacientes del SII con estreñimiento, salvado de trigo, dietas ricas en fibras no solubles, o las dos cosas. Un 84 por ciento de los médicos recetaban un tratamiento similar para los pacientes del SII con diarrea. Con un índice de éxitos tan alto como el conseguido por el doctor Manning, no es de extrañar que tantos médicos sigan su ejemplo.

¿Cómo poner en práctica una dieta rica en fibras? Encontrará un menú semanal en la sección dedicada al estreñimiento (págs. 131-136). Algunas personas, sin embargo, encuentran que las fibras no funcionan tan bien como el salvado natural. De modo que, como regla general, es mejor comenzar con salvado natural. Es un método práctico, simple y muy efectivo en muchísimos casos.

El enfoque alérgico

Los tratamientos del SII mediante la nutrición empiezan con las fibras, pero no acaban ahí. Cada vez está más claro que para algunos pacientes del SII evitar ciertos «alimentos detonadores» es una gran ayuda. Estamos convencidas de que, en algunos casos, se trata de una alergia real a determinados alimentos lo que provoca los síntomas. Para otros, en cambio, no es una alergia sino una simple intolerancia alimentaria. (Consulte el apartado dedicado a la alergia, págs. 21 y siguientes, para conocer más detalles acerca de la diferencia entre alergias e intolerancias.)

Al sospechar que la sensibilidad a ciertos alimentos provocaba los síntomas en algunos de sus pacientes del SII, el doctor M. Petitpierre, investigador suizo, puso su intuición a prueba. Pidió a 24 pacientes que siguieran una dieta sin los alimentos que, por lo general, causan reacciones alérgicas. La dieta básica consistió en pescado de agua dulce, albaricoques, arroz y pan de harina de maíz y soja. Después se añadieron los alimentos de prueba, de uno en uno, para ver si aparecían los síntomas. Alrededor de la mitad de los pacientes reaccionaron ante uno o más alimentos. Los más comunes fueron la leche, el trigo, los huevos, los frutos secos, las patatas y los tomates. De esta lista, los primeros cuatro son causas bien conocidas de alergias alimentarias.

Como era de esperar, se pidió a los pacientes afectados que suprimieran dichos alimentos. ¿El resultado? Al cabo de unos seis meses casi dos tercios ya no presentaban los síntomas.

Estos resultados son de gran interés. No obstante, queremos señalar, como lo hace el doctor Petitpierre, que sólo algunos de los pacientes eran alérgicos de verdad a los alimentos. Otros, a los que los alimentos les provocaban el SII, sólo padecían una intolerancia. Pero se trate de alergia o de intolerancia, el hecho es que el tratamiento dio resultado.

En otro estudio, realizado por el doctor J. F. Fielding y la dietóloga Kathleen Melvin, se preguntó a los pacientes cuáles eran las comidas que les provocaban los síntomas. Como es de suponer, la lista fue larga y variada. No vamos a mencionar todos los alimentos, sino sólo los citados con mayor frecuencia. Fueron estos:

- Frutas: manzanas, plátanos, naranjas y frutas pasas.
- Verduras: cebollas, guisantes, patatas y hojas verdes.
- Comidas ahumadas o fritas: beicon, patatas fritas, salchichas.

Sin duda, los especialistas en el SII discutirán los méritos de estos estudios durante mucho tiempo. Con todo, consideramos que el debate no da lugar a que se descalifiquen estos enfoques. Si evitar uno o más alimentos puede aliviar sus síntomas, ¿por qué no intentarlo?

Sobrepeso

Enfoquemos las estrategias positivas

¿Cuántas veces ha intentado bajar de peso? ¿Y cuántas veces ha renunciado? Si la respuesta a las dos preguntas es la misma, usted es igual que la mayoría de las personas que intentan perder peso.

Pero usted conoce el dicho de que hay que probar una y otra vez. Nadie se lo ha tomado más a pecho que los especialistas en la materia: cuando falla un método, vuelven a estudiar el tema y crean otro. Y aunque parezca increíble, algunos funcionan. En este capítulo comentaremos tres estrategias que han dado resultados impresionantes.

Veamos antes algunos detalles acerca del «sobrepeso». Aunque no pasa un día sin que alguien mencione la palabra, todavía no hay una definición en firme. Nosotras nos damos por satisfechas con usar una de las definiciones más habituales: un peso que está como mínimo un 20 por ciento por encima de lo que es normal para la altura. Sin embargo, no la empleamos con mucho rigor, porque no todos los que cumplen dicha condición necesitan perder kilos.

Definir el sobrepeso, sin embargo, es más fácil que explicar sus causas. A nuestro entender, las razones son muchas, y la vieja explicación de que el sobrepeso existe cuando se ingieren más calorías de las que se consumen, no resuelve el problema. La verdad es que algunas personas pueden aumentar la ingestión de calorías, mantener el mismo nivel de actividad y no aumentar de peso.

Además, hay otro hecho muy simple: aumentar de peso con la edad es una característica universal en las sociedades occidentales, y por lo tanto nos preguntamos si no será normal, e incluso saludable, aumentar unos kilos cuando nos hacemos mayores.

¿Quién es el culpable?

Cuando fallan los esfuerzos para bajar de peso, todo el mundo busca a alguien o algo a quien echarle la culpa. Y durante demasiado tiempo han pagado el pato las personas sometidas a dieta, como si la incapacidad de controlar el peso sólo se debiera a no intentarlo en serio. Si bien en algunos casos es cierto que quien hace dieta tiene que poner más voluntad o tener más paciencia, las pruebas no apoyan la teoría de que tenemos el control completo de nuestro peso.

Hay, por ejemplo, ciertas situaciones que nos predisponen a aumentar de peso. Las principales son las enfermedades de las glándulas endocrinas, como los trastornos de tiroides o la diabetes. Los trastornos que afectan a la parte del cerebro que controla el deseo de comer también desempeñan su papel en este asunto, y en tales casos el aumento de peso es muy rápido.

A pesar de que bajar de peso es un signo clásico de la depresión, hay algunos sujetos depresivos que lo aumentan. Los investigadores de la rama de psicobiología del Instituto Nacional de Salud Mental han demostrado que algunas personas comen más de la cuenta, duermen en exceso y pierden energía en respuesta a los cambios de la luz solar de acuerdo con las estaciones. El equipo dirigido por el doctor Thomas Wehr ha dado el nombre de «desorden afectivo estacional» a este trastorno. Pero el aumento de peso no parece ser el resultado de un apetito desmesurado por cualquier cosa: los afectados declaran que sienten una necesidad muy grande de comer hidratos de carbono, lo que sin duda explica que coman de más.

Pero aunque hay muchas personas que aumentan de peso a causa de una enfermedad, también están las que ganan kilos a causa de los medicamentos que recetan los médicos para curarles diversas enfermedades. Es un hecho lamentable pero real que muchos medicamentos, por muy esenciales que resulten en el tratamiento de una amplia variedad de dolencias, tienden a provocar el aumento de peso:

- Algunos antidepresivos tricíclicos.
- Algunos fármacos antipsicóticos.
- Algunos medicamentos estabilizadores del humor, como el litio.
- Algunos fármacos contra la migraña y los antihistamínicos utilizados para casos agudos de dolores de cabeza y reacciones alérgicas.
- La cortisona.
- Las píldoras anticonceptivas.

Como puede ver, controlar el peso no es siempre una simple cuestión de fuerza de voluntad.

Pruebe estos programas

Cuando el aumento de peso se debe a una enfermedad, es inútil hacer nada hasta tanto no se cure el trastorno. De la misma manera, si la medicación contribuye a que usted engorde, tendrá que enfrentarse al dilema clásico de optar entre el riesgo o el beneficio: ¿Le importa más el beneficio de continuar con los medicamentos o las molestias que le ocasionan los efectos secundarios?

La cuestión es, sin embargo, que en la mayoría de los casos no se descubre cuál es la causa oculta del aumento de peso. Pero esto no significa que no le queden más opciones. Una dieta y un buen programa de ejercicios pueden representar una gran diferencia.

Dejaremos los ejercicios físicos a los expertos y nos ocuparemos de algunas estrategias de alimentación que han demostrado ser eficaces.

Nada como la sopa

¿No le entusiasma saber que muchas cosas sencillas y conocidas desde siempre superan a los últimos adelantos tecnológicos? Si es así, aquí tiene otro enfoque para perder peso.

Un buen plato de sopa caliente es una de las maneras más simples de entrar en calor en los días de invierno, pero las últimas investigaciones indican que también es de gran ayuda cuando llega el momento de hacer dieta. La historia comenzó cuando el doctor John P. Foreyt, profesor en la Escuela de Medicina de Baylor, quiso saber si la sopa podía afectar al apetito o a la ingestión de alimentos. Él y sus colaboradores reclutaron a sujetos con exceso de peso para comparar los resultados entre una dieta que incluía sopa y otra que no.

Terminado el estudio, los resultados obtenidos por el doctor Foreyt fueron:

- Los miembros del grupo de la sopa perdieron durante el estudio un poco más de peso que los demás.
- La pérdida de peso en el grupo de la sopa estaba en relación con la cantidad de sopa consumida. Cuanta más sopa tomaron, mayor fue la pérdida de peso.
- Un año después de realizarse el estudio, los investigadores hicieron un seguimiento de los pacientes para saber cómo habían mantenido el

Siéntase satisfecho: pruebe con la fibra

Si está convencido de que no hay nada que aplaque su apetito, le proponemos un desafío.

Una y otra vez los dietólogos se han encontrado con que los pacientes sometidos a dietas ricas en fibras, como parte del tratamiento de problemas digestivos o de diabetes, manifiestan tener mucho menos apetito. En algunos casos, los pacientes se quejan de que los menús ricos en fibras incluyen «demasiada comida», a pesar de que la cantidad de calorías es la misma que en las dietas pobres en fibras que les dejan poco satisfechos.

No se lo crea sin haber hecho la prueba. Más abajo encontrará dos dietas preparadas por el doctor James W. Anderson, de la Universidad de Kentucky, que dirige la Fundación para la Investigación de Alimentos Ricos en Hidratos de Carbono y Fibra. La cantidad de calorías en ambas es la misma, pero varía el contenido de fibra. Pruebe con las dos. Si, como esperamos, siente usted menos hambre con el plan rico en fibras, tendrá una prueba de primera mano de que puede aplacar su apetito.

Dieta de 800 calorías rica en fibras

Desayuno

    120 g de leche descremada
    1/2 taza de All-Bran
      1 rebanada de pan de trigo integral
    1/2 plátano

Comida

    1/2 taza de judías blancas con 30 g de jamón magro
    1/2 taza de remolacha
    1/2 taza de col rizada
      1 rebanada de pan de trigo integral
      1 cucharadita de margarina

Merienda

      3 galletas de centeno

Cena

> 100 g de rodaballo hervido con limón
> 1/2 patata mediana asada
> 1/2 taza de bróculi
> 1 rebanada de pan de trigo integral
> 1 cucharadita de margarina

Dieta de 800 calorías pobre en fibras

Desayuno

> 120 g de leche descremada
> 2/3 taza de copos de arroz
> 1 rebanada de pan blanco tostado
> 120 g de zumo de pomelo

Comida

> Bocadillo de pavo (2 rebanadas de pan blanco, 50 g de pavo, 1 cucharadita de mayonesa)
> 180 g de zumo de fruta

Merienda

> 5 galletas saladas (tipo «cracker»)

Cena

> 60 g de carne asada
> 1/2 taza de calabaza
> 1/3 taza de arroz blanco
> 1 rebanada de pan blanco
> 1 cucharadita de margarina

peso. Los miembros del grupo sin sopa habían recuperado alrededor de 1,250 kg, mientras que los otros sólo habían aumentado 450 g.

Como es lógico, no se pueden recomendar todas las sopas como parte de una dieta para adelgazar. Por norma general, se deben preferir las sopas claras, de verduras, etc. Cualquier beneficio que pudiera aportar la sopa desaparecería si el paciente escogiera las sopas con crema o grasa de carne.

No le tema al pan

Desde luego, no sólo de sopa viven los que hacen dieta. Si son listos, también tomarán con su comida un poco de pan.

Aunque cueste creerlo, el pan sirve para perder peso. Los últimos hallazgos indican que es la materia rica en grasas, que ponemos entre dos rebanadas o sobre una, la culpable de nuestros problemas de peso. Considere, por ejemplo, los resultados obtenidos por el científico noruego Bjarne K. Jacobsen. Al analizar los resultados de un estudio a gran escala acerca de la salud del corazón, el doctor Jacobsen descubrió que las personas que comían menos de dos rebanadas de pan al día pesaban unos 5 kg más que los que comían grandes cantidades de pan.

Claro está que los amantes del pan pueden cumplir otras características responsables de la pérdida de peso, por ejemplo, llevar un ritmo de vida más activo. Sin embargo, los investigadores de la Universidad del Estado de Michigan han informado de que algunos panes ayudan a disminuir el apetito. El doctor Olaf Mickelson y sus colaboradores trabajaron con sus alumnos para comparar los efectos de dos tipos de pan diferentes: uno blanco y otro rico en fibras. Los alumnos manifestaron que tenían menos hambre cuando comían el pan rico en fibra (12 rebanadas al día), y no es una sorpresa que éstos perdieran alrededor de 2,5 kg más durante las dos semanas de la prueba que los otros, con la misma cantidad de pan blanco.

A pesar de que la pérdida de peso fue mayor en el grupo rico en fibra, los estudiantes del otro grupo perdieron un promedio de 7 kg en dos meses. ¿Qué opina ahora acerca de la creencia popular de que el pan engorda?

Comer menos grasa produce menos grasa

Apunte otra derrota para la sabiduría convencional. Siempre se ha sostenido que ya procedieran de las proteínas, de los hidratos de carbono, del alcohol o de la grasa en la comida, todas las calorías eran iguales en lo que se refiere a aumento de peso. En otras palabras, 3.500 calorías extra significaban casi medio kilogramo más de grasa, procedieran del pan o de la mantequilla.

Pero la doctora Lauren Lissner y sus colegas de la Universidad de Cornell, en Itaca (Nueva York), han reunido una serie de datos que han puesto patas arriba estas ideas. Compararon los efectos de tres dietas con cantidades variables de grasas en la ingestión de alimentos sobre el peso corporal. Descubrieron que:

- Con una dieta que aportaba la mitad de sus calorías de las grasas, las mujeres comieron unas 2.700 calorías al día y aumentaron casi 400 gramos en un período de dos semanas.

- Una dieta moderada en grasas (en la cual la grasa suministraba un tercio del total de calorías) aportaba unas 2.300 calorías diarias, y el peso no sufrió modificaciones.

- Con una dieta pobre en grasas en la que la grasa sólo proporcionaba un quinto de las calorías, las mujeres comían unas 2.100 calorías al día. En el transcurso de dos semanas, bajaron casi medio kilogramo.

El mensaje está bien claro. Es la grasa que comemos lo que acaba convirtiéndose en la grasa que almacenamos. Por lo tanto, aquí tiene otra razón para disfrutar del pan. Sólo controle con qué lo unta.

Los suplementos

¿Debe continuar tomando suplementos mientras hace dieta? Creemos que sí. Hacer dieta ya es bastante duro como para que además tenga que prestar atención al aspecto nutritivo. Los suplementos son una solución simple y muy práctica. Como regla general, recomendamos un suplemento multivitamínico y otro multimineral mientras se hace dieta (si es que no los toma ya). Y si además está reduciendo calorías y la dieta contiene pocos productos lácteos o alimentos ricos en calcio, piense en tomar un suplemento de calcio.

Beneficios extra

Tener mejor aspecto y sentirse mejor son las dos recompensas inmediatas de perder peso. Pero además piense en los beneficios a largo plazo. Mantener controlado el peso reporta unos beneficios enormes que usted no ve. Si su peso es normal, es mucho más difícil que tenga problemas de tensión arterial y de colesterol, diabetes, cáncer del endometrio en las mujeres y artritis.

Cuando ya se sufre de diabetes, presión arterial alta o nivel de colesterol elevado, perder peso será de gran ayuda para normalizar los niveles. Además, aumenta la tolerancia a la actividad física, con lo cual, como se pesa menos, hacer ejercicio no cuesta tanto.

¿No le parecen beneficios suficientes? Pregúntele a cualquiera que haya perdido peso.

Una dieta pobre en calorías

¿Está dispuesto a perder kilos con un menú pobre en grasas y calorías, y más abundante en fibras e hidratos de carbono complejos? Este menú para la semana le pondrá en marcha. Y para comenzar con ventaja, tome un plato de sopa baja en calorías con el almuerzo y/o la cena. ¡Buena suerte!

Día 1

Desayuno

    1   rebanada de pan tostado
    1   huevo revuelto
    1   naranja
    1   taza de leche descremada
        Café

Comida

    Bocadillo de pavo (pan italiano, 1 cucharada de mayonesa baja en calorías, 2 cucharadas de yogur natural desnatado, 100 g de pechuga de pavo, 1/4 taza de lechuga, 1 tomate fresco, 3/4 taza de apio)
    1   taza de zumo vegetal

Merienda

    1   manzana

Cena

      1   taza de cangrejo hervido
      1   cucharada de mayonesa baja en calorías
  3/4   taza de brócu*li
      1   cucharadita de margarina
  1/2   patata asada con 2 cucharaditas de yogur natural desnatado
      1   cucharada de cebollino
      1   zanahoria cruda
      1   taza de leche descremada

Día 2

Desayuno

 1 taza de crema de avena
 1 papaya
 1 taza de leche descremada
   Café

Comida

   Ensalada (1 taza de lechuga, 1 taza de espinacas frescas, 1/2 tomate
   fresco, 8 rodajas de pepino, 1/2 taza de apio, 1/2 taza de salmón)
 1 rebanada de pan italiano
 1 taza de té helado

Merienda

 1 plátano en rodajas con 1/2 taza de fresas frescas

Cena

 100 g de pechuga de pollo (sin la piel)
 1/2 taza de arroz integral
   3 rodajas de tomate
 3/4 taza de alubias
 1 1/2 cucharaditas de margarina dietética

Día 3

Desayuno

 1/2 pomelo
 1/2 taza de yogur natural desnatado
   2 rebanadas de pan de trigo integral
   2 cucharaditas de margarina dietética
   1 taza de leche descremada
     Café

Comida

 100 g de atún envasado al natural
 1/2 cucharada de mayonesa baja en calorías
 1/2 taza de lechuga

   2 «crackers» (galletas secas)
   1 taza de melón

Merienda

   1 taza de melocotones en su jugo
   1 taza de té helado

Cena

   100 g de solomillo magro
   3/4 taza de judías verdes
   1/2 taza de compota de manzana sin azúcar
   1/2 taza de calabaza hervida
   1 cucharadita de margarina dietética
   1 taza de leche descremada

Día 4

Desayuno

   30 g de copos de trigo
   1/2 taza de uvas
   1 taza de leche descremada
        Café

Comida

   Bocadillo de pollo y pepinos (60 g de pechuga de pollo sin la piel,
   2 rebanadas de pan de trigo integral tostado, 1 cucharadita de
   mayonesa baja en calorías, 10 rodajas finas de pepino)
   1 taza de leche descremada

Merienda

   1 taza de yogur natural desnatado o yogur líquido

Cena

   100 g de redondo picado, hecho en hamburguesa
   1 patata asada
   1/2 taza de yogur desnatado
   1 tomate fresco
        Ensalada de espinacas (3/4 taza de espinacas frescas, 1/4 taza de
        champiñones, 1 cucharada de mayonesa baja en calorías)

Día 5

Desayuno

3/4 taza de cereales variados
1 plátano
1 taza de leche descremada
Café

Comida

Ensalada (1 1/2 tazas de escarola, 1 tomate fresco, 3/4 taza de apio, 10 rodajas de pepino, 5 rabanitos, 1 cucharada de aliño bajo en calorías)
1 taza de leche descremada

Merienda

1 taza de bróculi, zanahorias y coliflor
1/2 taza de yogur natural desnatado condimentado con polvo de cebolla y ajo

Cena

3/4 taza de ostras
1 panecillo francés
1 cucharadita de margarina dietética
3/4 taza de espárragos
1 manzana asada

Día 6

Desayuno

2 pastelillos de arroz
1 taza de yogur natural desnatado
1/2 taza de melocotones en su jugo
1/2 taza de leche descremada
Café

Comida

Revoltillo de pavo (2 rebanadas de pan de trigo integral tostado, 60 g de pechuga de pavo sin la piel, 1/2 cucharada de mayonesa baja en calorías, 1/4 taza de lechuga, 30 g de queso Emmental)

3/4 taza de apio y zanahoria
1 taza de zumo vegetal

Merienda

1 taza de fresas frescas

Cena

100 g de solomillo magro
1/2 taza de arroz integral
3/4 taza de bróculi
1/2 tomate fresco
1 cucharadita de margarina dietética

Día 7

Desayuno

1 huevo escalfado
1 rebanada de pan tostado con mermelada baja en calorías
1 pera fresca
1 taza de leche descremada
Café

Comida

Bocadillo de queso caliente (2 rebanadas de pan de trigo integral
tostado, 30 g de queso Emmental, 1 cucharadita de margarina
dietética)

Merienda

1 plátano

Cena

100 g de rodaballo hervido
1 patata asada
1/4 taza de yogur natural desnatado
1/2 taza de bróculi
1/2 taza de coliflor
1 cucharada de margarina dietética

Triglicéridos

Primos hermanos del colesterol

Triglicéridos no es una palabra que suene en la mayoría de las casas como ocurre con su primo hermano, el colesterol, pero cada día recibe una mayor atención.

Al igual que el colesterol, los triglicéridos son sustancias grasas que se encuentran en la sangre. Y, al igual que el colesterol, un nivel alto de triglicéridos en la sangre puede significar un riesgo elevado de tener una enfermedad cardíaca.

No todos los médicos, desde luego, están convencidos de que los niveles altos de triglicéridos contribuyan directamente a las enfermedades cardiovasculares. Pero, ante la posibilidad, la mayoría prefiere ir sobre seguro y tomar medidas cada vez que el nivel de triglicéridos es alto. Tal vez el motivo principal sea que estos niveles altos van acompañados de niveles bajos de colesterol HDL, el bueno para el corazón. Aunque sólo sea por este motivo, vale la pena comprobar su nivel.

Análisis reales

Antes de someterse a un análisis, permita que le indiquemos con una sola palabra cómo hacerlo correctamente. La palabra es ayuno. Si quiere tener resultados convincentes ha de ayunar antes de la prueba. Por lo general, ocho horas serán suficientes.

Por desgracia, hay muchas personas que no siguen este consejo. Trataremos de explicarlo con un poco más de detalle. Como los triglicéridos son un tipo de grasa, la cantidad presente en la sangre varía en función de la cantidad de grasa ingerida en las últimas horas. En el Centro de Medicina Deportiva de la Escuela de Medicina de la Universidad de Ciudad del Cabo, el doctor Jonathan C. Cohen y sus colaboradores demostraron que después de una comida con contenido graso suben los niveles de triglicéridos en la sangre y se mantienen altos durante varias horas.

Además, el nivel aumenta en proporción a la cantidad de grasa ingerida. Por lo tanto, si usted desayuna en abundancia y con muchas grasas antes de someterse al análisis, obtendrá una información falsa sobre su nivel real de triglicéridos. Las investigaciones de Bjarne K. Jacobsen y otros en la Universidad de Tromso (Noruega) revelaron que el nivel de triglicéridos en personas que habían comido antes del análisis era un 20 por ciento más alto que el de las personas que habían hecho un ayuno de ocho horas.

Este 20 por ciento extra podría ser suficiente para que algunas personas con niveles normales pudieran ser clasificadas como anormales. Indudablemente, un ayuno de 8 horas para asegurar los resultados de un análisis no puede considerarse un sacrificio extraordinario.

El pescado primero

El estudio de Jacobsen no sólo relacionó la ingestión de alimentos con los niveles de triglicéridos más altos sino que reveló, además, que dichos niveles se reducían en proporción a la cantidad de pescado consumido. Este hecho se ha comprobado en otros muchos estudios realizados en distintas partes del mundo.

El equipo formado por los doctores David Robinson y José Day, del BUPA Medical Research, de Londres, estudió a aborígenes en África oriental que vivían en emplazamientos diferentes. Compararon cuáles eran los niveles de los hombres en diversos factores de salud. Una de las diferencias más notables se apreció en el nivel de triglicéridos. El nivel medio de los aborígenes que comían pescado era un 31 por ciento inferior, una cifra muy considerable.

El efecto del pescado sobre los triglicéridos es el tema de moda entre los investigadores. En un artículo publicado en *Nutrition Reviews* se incluía un resumen de las pruebas de laboratorio en las que los ácidos grasos omega-3 del pescado reducían los niveles de triglicéridos en los animales de prueba. Si añadimos a estos resultados los conseguidos con sujetos humanos, no cabe duda de que vale la pena incluir el pescado en una dieta para reducir los triglicéridos.

Más factores alimentarios

Al igual que el nivel de colesterol, el de los triglicéridos es sensible a más de un alimento. Por desgracia, algunas de estas sensibilidades varían de una persona a otra. Hay quien tiene niveles altos por causa del alcohol, otros por los azúcares, y también está quien se beneficia con la pérdida de peso.

En resumen, que no hay una dieta igual para todos y lo mejor es elaborar una dieta particular con los alimentos que dan mejor resultado.

Tampoco se sabe si el pescado es igual de beneficioso para todos. Nosotras lo recomendamos de todas maneras, y con razón. A todos los que deben seguir una dieta para reducir los triglicéridos se les pide que reduzcan el consumo de grasas saturadas y de colesterol para mantener controlado el nivel de este último. Como usted ya sabe, el pescado satisface este punto al ciento por ciento.

Comamos para bajar los triglicéridos

Como ya hemos explicado, la mejor dieta para reducir el nivel de triglicéridos es la que está hecha para atender las necesidades personales de cada uno. No obstante, le ofrecemos aquí una semana entera de menús de muestra que cumplen los requisitos básicos, es decir, pocas grasas, pocas calorías y una generosa cantidad de pescado.

Día 1

Desayuno

- 1/2 taza de crema de trigo
- 1 rebanada de pan italiano
- 1 cucharadita de margarina
- 1/2 pomelo
- 1/2 taza de zumo de naranja
- Café

Comida

- 100 g de pechuga de pollo (sin la piel)
- 2 rebanadas de pan de trigo integral
- 1/2 taza de lechuga
- 6 rodajas de pepino
- 1/2 taza de arroz integral
- 1/2 taza de frambuesas frescas
- 1 taza de leche descremada

Merienda

   30 g de queso Cheddar

Cena

  100 g de salmón
  1/2 taza de bróculi
    1 patata pequeña asada
    1 rebanada de pan italiano
    1 cucharadita de margarina
  1/2 taza de compota de manzana sin azúcar
    1 taza de leche descremada
    1 taza de melón troceado

Día 2

Desayuno

  1/2 taza de copos de maíz
    1 rebanada de pan de pasas
    1 taza de leche descremada
  1/2 taza de zumo de naranja
      Café

Comida

  100 g de atún envasado al natural
  1/2 cucharada de mayonesa baja en calorías
    2 rebanadas de pan italiano
    1 manzana pequeña

Merienda

    1 taza de yogur desnatado
    4 galletas «crackers»

Cena

  100 g de bistec magro
  1/2 taza de arroz integral
  1/2 taza de coles de Bruselas
  1/2 taza de zanahorias
    1 cucharada de margarina

1 taza de leche descremada
1/2 taza de melocotón fresco

Día 3

Desayuno

30 g de cereales
1/3 taza de leche descremada
1/2 taza de arándanos
1 panecillo de trigo integral
1 cucharadita de margarina

Comida

Ensalada de espinacas (3/4 taza de espinacas frescas crudas, 1/2 taza de apio, 4 rabanitos, 1/4 taza de cebolla, 6 rodajas de pepino, 1 cucharada de aliño italiano)
2 rebanadas de pan de pasas
1 pera fresca
1 taza de leche descremada

Merienda

1/2 taza de uvas

Cena

100 g de pechuga de pavo
3/4 taza de col cocida
1/2 patata asada
2 rebanadas de pan de trigo integral
1/2 cucharada de margarina
1/2 taza de zumo de piña de bote
1 taza de leche descremada

Día 4

Desayuno

3/4 taza de cereales sin azúcar
2 rebanadas de pan italiano
1 cucharada de mermelada
1 taza de zumo de pomelo
Café

Comida

 100 g de atún envasado al natural
 1/2 cucharada de mayonesa baja en calorías
  2 rebanadas de pan integral
  1 taza de leche descremada
 1/2 taza de alubias
  1 taza de fresones o frambuesas frescos

Merienda

 1 1/2 tazas de palomitas de maíz

Cena

 100 g de ostras
 1/2 taza de berenjena
 1/2 taza de arroz integral
 1/2 taza de espárragos
 1/2 taza de compota de manzana sin azúcar
  1 rebanada de pan italiano
  1 cucharada de margarina
 1/2 taza de albaricoques frescos troceados
  1 taza de leche descremada

Día 5

Desayuno

 3/4 taza de copos de trigo
  1 papaya
  2 rebanadas de pan de pasas
 1/2 cucharada de margarina
   Café

Comida

 100 g de pechuga de pollo (sin piel)
 1/2 cucharada de mayonesa baja en calorías
 1/2 taza de fideos
  2 rebanadas de pan italiano
 1/2 taza de lechuga
  1 taza de fresas frescas

Cena

100	g de salmón o pez espada
1	patata pequeña asada
1/2	taza de espinacas cocidas
1/2	taza de judías verdes
1	panecillo de trigo integral
1	cucharada de margarina
1	taza de leche descremada
1/2	taza de sandía

Día 6

Desayuno

1	taza de crema de avena
1/3	taza de leche descremada
1	rebanada de pan italiano
1	cucharada de mermelada o jalea
1	taza de zumo de pomelo
	Café

Comida

Ensalada de espinacas (3/4 taza de espinacas frescas, 3/4 taza de castañas de agua, 6 rodajas de pepino, 4 rabanitos, 1/4 taza de cebolla, 1 cucharada de aliño italiano)

2	rebanadas de pan francés
1	taza de leche descremada
1/2	taza de melocotón en su jugo

Merienda

1	manzana
30	g de queso emental

Cena

100	g de rodaballo a la plancha
3/4	taza de ensalada de lechuga y tomate
1/2	patata asada
1/2	taza de coles de Bruselas
1/2	taza de alubias

1/2 cucharada de margarina
  1 taza de melón
3/4 taza de leche descremada

Día 7

Desayuno

  1 taza de crema de trigo
  1 plátano
1/2 taza de zumo de manzana

Comida

100 g de pechuga de pavo (sin la piel)
1/2 cucharada de mayonesa baja en calorías
3/4 taza de lechuga
  2 rebanadas de pan de trigo integral
1/2 taza de judías pintas
  1 manzana pequeña
  1 taza de leche descremada

Merienda

  2 galletas «crackers»

Cena

100 g de bistec de ternera
3/4 taza de bróculi
1/2 taza de puré de patatas
1/2 taza de calabaza al horno
1 1/2 cucharadas de margarina
  1 rebanada de pan de centeno
1/2 taza de fresas frescas con 1/4 taza de sorbete de fruta

Úlceras

Calmar el caos

Es curioso cómo relacionamos ciertos trastornos con la personalidad.

Por ejemplo, a los que padecen de migrañas se les considera personas detallistas y muy tensas. A los que tienen una úlcera nos los imaginamos como un saco de nervios en perpetuo estrés.

Pero a pesar del estereotipo, las pruebas de que el estrés produce la úlcera de estómago no son tan convincentes como ocurre con otros factores como el tabaco y el uso crónico de aspirinas.

Las señales de que hay un problema

¿Cree que tiene una úlcera? Si sufre de dolores de estómago, tal vez esté en lo cierto. Pero hay otros muchos factores que pueden causar el dolor. Para que tenga una idea más clara, formúlese estas preguntas:

- ¿El dolor es de tipo retortijón o es ardor?
- ¿Aparece a las pocas horas de haber comido o por la noche?
- ¿Desaparece cuando come o toma antiácidos?
- ¿Tiene náuseas, vómitos o pierde peso?
- ¿Sus familiares más cercanos padecen de úlcera?
- ¿Es fumador?
- ¿Toma muchas aspirinas o esteroides?

A mayor número de respuestas afirmativas, mayores son las probabilidades de tener una úlcera. Pero recuerde que el encargado del diagnóstico y del tratamiento es su médico, así que hágale una visita.

Realidades y mentiras sobre la alimentación

Si su médico confirma que tiene usted una úlcera, sin duda querrá saber qué es lo último en materia de dietas. Los consejos al respecto han dado un giro de 180 grados desde los tiempos en que se recomendaban dietas blandas y ricas en lácteos, y en consecuencia seguir las recomendaciones tradicionales puede hacer más mal que bien.

Al contrario de lo que antes se creía en cuanto a la alimentación del enfermo de úlcera, los dietólogos recomiendan mantener las comidas normales, pero dejando de lado aquellos alimentos que activan los síntomas. La lista de alimentos prohibidos tendrá que incluir aquellos que, por experiencia, sabe que no le sientan bien. Si su médico le aconseja que coma raciones pequeñas y con mayor frecuencia, obedézcale al pie de la letra. Aquí le ofrecemos las últimas novedades acerca de cómo determinados alimentos afectan a las úlceras.

Leche. La dieta rica en leche es historia pasada. Hemos descubierto que nuestra vieja creencia en las bondades de la leche para aliviar los padecimientos de la úlcera estaba equivocada y que, en realidad, puede causar males mayores. El doctor Nirmal Kumar, gastroenterólogo en el Hospital G. B. Pant de Nueva Delhi (India), ha informado de que una dieta rica en leche empeoró las cosas al impedir la cicatrización de las úlceras en los sujetos sometidos a prueba.

Café. Tanto el café descafeinado como el normal estimulan la producción de ácidos estomacales. Pero que suprimir el café pueda reducir la secreción de ácidos en medida suficiente como para ayudar a la cicatrización es algo discutible.

Especias. La pimienta negra y el chile en polvo estimulan al parecer la secreción de ácidos, y dejar de consumirlos puede resultar beneficioso para algunos pacientes. Sin embargo, es innecesario renunciar a todas las especias, y en el caso de que provoquen síntomas habrá que evaluar cada caso en particular.

Alcohol. La cerveza y el vino estimulan fuertemente la secreción de ácidos. Por este motivo, la mayoría de los médicos recomiendan abstenerse de consumir alcohol.

Aceites vegetales. Los estudios preliminares sugieren que el ácido linoleico de los aceites vegetales poliinsaturados puede evitar la formación de las úlceras. Las investigaciones realizadas por el doctor Daniel Hollander, profesor de medicina en la Universidad de California, muestran que el ácido linoleico protege contra los efectos de sustancias inductoras de úlceras como puede ser la aspirina. Sin embargo, como sólo hacen falta pequeñísimas cantidades de dicho ácido para conseguir el efecto, resulta innecesario aumentar el consumo habitual de aceite.

Muchas personas creen que el café y las comidas picantes producen úlceras, pero no es verdad. Si bien evitarlos una vez que aparece la úlcera puede ser útil, las décadas de sospechas y acusaciones han resultado ser injustificadas.

El vínculo de la sal

Hay otra sustancia que ha sido relacionada con las úlceras y que no deja de llamar la atención: la sal.

El doctor Amnon Sonnenberg, de la Escuela de Medicina de Harvard, ha informado que el índice de mortalidad por úlcera de estómago va unido al índice de muertes por apoplejía. La sal, desde luego, aparece ligada a los ataques apopléticos debido a sus efectos en la presión arterial.

El doctor Sonnenberg dice: «La úlcera gástrica era una enfermedad poco frecuente en Europa antes del siglo XIX. Su incidencia fue aumentando paulatinamente durante dicho siglo hasta alcanzar su punto culminante en la generación nacida a comienzos del siglo XX. Durante las últimas décadas, la frecuencia de la úlcera gástrica ha comenzado a bajar. Este ascenso y descenso de la úlcera gástrica es paralelo al aumento y caída del consumo de sal en la dieta». A nuestro juicio, esta teoría merece ser tomada en cuenta.

¿Hay que tomar suplementos?

Al estar tan pendientes de la cuestión alimenticia en el tratamiento de las úlceras, los dietólogos a menudo han olvidado el tema de los suplementos para los pacientes de úlcera. Por lo tanto, no hay mucha información en la que basar las recomendaciones. No obstante, nos llama la atención el trabajo realizado por el doctor E. Harju, de la Universidad de Oulu (Finlandia).

El doctor Harju estudió a 14 pacientes cuyas úlceras de estómago les habían hecho pasar por el quirófano. Uno de los hallazgos más sorprendentes fue la falta de hierro. El doctor Harju atribuyó el hecho a la falta de alimentos, porque los pacientes a menudo evitaban comer para prevenir los síntomas.

El siguiente párrafo corresponde a este informe tan importante: «Los resultados muestran que los pacientes con úlcera gástrica corren el peligro de desnutrición debido a la escasa ingestión de alimentos. Se puede tratar de aliviar la situación mejorando la calidad de sus dietas, cosa que, debido a los problemas que tienen con la comida, puede ser difícil. Por lo tanto, sería recomendable para los pacientes con úlcera gástrica el uso de suplementos vitamínicos y de minerales para lograr un rápido aumento del nivel de elementos nutritivos».

Estamos de acuerdo en que resultaría aconsejable para los pacientes de úlcera que todavía no toman suplementos multivitamínicos y de minerales iniciar su consumo. Como una medida de precaución, sugerimos que se tomen con la comida, porque es más probable que se produzca irritación de estómago cuando se ingieren suplementos, especialmente los minerales, con el estómago vacío. Sin embargo, los trastornos sólo aparecen, por regla general, cuando las dosis son muy elevadas y no en las cantidades que aportan los suplementos. Hemos leído un informe según el cual el cinc había reactivado la úlcera del paciente al tomarlo en dosis muy altas, así que insistimos en nuestra recomendación: tome cantidades normales, y si hay que aumentarlas, no lo haga sin que el médico se lo haya indicado.

Para nosotras, la regla que ha de seguirse en la toma de suplementos es la misma que con las comidas. Si algo le produce síntomas, déjelo.

Segunda parte

ALIMENTOS

Acerola

Lo bueno en envase pequeño

2 calorías por fruta

¿Baya o cereza? En realidad, es ambas. La ácida y exótica baya de acerola también es conocida como cereza de las Indias Occidentales. Los dietólogos la conocen por la vitamina C, ya que una sola baya tiene nada menos que 81 miligramos. Esto significa un 25 por ciento más en cada pequeño fruto que la cantidad recomendada oficialmente. Usted no podrá conseguir tanta cantidad de vitamina C con un par de bocados de una naranja.

Esta particularidad de la acerola como manantial de vitamina C ha oscurecido un factor de la misma importancia: las bayas de acerola son bajas en calorías, al extremo de tener sólo dos por pieza. Pero, a menos que le encanten los limones, encontrará que la acerola es tan ácida que tendrá que endulzarla. En lugar de azúcar, utilice zumo de manzana concentrado, pero recuerde que esto también añade calorías. Sin embargo, incluso con el edulcorante, tendrá usted ventaja por lo que respecta a la grasa, colesterol y sodio.

En el mercado: En Estados Unidos, la acerola se vende seca. Para comprobar la frescura, sacuda el paquete. ¿Escucha un repiqueteo? Si lo escucha, la acerola está buena.

Trucos de cocina: Una vez que la tenga en casa, guarde la acerola en un recipiente de vidrio herméticamente cerrado. Manténgalo en un lugar fresco y donde no le dé la luz. De tanto en tanto, examine el frasco, y si ve alguna baya que esté pasada, tírela.

Para mayor placer: Para preparar la acerola, utilice la imaginación o pruebe algunas de nuestras formas favoritas:

- Aplaste la acerola con el rodillo de amasar para romperla en trozos pequeños, y empléelos como si fueran pasas. Como resultará todavía más ácida, añada un poco más de edulcorante a la receta.

- Eche la fruta seca y triturada en agua hirviendo y bébala como infusión. El calor afectará a la vitamina C pero el sabor seguirá presente.
- Agregue la acerola a las conservas, confituras y mantequillas de frutas, o emplee la infusión de acerola para preparar gelatinas.
- Dé un nuevo sabor ácido a los pasteles de frutas, ponches, bebidas calientes con especias, aderezos y marinadas para la carne de cerdo o de caza sazonándolos con acerola.

Tenemos que reconocer el mérito de la gente de Alaska por haber encontrado el uso más exclusivo de la acerola del que tengamos noticia. Recolectan las bayas frescas, las hierven a fuego lento, y secan el puré al sol o en el horno. A continuación, con el rodillo de amasar convierten el puré en polvo y lo emplean con el pan, *crêpes* y barquillos, dándoles un valor nutritivo adicional.

Zumo de manzanas caliente

1   *cucharadita de acerola seca en trocitos*
2   *cucharaditas de cáscara de limón seca en trocitos*
1   *palito de canela*
2   *cucharaditas de cáscara de naranja seca en trocitos*
2   *tazas de agua*
2   *tazas de zumo de manzana*

Mezcle todos estos ingredientes en un cazo mediano. Póngalo a fuego medio durante 5 minutos, hasta que suelte el hervor. Cuélelo y sírvalo caliente.

4 raciones

Ajo

Excelente para el corazón

4 calorías por diente

Si le gustan los ajos, no hará falta convencerle para que los coma. Hay muy pocos condimentos que sirvan para una variedad tan amplia de comidas como es su caso, y nada se puede comparar con su sabor tan particular. Pero el ajo tiene muchas más ventajas que la del sabor.

Durante siglos se ha insistido en que poseía unas propiedades curativas especiales, pero la medicina rechazó la idea considerándola como algo puramente folclórico. Hoy las tornas han cambiado, y las últimas investigaciones han demostrado que los «curanderos» podían estar en lo cierto. Algunas de las cosas que se han descubierto son éstas:

● En los ensayos de laboratorio, el jugo de ajo inhibe el desarrollo de muchas bacterias y hongos.

● Los estudios hechos por el doctor Arun Bordia, del Instituto Médico Ravindra Nath Tagore de la India, y otros, demuestran que la ingestión de grandes cantidades de ajo, de 10 a 12 dientes diarios, reduce el colesterol «malo» de la sangre y aumenta los niveles del colesterol «bueno».

● Dichos estudios también demuestran que con las cantidades citadas se facilita el proceso por el cual el organismo disuelve los coágulos potencialmente peligrosos de la sangre.

Al parecer, el ingrediente activo del ajo reside en su aceite. Además, parece ser poco estable, por lo cual queda por determinar si las cápsulas de ajo que se venden en las tiendas producen el mismo efecto que en los estudios hechos con ajo fresco o extractos elaborados en el momento.

Por desgracia, comer mucha cantidad de ajo fresco no le sienta bien a todo el mundo. Los voluntarios que tomaron grandes cantidades de extracto de ajo fresco, entre 2 y 5 cucharaditas, solían experimentar molestias y ardores en la boca, estómago y esófago. Y si bien es un gran antibiótico en el laboratorio, queda por ver si actúa de la misma manera cuando es ingerido.

Pese a lo mucho que ignoramos, los datos conocidos nos bastan para

Adiós al aliento a ajo

¿Le gusta el ajo pero no soporta el aliento que deja? Cómalo con toda tranquilidad y después mastique una ramita de perejil fresco para quitar el sabor.

Para quitar el olor a ajo de los dedos, fróteselos con un poco de pasta de dientes y después láveselos con agua y jabón.

convertirnos en partidarias de los ajos. Como carece prácticamente de sodio, es el condimento ideal para los que no pueden tomar sal. Además, el ajo es una magnífica fuente de selenio, mineral recomendado por los especialistas de cáncer por sus propiedades antioxidantes.

En el mercado: Las dos variedades más comunes son el tipo italiano y el español. Los primeros son cabezas grandes y blancas, con unos 15 dientes y sabor suave. El español es más pequeño, de color violáceo y sabor más intenso. El «ajo elefante» de Tahití es aún más grande que el italiano, su sabor es también suave, y la textura, algo esponjosa.

Cualquiera que sea el tipo que elija, las recomendaciones son las mismas. Busque que las cabezas sean firmes y que la envoltura sea seca, con la consistencia del papel y que no esté brotada. Los ajos con brotes son blandos.

Trucos de cocina: Los ajos se conservan bien en un lugar seco, fresco y bien ventilado; en otras palabras, no los meta en el frigorífico. Las cabezas muy frescas se conservan durante meses, si las condiciones son buenas, aunque estén usadas en parte. Las cabezas en mal estado atraerán a los insectos. Para pelarlos sin dificultades, escalde los dientes unos pocos segundos. Si los agrega a la comida antes de cocinarla, aplaste los dientes con el cuchillo plano para que se rompa la piel.

Para mayor placer: Recuerde los siguientes consejos cuando utilice ajos:

- El ajo da un sabor delicioso a las comidas salteadas, pero hay que procurar que no se queme porque el sabor se volverá amargo.
- Cuando se lo cocina en un guiso, el sabor del ajo se endulzará.
- Asado, adquiere un sabor almendrado.
- El ajo combina con una infinidad de platos, especialmente con berenjenas.

- Los ajos pelados se pueden añadir a las vinagretas de hierbas y al aceite. También puede dar un suave sabor de ajo a las ensaladas frotando el bol con un diente antes de poner los ingredientes.

Sopa de ajo con espinacas

1   cucharada de aceite de oliva
1   cabeza de ajo, separada en dientes pelados
2   cebollas picadas
3   hojas de laurel
1   cucharadita de tomillo seco
2   cucharaditas de especias
3   tazas de caldo de pollo o carne
1   taza de leche
1   taza de espinacas frescas picadas

En una olla, caliente el aceite a fuego medio. Añada el ajo, las cebollas, las hojas de laurel, el tomillo, las especias y el caldo. Cuando rompa el hervor, reduzca el fuego y deje cocer a fuego suave hasta que el ajo esté tierno, unos 15 minutos.

Quite el laurel y con una espumadera retire los ajos y las cebollas y póngalos en la batidora. Eche un poco de caldo y después bátalo hasta que quede una pasta suave.

Añada la pasta al caldo en la olla y caliéntelo mientras añade la leche. Mantenga en el fuego sin dejar de remover hasta que la sopa esté caliente. Eche las espinacas, remueva y sirva. (La sopa caliente escaldará las espinacas.)

4 raciones

Albaricoques

Caroteno sin la zanahoria

40 calorías por 3 mitades (envasados en su jugo)
23 calorías por 3 mitades (envasados en agua)
83 calorías por 10 mitades (secos)
51 calorías por 3 albaricoques medianos (frescos)

Si usted tiene problemas para conseguir que sus seres queridos coman más verduras, tal vez sea el momento de emplear una nueva táctica. ¿Por qué no les ofrecemos alimentos que tengan el valor nutritivo de la verdura pero el dulce sabor de la fruta? Nuestro favorito entre éstos es el albaricoque.

Como todas las verduras que en su color van del amarillo al naranja, los albaricoques son un almacén de caroteno, que es la forma vegetal de la vitamina A. El caroteno ha tomado por asalto el mundo de la nutrición desde que se lo vinculara hace ya varios años con la prevención del cáncer. En un estudio que hizo época, el doctor Richard Shekelle y sus colaboradores, del Centro Médico Rush-Presbyterian-St. Luke's de Chicago, compararon los casos de cáncer de pulmón entre aquellos con dieta alta y aquellos con dieta baja en caroteno. De los 500 hombres en el grupo de las dietas altas en caroteno, sólo 2 contrajeron cáncer de pulmón, mientras que de los 500 del otro grupo, enfermaron 14.

Según el doctor Peter Greenwald, director de la División de Prevención y Control del Cáncer del Instituto Nacional de Cáncer (Estados Unidos), otros estudios también han demostrado los efectos protectores del caroteno, no sólo contra el cáncer de pulmón sino también contra el de estómago, vesícula, esófago y garganta. Como resultado de esto, el Instituto patrocina actualmente más de una docena de estudios para confirmar la capacidad del caroteno como elemento protector.

Con los albaricoques, usted puede cubrir su cuota de caroteno. Tres frutas crudas o diez medios albaricoques secos le aportarán la mitad de la dosis recomendada. Y ya sean enlatados, frescos o secos, los albaricoques tienen poco o nada de grasa, sodio y colesterol, lo que es una ventaja para su corazón. Los albaricoques secos ofrecen una ventaja extra para el corazón sano: muchísimo potasio. De hecho, un puñado de diez albaricoques secos aportan tanto potasio como una naranja mediana o un plátano.

El potasio no es el único mineral presente en el albaricoque. La misma cantidad de diez mitades tiene un 20 por ciento de la cantidad de hierro recomendada para los hombres y las mujeres posmenopáusicas y es una fuente moderada de cobre, con un 10 por ciento de la cantidad recomendada. Desde luego, la alta concentración de minerales en los albaricoques secos tiene un precio: más calorías que en los crudos o enlatados en su jugo.

En el mercado: El albaricoque fresco ideal tiene un color naranja dorado. Un tinte rosado indica su dulzura. Si es recogido antes de tiempo, es difícil que madure del todo o alcance la plenitud de sabor. Cuando están a punto son blandos al tacto. Evite los albaricoques arrugados. Cuando compre albaricoques en lata, lea la etiqueta para comprobar que están en su jugo y no en almíbar. A la hora de comprar albaricoques secos busque los que no están demasiado arrugados.

Trucos de cocina: En casa, trate los albaricoques como si fueran melocotones frescos. Déjelos a temperatura ambiente para que acaben de madurar y después guárdelos en el frigorífico en bolsas de plástico perforadas. Guarde los albaricoques envasados, después de haber abierto la lata, en un recipiente hermético y métalo en el frigorífico. Los secos también se pueden guardar en frascos de cristal bien cerrados.

Si quiere cocinarlos, póngalos en zumo de naranja o agua y hiérvalos hasta que estén blandos. Después sazónelos al gusto con canela o las especias que más le agraden. (Las especias que van bien con las calabazas y las manzanas sirven también para los albaricoques.)

Para mayor placer: Los albaricoques crudos se prestan muy bien para postres y comidas. Los puede servir:

- En puré con frambuesas sobre tartas, frutas o yogur de vainilla.
- En conservas, chutneys y compotas.
- Cortados en mitades, sin el hueso, y hervidos en su jugo hasta que queden blandos y después cubiertos con jengibre molido. Se los sirve calientes. (También los puede cubrir con yogur helado.)

Si se encuentra con que los albaricoques que tenía están arrugados o macados, puede preparar néctar de albaricoque. Pélelos, quíteles el hueso y después páselos por la batidora. Bébalo bien frío o utilícelo en marinadas, ponches y sorbetes.

Los albaricoques en lata también pueden ser empleados para dar un toque distinto a sus comidas:

- Póngalos a hervir en un cazo con sidra y especias hasta que queden fragantes.
- Córtelos en rodajas y fríalos con pollo o píquelos y añádalos al relleno de aves.
- Córtelos de forma decorativa y utilícelos en las tartas en lugar del glaseado.
- Añádalos a las ensaladas de frutas y compotas.
- Dispóngalos en una bandeja de quesos.

Por último, queremos mencionarle algunas ideas para cocinar con albaricoques secos:

- Añada higos y ciruelas secas a los albaricoques. Hiérvalos y sírvalos como un fantástico acompañamiento al asado de carne.
- Corte en rodajas los albaricoques secos y agréguelos junto con pimiento verde y cebollas al pollo frito. El plato será muy colorido y delicioso.
- Píquelos y agréguelos a la masa de panecillos y a los batidos para rebozar, para aumentar el valor nutritivo y añadir un sabor nuevo y ácido.
- Prepare lonchas de albaricoque para la merienda. Estas finas láminas de albaricoque seco brindan una merienda tan deliciosa como nutritiva.

Ya sea que utilice albaricoques frescos, enlatados o secos, recuerde otro viejo truco a la hora de servirlos: son deliciosos con almendras. Para los botánicos no es ninguna sorpresa: ambos pertenecen a la misma familia.

Albaricoques en media concha

10   albaricoques frescos
1/2 taza de zumo y pulpa de naranja
1   pizca de canela molida
2   gotas de extracto de almendra
2   cucharaditas de jarabe de arce
3   cucharadas de requesón desnatado pasado por el chino
     Cáscara de naranja para la guarnición

Utilice un cuchillo bien afilado para cortar los albaricoques en dos, después quite los huesos y los tallos.

En un cuenco grande, mezcle el zumo de naranja, la canela, el extracto de almendras y el jarabe de arce. Añada los albaricoques y remuévalos hasta que queden bien cubiertos. Después déjelos marinar a temperatura ambiente durante 30 minutos.

Caliente la parrilla del horno.

Saque los albaricoques del cuenco y conserve la marinada. Rellene cada medio albaricoque con media cucharada de requesón y póngalos en el horno. Áselos hasta que estén ligeramente marrones, unos 4 minutos.

Mientras tanto, en un cazo pequeño, caliente la marinada a fuego fuerte hasta que reduzca a la mitad y quede bien espesa.

Disponga los albaricoques en platos de postre y écheles un poco de la crema por encima. Adórnelos con la cáscara de naranja y sírvalos calientes como postre, desayuno o almuerzo.

4 raciones

Alcachofas

Los valores se suman

53 calorías en una alcachofa mediana

Las alcachofas tienen pequeñas cantidades de muchísimas cosas buenas. Y todas estas pequeñas cantidades se suman para formar un alimento completo. Entre las cosas que tienen las alcachofas figuran pequeñas pero significativas cantidades de calcio, hierro, fósforo, niacina y vitamina C. Además, son una buena fuente de dos minerales: magnesio y potasio.

A pesar de no contener grasas, las alcachofas tienen más sodio que la mayoría de las frutas y verduras. Si usted está sometido a una dieta baja en sodio, téngalo en cuenta. Una alcachofa mediana cocinada contiene 80 miligramos de sodio. Aunque en comparación con muchos alimentos elaborados todavía es bajo.

En el mercado: Escoger una buena alcachofa no es difícil. Las buenas tienen un aspecto uniforme, son de color verde oliva y las hojas están bien prietas. Para hacerlas al vapor, las mejores son las redondas. El aspecto exterior de la alcachofa no es la única prueba de calidad. Las llamadas alcachofas de invierno pueden tener el exterior manchado y color bronce, pero mientras las hojas estén bien cerradas y el interior sea verde y de aspecto fresco, serán buenas de comer.

Las hojas que se abren o son de consistencia blanda indican que la alcachofa ya no es fresca. Si usted tiene dudas, apriete la alcachofa cerca de su oído. Si siente un crujido, todavía es buena.

Trucos de cocina: Las alcachofas frescas enteras se conservan en el frigorífico durante una semana, siempre que estén bien cerradas en una bolsa de plástico para conservar la humedad. Los fondos de alcachofa se congelan muy bien. Es muy fácil evitar que las alcachofas se decoloren mientras las prepara. En primer lugar, para cortarlas utilice un cuchillo o tijeras de acero inoxidable, no uno de acero al carbono. Segundo, añada jugo de limón al agua donde las hierva.

Cocerlas al vapor es una de las maneras más populares de prepararlas. De acuerdo con el tamaño, el tiempo de cocción varía de 30 a 60 minutos.

Cuando están cocidas, se pueden arrancar las hojas con toda facilidad. Moje las hojas en vinagreta o en su salsa favorita. Para quitar la carne de la hoja, muerda la hoja y tire.

Para mayor placer: Para una ocasión especial, rellene las alcachofas hervidas con carne de cangrejo y áselas en el horno. También puede considerar estas opciones:

- Busque alcachofas pequeñas que pueda cortar y asar en la parrilla.
- Ponga a marinar los fondos de alcachofa en una vinagreta de hierbas y sírvalos sobre hojas de lechuga.
- Con una cuchara quite la carne de las hojas, pásela por el pasapuré o la licuadora y añádala a sopas y salsas.

Fondos de alcachofas y gambas en vinagreta de chalotas

1/2 kg de gambas grandes (unas 24)
1 cucharadita de vinagre
2 cucharaditas de aceite de oliva
1 cucharada de tomillo fresco o 1 cucharadita de tomillo seco
8 fondos de alcachofa cortados en cuatro
6 hojas grandes de acelgas, picadas
2 escalonias picadas
   El zumo y la pulpa de 1 lima

Pele las gambas y hiérvalas en poca agua durante unos 5 minutos.

En un bol pequeño, mezcle el zumo y la pulpa de lima, el vinagre, el aceite, las chalotas y el romero.

En una fuente grande de servir, ponga las alcachofas y el aliño. Añada las gambas, las acelgas y las escalonias, y mézclelo bien. Sírvalas a temperatura ambiente o frías.

4 raciones

Alfalfa, brotes de

Superalimento Cinco Estrellas

10 calorías por taza

Algunas veces no es lo que se tiene lo que cuenta sino no lo que no se tiene. Los brotes son el ejemplo perfecto. A pesar de ser pobres en proteínas, vitaminas y minerales, merecen la calificación de superalimento porque equilibran la balanza con otros tres atributos: poquísimas calorías, nada de grasa y prácticamente nada de sodio.

En el mercado: Los brotes que saben mejor miden de 5 a 6 centímetros de largo. Un manojo bien fresco no tendrá líquido en el fondo de su recipiente y también olerá a fresco. Por lo general, los brotes se mantendrán frescos más o menos durante una semana pero deben estar guardados en el frigorífico. Nosotras preferimos sacarlos del envase y guardarlos en un recipiente que los proteja de ser aplastados.

Trucos de cocina: Los brotes tienen mejor sabor cuando se comen crudos, ya sea en bocadillos, como guarnición o en ensalada. Pero como sabrá cualquier amante de los brotes, su consistencia fibrosa hace que se enreden con los otros ingredientes de la ensalada. Para evitarlo, ponga los brotes formando un anillo alrededor de la ensalada o encima de ella. Después aderécelos con algún aliño de ensalada; el de zumo de limón con semillas de sésamo molidas (tahini) es fantástico.

Para mayor placer: Si bien a nosotras nos gustan crudos, comprendemos que usted pueda estar cansado de los brotes crudos. Aquí tiene unas cuantas maneras que puede probar:

- Añádalos, picados o molidos, a las rosquillas y buñuelos.
- Póngalos en las sopas y guisos pero después de la cocción.
- Cómalos con palillos chinos en lugar de tenedor para cambiar de ritmo.

Esperamos confiadas en que una vez haya probado los brotes de alfalfa, ya no los quiera dejar. Entonces, usted querrá sembrarlos porque no hay punto de comparación entre los comprados y los que plante en casa. Todo lo que necesita es un puñado de semillas y un sembradero, y al cabo de muy poco tiempo usted estará cosechándolos en su cocina.

Ensalada primaveral de arroz con brotes de alfalfa

2 tazas de arroz cocido
1/2 taza de guisantes
2 escalonias picadas
1/2 taza de espinacas frescas cortadas en juliana
1 cucharada de aceite de oliva
1/2 cucharadita de albahaca seca
1/2 cucharadita de orégano seco
1 cucharadita de mostaza de Dijon
2 tazas de brotes de alfalfa
El zumo y la pulpa de 1 limón

En una fuente de ensalada mezcle el arroz, los guisantes, las escalonias y las espinacas.

En un bol pequeño, bata el aceite con el zumo de limón, la pulpa, el orégano, la albahaca y la mostaza.

Mezcle la mitad del aderezo con el arroz y los demás ingredientes. Después, ponga los brotes de alfalfa sobre el arroz y vierta por encima el resto del aliño. (Los brotes no los mezclamos con el arroz porque son difíciles de masticar.) Sírvala a temperatura ambiente en cuencos individuales.

4 raciones

Arroz integral

El grano entero y sólo el grano

116 calorías por 1/2 taza (cocido)

La gente come arroz desde hace siglos, pero no fue hasta que apareció la dieta del arroz de Kempner, en la década de los cuarenta, cuando sus valores nutritivos fueron apreciados por todos.

De hecho, el doctor William Kempner hizo que el arroz fuera noticia de primera plana. Al doctor Kempner se le ocurrió tratar a sus pacientes, que sufrían de tensión arterial alta, con una dieta de arroz y frutas, y en la mayoría de los sujetos, la tensión (y también el peso) bajó de forma radical. El doctor Kempner estaba convencido de que el bajo contenido de sodio en el arroz y las frutas era el responsable de los efectos positivos sobre la tensión. Sus colegas se mostraron un tanto reacios a compartir sus opiniones, pero los estudios posteriores demostraron que estaba en lo cierto. En la actualidad, sus trabajos se consideran clásicos, y la dieta del arroz se mantiene vigente.

Desde luego, esto no significa que, si usted tiene la tensión alta, deba hacer del arroz el plato principal de su dieta. Pero incluir un poco más de arroz en su menú constituye un paso en la dirección correcta. El arroz integral es especialmente indicado porque ofrece toda la fibra y los elementos nutritivos que la naturaleza puso en el grano. Si a éstos les sumamos sus 5 gramos de proteínas por taza, el arroz es algo más que «puro almidón».

En el mercado: Escoja el arroz de acuerdo al uso que vaya a darle. El tipo más popular es el de «grano largo», que es unas cinco veces más largo que ancho. Cuando se lo cocina, los granos quedan sueltos y ligeros, no pegados, con lo cual resulta el más indicado para pilafs, paellas, ensaladas, rellenos, arroz frito y a la cazuela.

El «grano medio» es más grueso y pegajoso que el largo, pero se lo puede utilizar en muchas de las mismas recetas. Algunos granos medios necesitan menos agua que el largo, así que siga las instrucciones del paquete.

El «grano corto» es casi redondo una vez cocinado. Es muy pegajoso y pesado. Los chinos lo emplean en las sopas y gachas, y los japoneses preparan *sushi*. El grano corto se usa en muchos países del sudeste asiático para elaborar pasta. Hay una variedad muy interesante llamada wehani. Sus granos son muy grandes y dorados, y cuando se cocina huele como las palomitas de maíz.

Cualquiera que sea la variedad, asegúrese de la frescura del arroz, oliéndolo. Descarte cualquier arroz con el mínimo rastro de olor rancio. Incluso se puede oler el arroz envasado. Si cuando al llegar a casa abre el paquete y no es fresco, devuélvalo.

Trucos de cocina: Guarde el arroz en frascos de cristal herméticos en el frigorífico. Se conservará unos seis meses.

El tiempo de cocción dependerá del tipo de calor que utilice, del material de la sartén, la humedad, la temperatura, el tamaño del grano y la edad del arroz. Por lo general, la mejor manera de preparar el arroz integral (excepto para el *risotto* y el *sushi*) es calentar un par de tazas de agua. Añadir una taza de arroz y dejar que hierva, sin tapar, durante unos 5 minutos. Después reducir el fuego al mínimo, para que se cueza muy lentamente, y tapar dejando sólo un pequeño resquicio. El arroz estará hecho cuando se haya consumido toda el agua, en unos 20 minutos.

Para recalentar el arroz que ha estado en la nevera, póngalo en un colador y caliéntelo al vapor.

Para mayor placer: El arroz integral no es sólo un alimento sano sino que también es delicioso y divertido de comer. Aquí tiene tres ideas sencillas para probarlo:

- Fría gambas en aceite de oliva con ajo, chalotas, y menta fresca y albahaca picadas. Rocíe con zumo de lima y después mezcle con arroz cocido. Sirva tibio sobre hojas de lechuga.
- En un plato hondo, ponga un piloncito de arroz y después eche la sopa caliente. La sopa de tomate y la de quingombó son las más indicadas.
- Mezcle el arroz cocido con trozos de pollo, cacahuetes, pimiento dulce picado, jengibre, ajo y salsa picante al gusto. Sirva a temperatura ambiente, o bien frío como ensalada, para acompañar el plato principal.

Arroz frito con cintas de verduras

  1   *zanahoria cortada en juliana*
  1   *puerro cortado en juliana*
1/2 *taza de judías verdes cortadas en juliana*
  2   *cucharaditas de aceite de oliva*
  2   *dientes de ajo picados*
  2   *tazas de arroz cocido*
  1   *cucharadita de miel*
1/4 *cucharadita de salsa de pimiento picante o al gusto*
  1   *cucharada de mantequilla de cacahuete*
  2   *cucharadas de albahaca o menta fresca picada (opcional)*
     El zumo y la pulpa de 1 lima

Ponga la zanahoria, el puerro y las judías verdes en un colador y páselas por agua hirviendo durante unos 12 segundos. Reserve las verduras.

En una sartén grande, caliente el aceite a fuego medio. Añada las verduras, el ajo y el arroz y sofría hasta que esté bien caliente y fragante, unos 4 minutos. (No llene demasiado la sartén; si es necesario, hágalo en dos tandas.)

En un cuenco pequeño, mezcle el zumo y la pulpa de lima, la miel, la salsa picante, la mantequilla de cacahuete y la albahaca o la menta, si la va a utilizar. Añada a la mezcla el arroz con verduras y mezcle bien. Sirva caliente como acompañamiento. También se puede comer como plato principal acompañado de consomé.

4 raciones

Avena y salvado de avena

Alimento abundante y sano para el corazón

Crema de avena: 110 calorías por 30 gramos
Salvado de avena: 110 calorías por 30 gramos

Siempre es la misma historia. Una comida se pasa de moda, y de inmediato, se considera que está fuera de lugar en las dietas del momento. Pero entonces, alguien demuestra que el alimento anticuado brinda unos beneficios que no podrían ser más apropiados para las necesidades actuales. Este es el caso de la avena.

La avena y el salvado de avena han recuperado su merecida fama gracias al doctor James W. Anderson, profesor en la facultad de Medicina de la Universidad de Kentucky. El doctor Anderson obervó que las dietas ricas en fibra que había elaborado para sus pacientes diabéticos no sólo disminuían su necesidad de insulina sino que bajaban sus niveles de colesterol. Por lo tanto, decidió probar la fibra de un alimento, la avena, para ver cómo afectaba al colesterol.

Como el salvado contiene más fibras que la avena integral, el doctor Anderson elaboró una dieta que contenía 100 gramos de salvado de avena diarios (aproximadamente una taza de salvado seco). El salvado fue servido como cereal caliente y en la forma de cinco bollos diarios. Los resultados no pudieron ser mejores. El nivel de colesterol bajó en un 20 por ciento, una mejoría muy significativa. Además, como premio inesperado, los pacientes adelgazaron un kilo y medio durante la dieta de salvado.

Por su parte, el doctor John Eisenberg, de la Universidad de Pennsylvania, estudió el aspecto práctico de la prueba del doctor Anderson. En un artículo publicado en el *Journal of the American Medical Association* informó que el salvado de avena es una forma mucho más económica que los medicamentos para bajar los niveles de colesterol.

Además de sus muchas otras ventajas, el salvado de avena no tiene casi grasa ni sodio. La avena normal también contiene, aunque no en la misma cantidad, la fibra que baja el nivel de colesterol en la sangre. Pero además, tiene muy poca grasa y sodio, y es justo el tipo de comida anticuada que puede hacer mucho bien en las dietas modernas.

Salvado de avena

En el mercado: Se vende en cajas, bolsas de plástico y al peso. La aspereza del grano varía muy poco entre los diferentes tipos, pero no tiene importancia en cuanto al sabor. El salvado de buena calidad es de un color uniforme y tiene un ligero olor a nueces sin rastros de humedad.

Trucos de cocina: Para que se mantenga fresco, guárdelo en el frigorífico en un frasco hermético. Si sólo lo piensa emplear para el desayuno y repostería, ponga un grano de vainilla en el frasco y el salvado cogerá su aroma.

Para preparar un desayuno rápido para una persona, ponga 1 taza de agua y 1/2 taza de salvado en una fuente de tarta. Tape con un plástico perforado y cocínelo en el microondas a toda potencia, durante 1 o 2 minutos.

Para mayor placer: El salvado es un alimento maravilloso y no tendrá problemas a la hora de encontrarle usos. Es muy versátil, así que lo podrá comer de muchas maneras. A nosotras nos gusta como cereal caliente, en panes y bollos caseros o cocido acompañado de fruta fresca o pasa. (Las manzanas, los melocotones y las bayas los acompañan muy bien.)

Avena: normal o instantánea

En el mercado: La única diferencia entre la avena normal y la instantánea es el tamaño de los copos. La avena normal son los copos enteros, mientras que para preparar la instantánea se trocean los copos, reduciendo el tiempo de cocción. Por lo tanto, ambas conservan todas sus propiedades. (No obstante, a la instantánea se le agrega sal, así que los que están sometidos a dieta de sodio deben estar prevenidos.)

Al cocinarlas, verá que la avena normal tarda un poco más y su textura es más parecida a la de la nuez. La instantánea sirve también para la repostería. La elección sólo depende de su preferencia personal en cuanto a la textura.

Trucos de cocina: Guárdela en recipientes bien herméticos en el frigorífico y se conservará casi un año.

El modo de cocinarla depende de la textura que quiera obtener. Si no le molesta que sea un poco áspera, eche la avena en un cazo con agua o zumo hirviendo. Si la prefiere algo más cremosa, póngala en agua a temperatura ambiente, y después cocínela. En cualquier caso, utilice un cazo de fondo grueso y el fuego bajo para evitar que se pegue.

Para mayor placer: Desde las gachas de los cuentos infantiles hasta el desayuno actual, la avena ha sido siempre uno de los alimentos favoritos para comenzar el día. Aquí tiene algunas sugerencias para tomarla también en el almuerzo o la cena:

- Échela en las sopas para obtener una textura cremosa sin añadir grasas.
- Sustituya con avena parte de la carne en las albóndigas, pasteles y empanadas de carne.
- Úsela para preparar la masa de tartas, bollos y pan.
- Eche una taza de avena en la batidora y desmenúcela para preparar harina. La puede emplear en repostería y para empanar pollo.

Pasta quebrada de avena

> 1   *taza de avena instantánea*
> 1/2 *taza de salvado de avena*
> 2   *claras de huevo*
> 1   *cucharada de mantequilla o margarina derretida*

Caliente el horno a 175 °C.

En un bol, mezcle la avena y el salvado.

En otro bol mediano, bata las claras hasta que estén espumosas y ligeramente montadas, unos 25 segundos.

Añada la mantequilla a la avena y mezcle bien. Agregue las claras batidas y vuelva a mezclar.

Unte con un poco de aceite un molde de tarta de 22 cm de diámetro. Eche la mezcla de avena y utilice una hoja de papel parafinado para mantenerla extendida por el fondo y por los costados.

Hornee hasta que la capa esté ligeramente tostada, firme y seca al tacto, unos 15 minutos. Como relleno utilice una *mousse* de frutas, crema de vainilla o pastel de calabaza. Póngala a enfriar en el frigorífico. También se puede rellenar con verduras.

4 raciones

Batata (o boniato)

Una patata llena de vitalidad

103 calorías por 1/2 taza de puré

Desde el punto de vista de la nutrición, el boniato está cargado de vigor y energía. Es tan rico que valorarlo únicamente por la vitamina A es como encontrar un tesoro oculto y contar la calderilla en lugar de los billetes.

El boniato tiene tanta vitamina A que incluso unos pocos bocados al día cubrirán sus necesidades. De hecho, el contenido es tan alto que una taza de puré de boniato aporta más de 43.000 unidades internacionales. Nada menos que ocho veces la dosis mínima diaria.

La vitamina A viene en forma de caroteno, y su capacidad para reducir el riesgo de cáncer de pulmón es tan alto que algunos especialistas están preocupados. Si bien aceptan que la relación cáncer/caroteno ofrece muchas esperanzas para evitar el mal, les preocupa que muchos fumadores simplemente van a aumentar sus tomas de caroteno en lugar de dejar de fumar. El doctor Charles Hennenkens, investigador de Harvard, que trabaja en este proyecto, señala que «incluso en el caso de que el betacaroteno resulte eficaz para reducir los fallecimientos por cáncer de pulmón hasta en un 50 por ciento, los fumadores tendrían un riesgo de 10 a 15 veces mayor que los no fumadores, en lugar de ser entre el 20 y el 30 actual».

En nuestra opinión, eso no está tan mal. Cualquier cosa que ayude a reducir un factor de riesgo por poco que sea, es de agradecer. ¡Especialmente cuando es tan sabroso!

En el mercado: Escoja los boniatos que estén duros, bien formados y sean de color vivo. Por cierto que el color puede ser tostado, castaño claro, marrón rojizo o rojo borgoña.

Trucos de cocina: Guárdelos sin envolver en un sitio seco y fresco. Se conservarán hasta dos meses. Los de carne anaranjada son los mejores para

¿Ñame o boniato?

Muchas veces estos dos nombres se intercambian aunque no se refieran exactamente a la misma cosa.

El ñame es un tubérculo enorme que crece en zonas muy cálidas de América Central y África y que a veces se vende por trozos en tiendas especializadas en frutos exóticos.

La batata o boniato (o camote) no es más que una de las cincuenta variedades de tubérculos que aparecen en el mercado durante la temporada estival. Al igual que el ñame, la mayoría de los boniatos tienen una carne color naranja cremoso, pero son muchísimo más pequeños, jugosos y más fáciles de encontrar.

Hay muchos supermercados en Estados Unidos donde los nombres se intercambian, aunque no sea correcto. Algunos especulan que la mezcla de nombres comenzó con los esclavos africanos. Echaban de menos los ñames de su tierra natal y dieron su nombre a las batatas que encontraron en el sur de Estados Unidos.

Una advertencia: Si alguna vez visita un país africano y alguien le ofrece un ñame, vaya en busca del coche. Lo necesitará para poder llevárselo a casa.

preparar al vapor, hervidos o en el microondas. En otras palabras, la cocción húmeda realza su textura. Los de carne blanquecina o naranja muy pálido son adecuados para el horno.

Cortados en trozos y preparados al vapor, tardarán unos 15 minutos en cocerse. Un boniato, pinchado y envuelto en papel parafinado, necesitará entre 4 y 5 minutos en el microondas a toda potencia. En un horno normal, tardarán unos 55 minutos a temperatura casi máxima.

Para mayor placer: Aquellos que desprecian el boniato es porque sólo lo han probado cubierto de mermelada. No debemos sorprendernos de que desconozcan la deliciosa y aromática contribución del boniato a muchos platos. Por ejemplo:

- Mezcle trozos de boniato asado con almendras, uvas, pasas y un poco de mantequilla. Sirva con pollo al horno.
- Añada boniato cortado en dados al pollo al curry. Sirva caliente.

● Eche boniato rallado o en rodajas a las sopas de verduras y guisos para dar un toque de color y dulzura.

Sopa de boniato con apio

1	cucharada de aceite de maíz
1/2	taza de cebollas picadas
1	taza de apio en rodajas
500	g de boniato pelado y cortado
2	tazas de caldo de pollo
1	hoja de laurel
1/2	cucharadita de albahaca seca
	Dados de pan tostado para guarnición

En una olla grande, caliente el aceite a fuego medio. Eche la cebolla y sofría hasta que se dore, unos 3 minutos.

Añada el apio, el boniato, el caldo, la hoja de laurel y la albahaca. Cuando rompa el hervor, reduzca el fuego y continúe la cocción, con la olla medio tapada, hasta que las verduras estén tiernas, unos 25 minutos.

Retire la hoja de laurel y haga una crema con las verduras en la batidora. Sirva caliente, con los dados de pan tostado.

4 raciones

Bayas

¡Vaya, vaya, qué buenas son!

Arándanos: 81 calorías por taza
Frambuesas: 60 calorías por taza
Fresas: 45 calorías por taza
Moras: 74 calorías por taza

¿Problemas de peso? Si es así, las bayas no podrían venirle mejor. Ideales como dulces bajos en calorías, ofrecen un premio extra, suministrándole las fibras que usted necesita para absorber menos calorías de las que come.

Los investigadores británicos D. A. T. Southgate y J. V. G. A. Durnin descubrieron que las fibras de las frutas, verduras y panes integrales reducen la absorción de las calorías de los alimentos, lo suficiente para tener un efecto positivo sobre el peso sin un efecto negativo en la salud.

Cuando lo que usted necesita es fibra no soluble, las moras y las frambuesas son ideales. Su sabor no tiene nada que ver con el salvado ni los cereales integrales y, sin embargo, su contenido en fibra no soluble está en el mismo nivel de los mejores cereales completos.

Además, las bayas son justo lo que los expertos, como el doctor Herbert Langford, sospechan que necesitamos para mejorar nuestra presión sanguínea. Catedrático en la Universidad de Mississippi, el doctor Langford ha realizado investigaciones que apuntan a que nuestros problemas de presión sanguínea no son sólo atribuibles a demasiado sodio, sino también a pautas dietéticas en las que el potasio (colaborador del sodio) se ingiere en cantidades demasiado pequeñas como para mantener un equilibrio saludable entre estos dos minerales. Debido a que las bayas suministran una buena cantidad de potasio prácticamente sin sodio, pueden servirnos para restaurar un mejor equilibrio entre estos dos elementos, favoreciendo así nuestra presión sanguínea. Sume a esto el bajo contenido de grasa y se dará cuenta de que son un alimento que podemos comer para gran alegría de nuestro corazón.

Moras y arándanos

En el mercado: Busque siempre las mejores. Las moras deben ser negro azabache, y los arándanos cultivados, de un color azul pólvora. Todas las bayas deben ser duras; las blandas y húmedas no durarán mucho.

Trucos de cocina: Ponga las bayas en el frigorífico lo antes posible, sin lavarlas ni taparlas. Nosotras guardamos las bayas en un plato de plástico llano para evitar que se aplasten entre sí. (Quite las bayas aplastadas y consúmalas de inmediato.) Incluso en su mejor punto y por muy bien que se las trate, las bayas no aguantarán más de dos o tres días.

Para mayor placer: Las bayas pueden comerse crudas después de quitarles los tallos. Aquí tiene otras sugerencias:

- En lugar de tirar las bayas demasiado maduras, hiérvalas con un poco de zumo y úselas para recubrir postres.
- Emplee bayas para hacer pasteles, mermeladas, conservas, siropes, rellenos para *crêpes,* helados y yogur.
- Añada bayas a la masa para bizcocho y batido para *crêpes.*
- Agregue a los platos con bayas el sabor de naranjas, canela y vainilla.

Frambuesas

En el mercado: Las frambuesas rojas son las que más abundan porque son las de más fácil cultivo y transporte. Pero, de cuando en cuando, también encontrará frambuesas negras, y esporádicamente, incluso amarillas o blancas. El color no tiene mayor importancia pero insista en que sean duras y estén libres de moho, y que se sientan secas y frescas al tacto. El tallo deberá ser verde vivo.

Trucos de cocina: Puede que la belleza sea sólo algo superficial, pero haga una excepción con las frambuesas. Para estas deliciosas bayas, la belleza es la mejor prueba de una gran calidad. Cómprelas si son bonitas, pero recuerde, desde luego, que en cada caja siempre habrá algunas aplastadas. Estas últimas son buenas para comer siempre que lo haga de inmediato, pues no se conservarán mucho tiempo.

Vinagreta de frambuesas casera

Incluso el más torpe de los cocineros es capaz de preparar una vinagreta digna de un *gourmet*. No tiene más que poner una taza de frambuesas en una jarra de vidrio. Después, caliente (sin hervir) una taza y media de vinagre blanco suave. Échelo sobre las cerezas, tape la jarra y déjelas reposar hasta el día siguiente. Por la mañana, cuélelas y póngalas en el frigorífico.

Se entusiasmará con el delicioso toque agridulce que dará a los aliños de ensalada, marinadas y salsas. También lo puede utilizar para glasear carnes al horno.

Guarde las frambuesas sin lavar y sin tapar en un envase llano, en el frigorífico. Se conservarán durante unos días siempre que usted resista la tentación de comérselas. No las ponga jamás en envases de aluminio, hojalata ni hierro porque si lo hace las frambuesas rojas perderán su hermoso color y se tornarán azules.

Debido a que son tan delicadas, tenga siempre mucho cuidado al lavarlas. Quite a mano los restos de hojas y los tallos.

Para mayor placer: ¿De verdad necesita ideas para disfrutar aún más de las frambuesas? Lo dudamos, pero por si acaso, aquí tiene algunas:

- Emplee las frambuesas frescas enteras en *crêpes* o postres con yogur helado, pasteles o pudin.
- Haga un puré de frambuesas, y pruebe si está dulce. Si es necesario agregue una cucharadita de miel y luego mézclelo con un poco de yogur natural. Úselo como crema para postre.
- Eche una cucharada de puré de frambuesas en agua mineral con gas o zumo de naranja. Sírvalo frío con una rodaja de lima.
- Dé un toque de color a las ensaladas verdes y a las de pollo agregándoles un puñado de frambuesas. Sazónelas con una vinagreta de frambuesas para servir un plato de categoría.

Fresas

En el mercado: Una fresa bien madura es encarnada, brillante, firme y tiene un pequeño casquete verde. Han de ser secas al tacto y estar libres de cualquier rastro de moho.

Debido a que la madre naturaleza impide que muchos de nosotros podamos disfrutar de fresas frescas durante todo el año, las congeladas son la única opción disponible durante algunos meses. A pesar de que los amantes de las fresas puedan disentir, nosotras creemos que las congeladas son buenas para hacer purés, cremas y postres helados. Cómprelas sin azúcar y así podrá endulzarlas a su gusto.

Trucos de cocina: No es complicado guardar las fresas en casa. No las lave antes de guardarlas; basta con ponerlas en una bolsa de papel abierta en el frigorífico. Durarán varios días. Si en la caja encuentra que hay fresas que no están maduras, déjelas fuera del frigorífico y cúbralas, sin apretar, con un plástico. A la mañana siguiente, estarán mucho más dulces. Para prepararlas, lávelas, quite los tallos verdes y ya las puede cortar. De esta manera, no perderán su sabroso jugo.

Para mayor placer: Las buenas fresas no necesitan aderezos. Pero combinan tan bien con otros sabores que incluso el más ardiente de los puristas no se resistirá a algunas de estas ideas:

- Unte una tostada con queso fresco, un poco de canela en polvo, y corónela con rodajas de fresas.
- Mezcle fresas pequeñas con trozos de aguacate, naranjas y nueces. Rocíelas con una salsa vinagreta clara y sírvalas frías.
- Prepare un puré de fresas y añada zumo de naranjas concentrado para que se endulce, si fuese necesario. Enfríelo y utilícelo como crema para postres, con yogur de vainilla, tarta de limón o *crêpes*.

Hay muchas maneras deliciosas de disfrutar de las fresas como postre sin necesidad de ingerir montones de grasa y azúcar refinado. Aquí tiene unas cuantas ideas. Mezcle cualquiera de los ingredientes con dos tazas de fresas.

- 1   cucharada de vinagre de frambuesa o arándanos.
- 1/4 taza de yogur de vainilla desnatado.
- 2   cucharadas de coco tostado sin azúcar.
- 1/2 cucharadita de raíz de jengibre picada y 1/4 cucharadita de canela en polvo.
- 1   cucharada de zumo de naranja y 1/4 cucharadita de piel de naranja.

Cóctel de arándanos con crema de frutos de la pasión

2   tazas de arándanos frescos o congelados
4   frutos de la pasión (granadilla) bien maduros
1/4 cucharadita de piel de naranja
2   cucharadas de yogur natural desnatado

Lave los arándanos y, si son frescos, quíteles el tallo. Póngalos a escurrir en un colador.

Corte la parte superior de los frutos de la pasión y con una cucharilla extraiga las pulpas y póngalas en un cuenco pequeño. Pase la pulpa por el chino para quitar las pepitas, recogiéndola en el mismo cuenco. Agregue la piel de naranja y el yogur.

Para servirlos, ponga los arándanos en copas de vino o de cóctel y écheles la crema por encima.

Nota: Si no encuentra frutos de la pasión, sustitúyalos por tres kiwis pelados y triturados en la batidora.

4 raciones

Fresas frescas con vinagre de manzana

2   tazas de fresas frescas
1   cucharada de vinagre de manzana

Lave las fresas, quíteles el tallo. Mézclelas con el vinagre y sírvalas a temperatura ambiente o algo frías en vasos de vino o cuencos pequeños.

4 raciones

Tarta de frambuesas

Masa

2 cucharadas de mantequilla
2 cucharadas de jarabe de arce
1/4 taza de puré de plátano muy maduro
1 huevo batido
1/4 cucharadita de extracto de almendras
1/2 taza más 1 cucharada de harina
1/2 taza más 1 cucharada de avena
1/2 cucharadita de levadura en polvo

Relleno

1 taza de yogur natural desnatado
1 cucharada de zumo de naranja helado y concentrado
150 g de frambuesas frescas

Caliente el horno a 190 °C.

Para hacer la masa: En un bol grande, bata la mantequilla con el jarabe de arce. Añada el plátano, el huevo y el extracto de almendras y mézclelo todo muy bien. En un bol más pequeño, mezcle la harina con la avena y la levadura. Agregue los ingredientes secos a los líquidos y mézclelo.

Unte con mantequilla el fondo de un molde desmontable de 25 cm y extienda la masa con las manos un poco húmedas. Métalo en el horno y déjelo cocer hasta que la pasta comience a dorarse y esté seca al tacto, unos 20 minutos. Sáquela y déjela enfriar sobre una rejilla.

Para preparar el relleno: En un cuenco mediano, mezcle el yogur con el zumo de naranja. Extienda la mezcla sobre la masa fría, y después distribuya por encima las frambuesas. Sírvala a temperatura ambiente o algo fría.

4 raciones

Bróculi

El rey del clan de las coles

24 calorías por taza (crudo)
46 calorías por taza (cocido)

¡Ya es oficial! ¡El bróculi es la verdura favorita de Estados Unidos! De acuerdo con las últimas encuestas, el equipo formado por el bróculi y la coliflor está el primero entre las «verduras favoritas». Un 40 por ciento de los encuestados escogió el bróculi y la coliflor como números uno.

En nuestra opinión, hay tres factores que destacan en el bróculi.

El bróculi es la verdura número uno contra el cáncer. El doctor Saxon Graham y sus colaboradores, de la Universidad Estatal de Nueva York en Buffalo, estudiaron los hábitos alimentarios y el riesgo de cáncer en más de 1.000 hombres. Se relacionó la ingestión de bróculi con un menor riesgo de cáncer de colon, hallazgo confirmado en trabajos más recientes.

¿De qué manera ayuda el bróculi a prevenir el cáncer?

- Uno: Pertenece a la familia de las coles, que figuran entre las verduras anticáncer.
- Dos: Es rico en caroteno, un elemento que según se cree ayuda a prevenir el cáncer.
- Tres: Una taza de bróculi fresco cocido brinda nada menos que dos veces y media la dosis mínima de vitamina C diaria.
- Cuatro: Es una de las mejores fuentes vegetales de calcio, otro elemento que, al parecer, tiene propiedades que previenen el cáncer.
- Cinco: Casi no contiene grasa, lo cual es una gran noticia para todas las personas preocupadas por el cáncer de mama, colon, próstata y otros órganos.

El bróculi es todo corazón. Como casi no tiene grasas y contiene algo de fibra soluble, no podía ser mejor para los niveles de colesterol. Y su presión sanguínea agradecerá todo el potasio que aporta el bróculi, además de todo el sodio que no le da.

Los huesos adoran el bróculi. Como hemos dicho antes, el bróculi es una de las pocas verduras que contiene calcio (una taza aporta unos 140 miligramos). Y nos da el calcio sin grandes niveles de proteínas que, según se sospecha, contribuyen a la pérdida de calcio.

En el mercado: Escoja los bróculi que tengan una cabeza pequeña, cerrada y compacta, y tallos firmes. El color también es una clave: los tallos deben ser oscuros y la cabeza no debe estar amarillenta. El tinte violáceo de algunas variedades es señal de que es fresco. Rechace los bróculi que estén blandos, aquellos cuyas yemas comiencen a abrirse y los que tengan manchas amarillentas.

Trucos de cocina: Envuélvalo en una bolsa de plástico perforada y métalo en el frigorífico lo antes posible. Se conservará unos tres días. Si quiere conservarlo por más tiempo, escáldelo hasta que adquiera un color verde brillante. Entonces lo podrá tener en el frigorífico hasta cinco días.

Para prepararlo, separe las cabezas en tallos e inflorescencias, si lo desea. Los tallos tardan más en cocerse, así que si tiene que preparar ambos, comience por éstos. Pele los tallos más duros y así podrá cocerlos junto con las hojas y flores.

Para mayor placer: El bróculi es excelente, incluso preparado de la manera más simple. Cocínelo al vapor hasta que esté tierno, unos 7 minutos. También lo puede hacer:

- En el microondas, hervido, frito o salteado.
- En sopas y guisos, y como acompañamiento de arroz frito y platos de pasta.
- Espolvoreado con alguna hierba de sabor ácido, como tomillo fresco o pimienta recién molida, es una delicia con pocas calorías.

Sopa de bróculi con patatas y queso

1	cucharada de aceite de oliva
400	g de bróculi troceado
1	patata grande en rodajas
1	puerro troceado
2	chalotas troceadas
2	tazas de caldo de pollo
1	cucharadita de tomillo seco
1	cucharadita de orégano seco
1/2	cucharadita de curry en polvo
2	cucharaditas de mostaza de Dijon
1	taza de leche
1/3	taza de queso rallado

Caliente el aceite en una olla grande de fondo grueso. Añada el bróculi, la patata, el puerro y las chalotas, y saltéelo, removiendo con frecuencia a fuego medio-fuerte durante 5 minutos.

Añada 1 taza de caldo, junto con el tomillo, el orégano y el curry. Tape la olla y deje cocer a fuego lento hasta que las verduras estén muy tiernas. Unos 30 minutos. Remueva de vez en cuando.

Deje que la sopa se enfríe, después póngala en la batidora, junto con la mostaza, y bátala hasta que quede una crema suave. (No la bata demasiado porque la patata se pondrá gomosa.)

Eche el puré en la olla y añada el caldo restante, la leche y el queso, y caliente a fuego suave, removiendo para que se mezcle bien. Cuando esté fundido el queso, estará lista la sopa. Sírvala caliente.

Casi 1 litro

Buey magro

Mantenerse al ritmo de los tiempos

170 a 210 calorías por 100 gramos (cocinado)

Hay que reconocerlo: la carne de buey ha tenido mala prensa. No es que dudemos de que los riesgos de la carne con mucha grasa y las demás carnes rojas sean reales. Pero asimismo queremos señalar que la carne magra de buey también tiene puntos a su favor. En particular, estamos sorprendidas por la forma en que pequeñas cantidades de carne magra pueden hacer que aproveche mejor los alimentos que las acompañan.

¿De qué manera resalta la carne los beneficios de los otros alimentos? Para conocer algunos hechos, consultemos la biblia del dietólogo, el manual titulado «Raciones Dietéticas Recomendadas» (RDR). Actualizada entre cada cuatro y seis años, esta guía para evaluar la adecuación nutritiva es publicada por el Consejo Nacional de Investigación, primo de la Academia Nacional de Ciencias (ambos de Estados Unidos).

Según los autores de este manual, las pequeñas cantidades de carne aumentan el valor nutritivo de una dieta de las siguientes maneras:

- Proporciona el llamado factor carne, que nos ayuda a asimilar una mayor cantidad del hierro no hemático de los alimentos, más difícil de asimilar, y los suplementos de hierro. El manual cita este factor como uno de los tres más importantes en la absorción del hierro.
- Proporciona vitamina B_{12}. Sólo una pequeña cantidad de este nutriente es capaz de prevenir graves trastornos nerviosos que suelen sufrir ocasionalmente aquellas personas que no comen carne durante muchos años (se ha comprobado que sólo la carne contiene esta importante vitamina). Pero el manual señala: «es innecesario consumir vitamina B_{12} cada día» porque la vitamina es «reciclada» continuamente por el organismo. Así que pequeñas cantidades de carne pueden hacer mucho en favor de tener suficiente vitamina B_{12}.
- Aumenta el valor nutritivo de los cereales al hacer más aprovechable su contenido de proteínas, lo cual es muy útil en los casos en que el contenido proteínico de la dieta sea escaso. Según el manual, no hacen falta tantas proteínas en el contenido total de la dieta cuando se incluyen

en ésta proteínas de gran calidad como las que se encuentran en la carne y los productos lácteos.

- Provee de cinc en una forma fácil de asimilar. Aun cuando las dietas sin carne pueden contener grandes cantidades de cinc, a veces se presentan deficiencias porque el cinc contenido en alimentos no cárnicos es más difícil de asimilar. Los científicos dicen que las dietas que incluyen proteínas animales «por lo general contienen cantidades adecuadas de importantes elementos nutritivos», como cinc, hierro, y también algunas vitaminas.

Desde luego, aquellos que no comen carne no tienen por qué estar condenados a sufrir deficiencias nutritivas. De hecho, nosotras somos partidarias desde siempre de las dietas vegetarianas. Al mismo tiempo, sin embargo, creemos necesario señalar que la mayoría de los problemas de salud de los que comen carne se deben, sobre todo, al hecho de comer demasiado del tipo de carne no conveniente.

Las raciones

¿Cómo pueden los amantes de la carne seguir comiéndola y al mismo tiempo cumplir con las recomendaciones dietéticas? Pues comiendo cantidades razonables de carne magra. ¿Y qué cantidad se considera «razonable»? Como mínimo, unos pocos trozos del tamaño de un bocado en un guiso serán suficientes para aportar beneficios nutritivos. Como máximo, consideramos que unos 100 gramos es un límite razonable.

Si usted, como la mayoría de nosotros, se pregunta cuánto representan 100 gramos, aquí tiene una guía para los cortes más comunes:

- Carne magra asada: tres trozos de unos 10 cm de largo, por 5 de ancho y 1/2 de grosor.
- Carne picada: una hamburguesa de unos 8 cm de diámetro y 2 cm de grosor.
- Redondo: un trozo de 10 × 8 × 2 cm.
- Espaldilla: un trozo de 10 × 5 × 2 cm.

También puede representarse los 100 g de carne como algo un poco más grande que la palma de la mano. No es una medida muy precisa, pero es bastante útil.

*Las calificaciones**

La calificación de la carne es un servicio opcional que brinda el Departamento de Agricultura de Estados Unidos. Dado que la calificación aumenta el coste de la carne, algunos productores no la realizan. Sin embargo, cuando se hace, las calificaciones le servirán de guía sobre su sabor y contenido de grasa.

Selecta (prime). La carne que opta a esta calificación proviene de un animal joven y hecho, y por lo tanto es sabrosa, tierna y jugosa. La carne selecta por lo general tiene mucho «veteado», o sea, pequeñas vetas de grasa entre los músculos de la carne. Como resultado, su contenido de grasa suele ser alto. Si bien se encuentra en los supermercados, la mayor parte la adquieren los restaurantes.

Escogida (choice). Es el tipo de carne calificada que se encuentra en el supermercado. La carne escogida no tiene tanto «veteado» (y por lo tanto, tiene menos grasa) como la selecta. No obstante, es tierna y jugosa. Si usted quiere sabor y nutrición, la carne escogida es la que más le conviene.

Buena (good). Menos tierna que la selecta o la escogida, tiene la ventaja de contener menos grasa. Si se la prepara con los métodos recomendados para las carnes magras, puede ser sabrosa, nutritiva y económica.

Normal (standard). La carne normal proviene de un animal joven y hecho que tiene poca grasa. Al no tener mucho sabor ni jugo, la carne normal no suele venderse en los supermercados.

Comercial (commercial). La carne que merece esta calificación no es ni tierna ni magra. Se destina a la industria alimentaria para uso comercial.

---

* Estas calificaciones corresponden en España, en líneas generales, a la calificación de solomillo, lomo, primera A y B, segunda y tercera.

En cuanto a la manera de escoger los trozos más magros, lo mejor es confiar en sus ojos. Un trozo que parezca graso, rodeado de un montón de grasa y con vetas, lo normal es que sea graso. Además, si la carne está calificada, esto le dará una indicación sobre su contenido de grasa. (Véase «Las calificaciones» para más detalles.)

Desde luego, las calificaciones de la carne tienen que ver con su sabor y su ternura. Aprender a seleccionar y preparar estas carnes para conseguir un buen sabor es también importante. Como la forma de cocinar el asado magro es diferente a la de los filetes, hemos dividido la carne magra en tres categorías. Usted encontrará recomendaciones para escoger, guardar y preparar cada una de ellas en los tres apartados siguientes.

Asados de carne magra

En el mercado: El morcillo, el redondo y la cadera, tapa y contratapa son las más magras; el costillar, el cuello, aguja y pecho son más grasas. Busque las carnes de textura firme y color rojo fuerte.

Trucos de cocina: Envuelva la carne en papel parafinado y guárdela en la parte más fría del frigorífico de uno a tres días. Para conservarla por más tiempo, congélela envuelta en papel de aluminio o en bolsas para congelar. Si la carne está bien congelada se guardará durante un año; las carnes magras se conservan mejor que las grasas. Un olor fuerte, una textura viscosa o el color gris verdoso, son señales de la carne estropeada.

El redondo de buey es muy sabroso pero, como todos los asados de carne magra, es más duro que la carne grasa. Por lo tanto, es mejor asarlo con calor húmedo, guisarlo a fuego lento o utilizarlo para carne picada. El tiempo de cocción variará de acuerdo con el peso y sus preferencias personales.

Para mayor placer: Para obtener excelentes resultados, ase la carne magra en bolsas para hornear o en una asadera. Esto ayuda a conservar la humedad y hace que la carne sea más tierna. Los asados magros quedan muy bien servidos con patatas, coles y cebollas hervidas. También los puede mechar con dientes de ajo. Después, cuézalos a fuego lento con cebolla y tomate.

Espaldilla

En el mercado: Al igual que el asado magro, los filetes de espaldilla han de tener una textura firme y color fuerte. Los cortes más blanquecinos, por lo general, son de animales jóvenes y la carne es más tierna. El color rojo oscuro indica que es carne de un animal mayor. Para guardarlos, siga los consejos señalados para los asados.

Trucos de cocina: Para ablandar la carne antes de ponerla en la parrilla, déjela marinar con sus condimentos favoritos. Salsa de soja, ajo, jengibre y tomate son nuestros preferidos. Si bien se recomienda calor húmedo para la carne magra, la espaldilla debe ser hecha a la plancha o a la parrilla a fuego fuerte; unos 7 minutos por lado para la carne poco hecha. (Si la cocina demasiado, la carne queda dura.) Por último, corte los filetes bastante finos y contra la fibra para conseguir un mejor resultado.

Redondo picado

En el mercado: Busque carne de redondo picado como una alternativa magra a las hamburguesas. Hay carnicerías que no tienen bandejas de redondo picado, pero le picarán cualquier trozo de carne magra si lo pide. Por cierto que usted puede hacerlo en casa con una picadora o un robot de cocina. Esto le permitirá guardar el trozo entero por más tiempo que si lo compra picado.

Trucos de cocina: Envuelva la carne picada en papel parafinado y colóquela en la parte más fría del frigorífico. Debido a que las fibras se han roto al picarla, no se conserva tanto como los trozos o las piezas grandes. No demore en consumirla.

Para mayor placer: Como una alternativa baja en calorías a las hamburguesas comunes, prepárelas con redondo picado y fríalas en una sartén antiadherente, y después añada los demás ingredientes. El redondo picado también se puede hacer en el microondas, en la parrilla; salteado y añadido a sopas, guisos o chiles; o mezclado con cereales como el arroz para preparar albóndigas y rollos de carne.

Las rebanadas de tomate bien maduro y cebollas dulces constituyen el acompañamiento clásico del redondo picado.

Ensalada de solomillo con vinagreta picante

1/2 kg de solomillo de casi 2 cm de grosor
1 1/2 cucharaditas de mostaza de Dijon
3 dientes de ajo, picados
1 pimiento dulce rojo troceado
2 ramas de apio troceadas
3 cucharadas de perejil fresco picado
1 cucharada de zumo de naranja
1 cucharada de zumo de limón
1 cucharadita de vinagre
2 cucharaditas de aceite de cacahuete (o girasol)
Pimienta negra recién molida
Gotas de salsa picante, o al gusto

Unte el solomillo con la mostaza, un tercio de ajo y la pimienta. Después, déjelo marinar a temperatura ambiente, si es posible, durante 30 minutos.

En un cuenco mediano, mezcle el ajo que queda, los pimientos, el apio, el perejil, los zumos, el vinagre, el aceite y la salsa picante.

Caliente la plancha o la parrilla.

Cocine la carne a su gusto, de 3 a 5 minutos por lado para que no esté muy hecha.

Ponga el solomillo en una fuente y déjelo reposar unos 5 minutos. Luego, córtelo en lonchas muy finas. Mézclelo con los ingredientes del cuenco y sírvalo tibio.

4 raciones

Albóndigas con salsa de queso azul

1/2	kg de carne magra picada
1	huevo batido
1	diente de ajo picado
1/4	taza de puerros picados
1/4	taza de perejil fresco picado
2	cucharadas de migas de pan
1/4	taza de leche
1/4	taza de queso azul desmenuzado

En un cuenco grande, mezcle la carne, el huevo, el ajo, los puerros y el pan. Emplee las manos para mezclar bien los ingredientes.

Mójese las manos y haga unas 40 albóndigas del tamaño de una nuez.

Caliente bien una sartén antiadherente grande sobre fuego fuerte, y ponga tantas albóndigas como quepan sin estar apretadas. (Si la sartén es bastante grande entrarán unas 20.) Saltéelas a fuego vivo, dándoles la vuelta, hasta que estén cocidas y ligeramente tostadas, unos 10 minutos.

Mientras tanto, en un cuenco grande, mezcle la leche y el queso.

Cuando esté lista la primera tanda de albóndigas, sáquelas de la sartén y póngalas sobre papel para que absorba la grasa. Después, páselas al cuenco donde están la leche y el queso. El calor de las albóndigas derretirá el queso y hará una sabrosa salsa.

Continúe friendo las albóndigas hasta cocinarlas todas y póngalas en la salsa. Sírvalas caliente acompañadas con arroz o pasta.

4 raciones

Bulgur

El trigo de Oriente Medio

Unas 240 calorías por taza (preparado)

A pesar de que muchos lo desconocen, el bulgur no es otra cosa que trigo cocido a medias, puesto a secar y partido. Es otro alimento que tiene muchas cosas buenas: proteínas, niacina y hierro; y ninguna mala, es decir, ni grasas ni sodio. El colofón es que el bulgur es ideal para una amplia variedad de dietas, ya sea que estén pensadas para el corazón, la digestión, la diabetes o incluso para bajar de peso.

En el mercado: El bulgur se vende en tres categorías: grueso, medio y fino. El grueso es el mejor para los rellenos, y el fino es preferible para las ensaladas. Sea cual fuere la categoría, el bulgur debe oler limpio y a nueces.

Trucos de cocina: Almacene el bulgur en un bote de vidrio hermético en el frigorífico. Se conservará unos ocho meses.

Para cocinarlo, eche la cantidad de agua hirviendo suficiente para cubrir. Déjelo cocinar unos 20 minutos o hasta que los granos estén blandos. Cuélelo si sobra líquido.

Para mayor placer: Puede emplear el bulgur cocido de las siguientes maneras:

- Con ensaladas frías.
- Mezclándolo con la masa del pan antes de amasarla.
- En el batido para *crêpes*.
- Sustituya por bulgur el arroz en el pilaf.*

¿Nos creerá si le decimos que también le servirá como desayuno? Si le ha sobrado bulgur de la cena, usted puede prepararse un desayuno rápido. Ponga una ración en un cuenco, métalo en el microondas tapado con un plástico y caliéntelo a toda potencia durante un minuto. Después, añádale un yogur de vainilla, y a disfrutar.

* Arroz pilaf: plato originario de la antigua Persia, compuesto por arroz cocido con trozos de cordero, pollo, pescado o mariscos, y fuertemente condimentado con especias. (*N. del E.*)

Relleno de manzanas y bulgur

> 2   cucharaditas de aceite de oliva
> 2   chalotas picadas
> 2/3   taza de compota de manzanas
> 1/2   taza de leche
> 1/2   cucharadita de tomillo
> 1 1/2   tazas de bulgur cocido
>   Una pizca de nuez moscada recién rallada

En una sartén antiadherente, caliente el aceite a fuego medio-fuerte. Añada las chalotas y saltéelas hasta que estén blandas, unos 4 minutos.

Agregue la compota de manzanas y la leche, y cueza a fuego suave, removiendo con frecuencia, hasta que la mezcla se espese y reduzca a la mitad, unos 5 minutos. Retire la sartén del fuego y añada el tomillo, la nuez moscada y el bulgur.

Utilícelo como relleno de aves al horno: cuatro pechugas deshuesadas, cuatro filetes de pescado o cuatro becadas.

4 raciones

Calabazas

Más que un relleno de tartas

48 calorías por taza (en puré)

Las calabazas son divertidas de decorar, divertidas de cocinar y divertidas de comer, e incluso gustan a los niños a los que no les agradan las verduras. También los mayores, que suelen comer mucha verdura, tendrían que comer más calabaza. Es muy nutritiva y tal vez contribuya a disminuir su apetito.

Esta última posibilidad se planteó cuando la doctora June I. Kelsay, del Departamento de Agricultura de Estados Unidos, estudió cómo afectaban a la nutrición mineral las dietas ricas en fibras de frutas y verduras. Las dietas tenían su principal aporte de fibras en los higos y calabazas, y cada vez que se aumentaba la cantidad de estos dos alimentos, los pacientes se quejaban a la doctora Kelsay de que les obligaba a comer demasiado. Sin embargo, se ponía un gran cuidado en que las cantidades de calorías no variaran, al margen de la mucha o poca fibra que hubiera en el menú. Por lo tanto, era la cantidad de fibra, y no la de calorías, lo que hacía que los sujetos se sintieran ahítos.

Durante la dieta rica en fibras, los pacientes de la doctora Kelsay asimilaron menos grasas y calorías de sus alimentos. No obstante, no se apreciaron cambios en la absorción del calcio, magnesio, cobre o cinc.

La vitamina A no era uno de los puntos del estudio, pero como le dirá cualquier dietólogo, el pastel de calabaza que comían estas personas les aportaba una buena cantidad. Además, su color anaranjado indica que también contiene mucho betacaroteno (provitamina A), al que se le atribuyen cualidades para prevenir el cáncer.

En el mercado: Las mejores para comer son las «calabazas con cuello» que tienen el aspecto de un balón de rugby con un mango largo y curvo. La cáscara de las calabazas más grandes puede ser empleada como recipiente y es excelente para preparar guisos. Independientemente de la variedad, siempre elija las que tengan la piel limpia, sin cortes y sin puntos blandos.

Trucos de cocina: Las calabazas con cuello, magníficas para preparar tartas y pasteles, deben guardarse en un lugar fresco. Si la quiere usar en un pastel, debe comenzar por cortarla en trozos y hervirla en agua a fuego lento hasta que esté tierna, entre 20 y 40 minutos según el tamaño. Cuele, deje enfriar, quite la piel y prepare el puré. Puede usarlo de inmediato o congelarlo. Congelado se aguantará un año.

Las calabazas redondas se guardan y se preparan de la misma manera. Sin embargo, comprobará que su sabor no es tan bueno.

Para mayor placer: Las calabazas no sólo se emplean en repostería. También pueden formar parte de platos tan sabrosos como nutritivos. Aquí tiene algunos ejemplos:

- Añada trozos pelados en los estofados de carne.
- Cortada en dados, la puede echar en la sopa de verduras o en un revoltillo vegetal como guarnición.
- Mezcle partes iguales de puré de calabaza y queso fresco y úselo como relleno de raviolis, tortellinis y *crêpes*.
- Pruébela con combinaciones de las siguientes especias: nuez moscada, canela, macis (corteza de la nuez moscada), jengibre, romero, mostaza o quesos blancos tiernos.

Calabaza con especias

450 g de calabaza «con cuello», cortada en trozos
1/4 cucharadita de macis molida
1 cucharadita de tomillo seco
2 cucharaditas de mantequilla o margarina

Hierva los trozos de calabaza hasta que estén tiernos, unos 8 minutos.

Cuele y después quite la cáscara de los trozos. A continuación, póngalos en un bol mediano junto con la macis, el tomillo y la mantequilla o margarina. Mezcle bien, pero tenga cuidado de que no se aplasten los trozos. Sirva caliente sobre arroz blanco. Es excelente para acompañar el pavo ahumado.

4 raciones

Calabaza de invierno

Píntela de caroteno

De 82 a 114 calorías por taza (cocida)

Las calabazas de invierno (común, pepo y cabello de ángel) figuran en el grupo de los alimentos protectores que se destacan como fuente de un trío de elementos anticáncer formado por la vitamina C, la fibra y el caroteno. Este último está presente en las tres variedades, pero sólo la pepo y la común tienen cantidades suficientes para suministrarle tomas que sobrepasan la dosis diaria recomendada, en una sola ración.

Con niveles muy bajos de grasa y sodio, las calabazas son también ideales para las dietas protectoras del corazón. La pepo incluso contiene un poco de proteínas. Además, brinda otra ventaja nutritiva: una taza de la cabello de ángel, por ejemplo, aporta casi 100 miligramos de calcio.

Sin embargo, no todas las calabazas son iguales cuando se trata de la nutrición. Las calabazas de verano —los calabacines de carne blanquiverdosa y las amarillas de cuello retorcido— están muy lejos de alcanzar a sus primas invernales en las aportaciones de caroteno. Son, desde luego, adecuadas para controlar la tensión arterial y el peso por su bajo contenido de sodio y grasa, pero en lo que respecta a densidad nutritiva, escoja las calabazas de invierno.

En el mercado: Las variedades de calabazas de invierno son muy diferentes de aspecto aunque pertenezcan a la misma familia. La cabello de ángel es redonda, lobulada, y de color verde oscuro con manchas anaranjadas, o de color naranja vivo toda ella. La común tiene la forma de una campana alargada y es de color tostado claro, y algunas presentan unas rayas verdes de arriba abajo. La pepo es naranja brillante y tiene la cáscara llena de protuberancias, y puede ser muy grande, mediana o pequeña.

Cualquiera que sea la variedad, las calabazas deben tener la cáscara muy dura y ser pesadas para su tamaño. Si escoge las que todavía conservan el tallo, evitará comprar una calabaza que esté podrida por dentro. Todas deben estar libres de tajos, mohos o zonas blandas.

Trucos de cocina: Guarde las calabazas en un sitio fresco, seco y bien ventilado. Si las condiciones son adecuadas, se conservarán todo el invierno. Una temperatura de 13 °C sería la ideal; no es recomendable someterlas a temperaturas inferiores.

El tiempo de cocción variará en función del tamaño en que corte los trozos y la densidad de la calabaza. Las rodajas finas por lo general tardan unos 10 minutos en estar blandas; 200 gramos envueltos en papel parafinado y puestos en el microondas a toda potencia necesitan unos 6 minutos. En un horno normal a temperatura muy alta (200 °C), media calabaza tardará unos 35 minutos.

Para mayor placer: Como ya se habrá dado cuenta, estas variedades de calabazas difieren en sabor y textura tanto como en el aspecto. La cabello de ángel es la mejor para hacerla al horno, cortada en mitades. La común, que tiene una textura más seca, es ideal para cocerla a fuego lento y preparar puré. Por su parte, la pepo, que es un tanto aguanosa, sabe mejor cortada en trozos y cocinada en sopas y guisos. Por lo tanto, tenga en su despensa las tres variedades y pruebe estas ideas:

- Ase al horno una cabello de ángel cortada en dos y después rellénela con arroz hervido, espinaca picada y queso parmesano rallado. Sirva caliente como primer plato de verduras.
- Emplee puré de la calabaza común en las recetas de galletas, pan rápido y bollos.
- Añada trozos de la calabaza pepo sin cáscara a la sopa de avena y hágala hervir a fuego lento hasta que esté tierna. Esta variedad también es muy buena para platos caribeños como la cazuela de cerdo, cebollas y judías negras.

Puré de calabaza picante

1   *calabaza de 600 g*
1/4 *cucharadita de nuez moscada*
1/4 *cucharadita de pimienta de Cayena*
1   *cucharada de jarabe de arce*
2   *cucharaditas de margarina*
     Semillas de cardamoro, machacadas

Con un cuchillo grande y bien afilado, corte la calabaza en dos y quite las semillas (las puede guardar para tostarlas). Divida las mitades en trozos pequeños y póngalos a hervir hasta que estén bien tiernos, unos 20 minutos.

Cuando los trozos ya no estén tan calientes, quíteles la cáscara y ponga la carne en la batidora. Añada la nuez moscada, la pimienta de Cayena, las semillas de cardamomo, el jarabe de arce y la margarina, y bata hasta obtener una crema bien suave. Sirva caliente para acompañar platos de pavo o pollo asado.

4 raciones

Cebada

Uno de los grandes cereales

170 calorías por taza (cocinada)

Si usted es novato con otros cereales que no sean el arroz, probablemente querrá saber en qué se diferencia la cebada «perlada» de las otras variedades. La explicación es simple: el perlado es a la cebada lo que el descascarillado es al arroz. Las prensas de perlado quitan la vaina y el salvado. Sin embargo, dejan un alimento sabroso, pobre en grasa, que encaja en casi cualquier menú sano incluyendo los regímenes para adelgazar.

La investigadora Lauren Lissner y sus colegas se encargaron de dar la buena nueva en 1987. Su meta era ver si las dietas pobres en grasas ayudaban a perder peso mejor que las dietas que contenían niveles de grasa moderados o altos. Después de dos semanas de dieta pobre en grasa, las mujeres perdieron medio kilo de peso; las que comieron las dietas ricas en grasas, aumentaron de peso o lo conservaron. Esto significa que la cebada está entre los mejores.

Además de ser pobre en grasa y pobre en sodio, la cebada perlada también tiene unos niveles respetables de fibras y proteínas. Desde luego que la cebada entera tiene más fibra que la perlada. Sin embargo, su textura tan gruesa no la hace agradable a la mayoría de paladares.

En el mercado: La cebada buena va del color crema marfil al gris pardo, y no tiene manchas. Cuando escoja la cebada procure que los granos sean regulares en tamaño y no muy grandes porque se cocinan mejor.

Trucos de cocina: Guarde la cebada en frasco cerrado en un lugar fresco y seco como el frigorífico.

Para preparar una taza de cebada cocida, ponga 1/4 de taza de grano crudo y una taza de agua en un cazo pequeño. Hierva durante 5 minutos y luego cubra el cazo y déjelo reposar durante una hora.

Para mayor placer: Usted puede utilizar la cebada cocida de las siguientes maneras:

- Como sustituto del arroz en pilafs (véase pág. 277, nota) o ensaladas.
- Como relleno de aves y verduras.
- Añádalo en las sopas y guisos.
- Sírvala como acompañamiento del cordero, con el que combina muy bien.
- Mézclela con arroz para variar del arroz hervido de siempre.

Además de probar estos usos básicos, también puede procurarse cebada molida como harina para utilizarla en galletas y pan con levadura. Los brotes de cebada son la base de la malta y los sucedáneos de café.

Cebada con setas y col rizada

3	cucharadas de setas secas (champiñones, níscalos, etc.)
2	tazas de cebada cocida
2	chalotas picadas
1	diente de ajo picado
2	cucharadas de cebolletas picadas
1/2	cucharadita de tomillo seco
1	cucharada de aceite de oliva
2	cucharadas de vinagre suave como el de arroz o champán
1	taza de col rizada cocida y troceada

En un cuenco pequeño, con agua suficiente para cubrir, ponga las setas a remojar hasta que estén blandas, alrededor de una hora. (Si flotan, póngales una taza encima.)

Mientras tanto, en una fuente de servir o en una ensaladera, mezcle la cebada, las chalotas, el ajo, las cebolletas, el tomillo, el aceite, el vinagre y la col rizada.

Cuando las setas estén listas, escúrralas y píquelas. Añádalas a la mezcla de cebada y mézclelas bien. Sirva a temperatura ambiente, o ligeramente enfriadas, con pollo asado o hervido, o como entrante acompañadas de un salteado de verduras del tiempo.

Nota: El agua de las setas es muy sabrosa y puede servir para sopas y guisos.

4 raciones

Cebolla

Materia de muchos estudios

6 calorías por dos cucharadas (picada)

La historia siempre ha hablado bien de las cebollas. Un informe del Departamento de Agricultura de Estados Unidos dice que a lo largo de la historia las cebollas han sido muy apreciadas, como en el caso de:

- Los trabajadores que construyeron las pirámides de Egipto, para quienes la cebolla era uno de los alimentos corrientes.
- Los israelitas, de cuyo anhelo de comer cebollas mientras deambulaban por el desierto nos habla la Biblia.
- El general Ulysses Grant, quien estaba convencido de que la cebolla era un remedio muy eficaz contra la disentería y otras enfermedades habituales de los trópicos. Durante la campaña de verano de 1864, telegrafió al Departamento de Guerra: «No moveré a mi ejército sin cebollas». Al día siguiente salieron con destino al frente tres trenes cargados de cebollas.

En la actualidad, llegan trenes de cebollas a los laboratorios científicos. Entre los que estudian sus virtudes están:

- La doctora Isabella Lipinski, investigadora de enfermedades del corazón en el Hospital Santa Elizabeth de Brighton (Massachusetts). Su equipo ha observado una mejoría significativa en los niveles de colesterol HDL, el «bueno», después de someter a enfermos cardíacos a un tratamiento con dosis diarias de extracto de cebolla equivalentes a una o dos cebollas enteras. También comprobaron un efecto beneficioso frente a los coágulos similar al del ajo.
- El doctor Michael Wargovich, del Hospital e Instituto del Tumor M. D. Anderson de Houston. Según este investigador, se ha podido observar que en el laboratorio la cebolla inhibe algunas de las actividades consideradas como parte del proceso cancerígeno. Esperamos que este efecto de la cebolla se pueda confirmar plenamente en los seres humanos también.

● El doctor Walter Dorsch, de la Universidad de Munich. Al estudiar nuevos tratamientos para dos problemas tan antiguos como las alergias y el asma, el doctor Dorsch probó los efectos del extracto de cebolla en los conejillos de Indias y pudo comprobar un impresionante efecto antiasmático. Al trabajar con seres humanos, descubrió que los pacientes alérgicos tenían reacciones mucho menos graves si se frotaba con zumo de cebolla la zona donde se le habían inyectado las sustancias productoras de alergia. En dos de los pacientes, el extracto de cebolla también inhibió el asma bronquial.

En el mercado: Una buena cebolla es dura, seca y bien formada, con un aroma dulce, y no tiene brotes. Descarte las que son blandas en el cuello y tienen un olor acre. Las cebollas blancas y amarillas se usan normalmente cocidas, pero pueden comerse crudas si no llevan mucho tiempo guardadas. Hay también variedades de sabor más suave.

Las chalotas o escalonias son, en realidad, cebollas que no han terminado de madurar. Tienen que ser duras y crujientes.

Trucos de cocina: Guarde las cebollas en un lugar seco, fresco y ventilado, no en el frigorífico. Las chalotas y las cebollas cortadas sí hay que guardarlas en la nevera, bien envueltas en plástico.

Una cebolla mediana equivale a 1 1/2 tazas de cebolla picada, que tiene los usos más variados, crudas, asadas, guisadas o salteadas. Si se las asa a fuego lento, se endulzan, y si se las guisa a fuego suave, se vuelven melosas.

Para mayor placer: ¿Está aburrido de comerlas siempre de la misma manera? Aquí tiene tres ideas para poner a prueba:

● Escalde cebollas enteras, y después rellénelas y áselas en el horno.
● Fría rodajas de cebolla y póngalas en pizzas y pastas.
● Prepare una vinagreta con cebollas asadas picadas. Sírvala fría con escarola.

Brochetas de cebollas gratinadas

500 g de cebollas pequeñas
1 1/2 cucharaditas de zumo de piña concentrado
1 1/2 cucharaditas de zumo de naranja concentrado
1/2 cucharadita de salsa de soja

Caliente la parrilla.

Ponga las cebollas en un colador, métalas en agua hirviendo y escáldelas durante 5 o 6 minutos. Cuélelas.

Cuando estén lo bastante frías como para no quemarse, quíteles la piel. (Si no puede con las manos, emplee un cuchillo bien afilado.) Ensarte las cebollas en las brochetas.

En un cuenco pequeño, mezcle los concentrados de frutas y la salsa de soja. Utilice un pincel para untar las cebollas con la mezcla. Ponga las brochetas en la parrilla hasta que estén ligeramente tostadas, unos 6 minutos. Déles la vuelta con frecuencia para que se asen de manera uniforme.

Sírvalas calientes como aperitivo o guarnición.

4 raciones

Cerdo

A por un cambio de imagen

230 calorías en 100 gramos (magro)

El «dime con quién andas y te diré quién eres» es un dicho que ha hecho mucho mal a la carne magra de cerdo. Debido a que numerosas carnes envasadas, embutidos y el beicon, todos elaborados con cerdo, tienen mala fama por su elevado contenido de grasa, esta mala reputación se ha extendido a la carne magra de cerdo fresca. Sin embargo, este corte no contiene más grasa que muchos otros alimentos que consideramos saludables.

Las últimas cifras dadas a conocer por el Departamento de Agricultura de Estados Unidos indican que una ración de 120 gramos de carne magra de cerdo asada, aporta unos 14 gramos de grasa. Esta cantidad no está nada mal: 120 gramos de beicon o de carne envasada aportan varias veces más.

Cuando se opta por un corte con menos grasa, también se opta por un mayor valor nutritivo, porque lo bueno está en la carne y no en la grasa. La carne magra de cerdo, por ejemplo, suministra más cinc y tiamina que los otros cortes.

En el mercado: A la hora de comprar, fíjese que la carne tenga un color rosado y que la grasa visible sea bien blanca.

Trucos de cocina: Envuelva la carne en papel parafinado o de aluminio y guárdela en la parte más fría de la nevera; se conservará hasta 5 días. Los cortes que tengan más grasa se envuelven igual, pero no los guarde más de 2 días. El cerdo congelado aguantará entre 3 y 4 meses.

Una buena manera de cocinar la carne magra de cerdo es cortarla en tiras finas transversales a la fibra y saltearlas a fuego vivo. También se puede hacer en cazuela de barro o en una bolsa de horno para que quede jugosa. Tenga muy presente que la carne de cerdo siempre tiene que estar bien cocida.

Por lo general, el asado de cerdo necesita de unos 35 minutos de cocción por cada medio kilo de carne. Si la carne lleva relleno, tendrá que contar otros 5 minutos por cada medio kilo.

Para mayor placer: El sabor suave y la textura sólida de la carne de cerdo la hacen ideal para marinarla. Pruebe un toque oriental y utilice salsa de soja, ajo y jengibre, o bien:

● Ponga a marinar tiras bien finas de carne de cerdo en zumo de lima, cominos y ajo. Fríalo a fuego fuerte y sirva con pan caliente.
● Prepare un guiso de cerdo cortado a dados con cebollas, tomates, calabacines y pimientos asados. Sirva acompañado con *crêpes.*
● Unte los trozos de cerdo con mostaza fuerte y páselos por tomillo antes de ponerlos en la parrilla.

Cerdo con bróculi y salsa hoisin*

450   *g de carne magra de cerdo cortada muy fina*
1   *cucharadita de salsa de soja*
1   *cucharadita de miel*
2   *cucharaditas de zumo de naranja*
2   *cucharaditas de maicena*
2   *cucharaditas de aceite de girasol*
1   *taza de bróculi fresco o congelado cortado en tiras*
3   *chalotas picadas*
2   *cucharadas de salsa hoisin*

En un cuenco mediano, mezcle la carne con la salsa de soja, la miel, el zumo y la maicena. Deje marinar durante una hora.

En una cazuela china o en una sartén antiadherente grande, caliente el aceite a fuego medio. Añada la carne y fríala, a fuego fuerte, sin dejar de remover, unos 3 minutos Eche el bróculi y las chalotas, y continúe la cocción durante unos 2 minutos más.

A continuación, añada la salsa hoisin y mezcle bien hasta que la carne y las verduras queden bien cubiertas de salsa. Sirva caliente con arroz blanco o cebada.

4 raciones

---

* Salsa hoisin: salsa china, dulce y picante, a base de soja, harina, azúcar, agua, especias, ajo y guindilla. *(N. del E.)*

Cerdo en salsa de chile rojo

350 g de carne magra de cerdo, cortada en dados
de unos 2 cm

3 a 4 cucharaditas de chile rojo en polvo (puede usar
pimienta de Cayena)

3 dientes de ajo machacados

1 cucharadita de orégano seco

1/4 cucharadita de canela

1/4 cucharadita de clavo en polvo

1/4 cucharadita de comino molido

3 tazas de caldo de carne

4 crêpes saladas

Caliente una sartén de hierro y ponga el cerdo a cocinar. (Si no tiene una sartén de hierro emplee una antiadherente.) Saltee la carne hasta que esté ligeramente tostada, unos 10 minutos.

Mezcle el chile o la pimienta de Cayena, el ajo, el orégano, la canela, el clavo, el comino y una taza de caldo en la batidora hasta obtener una pasta suave sin grumos.

Si es necesario, quite parte de la grasa de la sartén y a continuación añada la pasta de chile y especias. Sofría a fuego medio, removiendo con una espátula hasta que se oscurezca un poco, unos 4 minutos.

Añada las otras dos tazas de caldo y aumente el fuego hasta que rompa el hervor. Luego, reduzca el fuego, cubra la sartén con un trozo de papel de aluminio y cueza a fuego lento, removiendo de tanto en tanto, hasta que la carne quede muy blanda y melosa, unos 50 minutos. (Si la salsa se espesa demasiado, añada un poco más de caldo o de agua.)

Sirva caliente acompañado de las *crêpes* saladas.

4 raciones

Cereales calientes

Calentándonos con el trigo

Crema de trigo: 133 calorías por taza (cocida)
Trigo integral: 150 calorías por taza (cocido)

Algunas personas creen que un «desayuno caliente» significa beicon con huevos. Pero se puede disfrutar de un desayuno caliente con mucho menos esfuerzo... y mucha menos grasa y colesterol. No tiene más que preparar cereales calientes.

Los cereales calientes son una excelente manera de comenzar la mañana para los que tienen que vigilar el sodio. Casi no contienen sodio, ni tampoco grasa, a menos que se añada durante la preparación. Además, obtendrá algo de proteínas y vitamina B.

Existen ciertas diferencias entre el trigo integral y la harina flor (harina blanca). El trigo integral contiene las tres partes del grano: el salvado, el germen y el endosperma. Como conservan el salvado, estos cereales tienen más potasio, cinc y fibra que la flor de harina, que retiene el germen pero no el salvado. La harina blanca tiene una textura ligera, y a menudo se la refuerza con el hierro suficiente como para sacar amplia ventaja, en este aspecto, al trigo integral.

Flor de harina

Trucos de cocina: Guarde la harina en un recipiente hermético y déjela en un lugar seco y fresco.

Para mayor placer: Puede ahorrar tiempo al cocinarla si prepara la harina flor en una sartén antiadherente de 22 cm en lugar de hacerlo en la olla habitual. Sírvala con rodajas de manzanas, peras o piñas frescas y con frutas pasas troceadas, como albaricoques. Para espesar las sopas sin aportar grasas ni sodio, añada 2 cucharadas de harina a la sopa (cuatro raciones). Hiérvala durante 5 minutos, removiendo con frecuencia.

Trigo integral

En el mercado: En primer lugar controle la pureza de los ingredientes, y después lea las instrucciones del paquete para saber el tiempo de preparación, que varía de una marca a otra. Muchas añaden al trigo integral otros cereales como la cebada, ofreciendo una agradable variación de sabor.

Trucos de cocina: Guarde los paquetes sin abrir en un lugar fresco y seco. Después de abierto, pase el contenido a un frasco con tapa hermética y póngalo en el frigorífico. Muchas personas recortan las instrucciones de la caja y las ponen también en el frasco.

Para mayor placer: ¿Le gusta disfrutar de un desayuno con crema de trigo caliente rociada con jarabe de arce y espolvoreada con avellanas y rodajas de manzana? Entonces, le encantará probar estos consejos:

- Hierva el trigo integral con néctar de albaricoque en lugar de agua.
- Tenga siempre a mano el recipiente con trigo integral y añada un puñado a la masa de pan, bollos y *crêpes*.
- Agregue un poco de trigo integral a las sopas y guisos para espesarlos con poca grasa.
- Recuerde que muchas de las especias que se utilizan en panadería son compañeras perfectas del trigo integral. Pruebe con la vainilla, canela, nuez moscada, jengibre, macis y almendras.

Cereales listos para comer

Mejores que nunca

(Véase también *Salvado de trigo*)

All-Bran: 59 calorías por cucharada sopera colmada (25 g)
Bran Buds: 61 calorías por cucharada sopera colmada (25 g)
Bran Chex: 76 calorías por cucharada sopera colmada (25 g)
Crunchy Bran: 82 calorías por cucharada sopera colmada (25 g)
Grape-Nuts: 85 calorías por cucharada sopera colmada (25 g)
Nutri-Grain: 85 a 90 calorías por cucharada sopera colmada (25 g)
Trigo desmenuzado: 85 calorías por cucharada sopera colmada (25 g)
Trigo Chex: 87 calorías por cucharada sopera colmada (25 g)

No se puede ver mucho la televisión sin que en algún momento nos recuerden que comer cereales nos aporta la fibra que es tan saludable. Pero la fibra es sólo una de las cosas buenas que tienen los cereales, y ahora deseamos centrarnos en otro de sus atributos: los minerales.

La naturaleza les dio minerales. Pero los fabricantes a menudo les añaden más para incrementar el valor nutritivo de sus productos. El resultado es que estos cereales empaquetados suelen tener más minerales que el salvado sin procesar. Veamos unos ejemplos:

- Bran Buds es una buena fuente de hierro, manganeso y cinc.
- All-Bran brinda un gran aporte de hierro, cinc, cobre y manganeso.
- Corn Bran contribuye con una saludable dosis de hierro y cinc.
- Grape-Nuts Flakes da nada menos que 5 mg de hierro por cada 30 g. (Desde luego, les agregan hierro.) Los normales aportan 1 mg de hierro por ración. Además, proveen de cinc, cobre y manganeso.

¿Por qué los anunciantes no ponen énfasis en los minerales, y sí lo hacen con las fibras? Más que nada, puede deberse al temor que desde siempre han manifestado los expertos en nutrición a que la fibra en estos alimentos envuelve los minerales y dificulta así su absorción.

Todavía no hemos leído ni un solo informe que demuestre la malabsorción de minerales por haber sustituido el salvado o los cereales integrales por cereales procesados en una dieta variada. Considere estos hallazgos:

¿Dónde está la fibra?

¿Es fibra lo que usted busca cuando escoge los cereales del desayuno? Si es así, la tabla siguiente puede servirle de guía para elegir en el supermercado los cereales empaquetados. Para su conveniencia, están ordenados según el contenido de fibra. Los valores corresponden a 30 g de cereal.

Cereal	Fibra (g)
All-Bran	8
100% Bran	8
Bran Buds	7
Oat, Bran (seco)	7
Corn Bran	6
Raisin Bran	6
Bran Chex	5
Bran Flakes	5
Cracklin'Bran	5
Trigo inflado	5
Corn Chex	4
Grape-Nuts Flakes	4
Most	4
Avena normal y seca	4
Trigo desmenuzado	4
Wheaties	4
C. W. Post	3
Corn Flakes	3
Country Morning	3
Grits, seco	3
Life	3
Natural Cereal	3
Avena instantánea, seca	3
Oatflakes	3
100% Natural	3
Pot Toasties	3
Ralston, seco	3
Total	3
Wheat Chex	3
Cheerios	2
Rice Krispies	2
Crema de trigo	1

Farina, seca	1
Rice Chex	1

FUENTE: El contenido de fibra se basa en los valores obtenidos por James W. Anderson, Wen-Ju Chin y Beverly Sielig, HCF Research Foundation Inc.

- El doctor James W. Anderson, de la Escuela de Medicina de la Universidad de Kentucky, ha tratado a diabéticos con dietas que contenían 50 gramos de fibra diarios (más del doble de la toma habitual). Algunos de sus pacientes han tomado esta dieta durante años, sin presentar problemas en la absorción de minerales. Como medida de precaución, el doctor Anderson les dio además suplementos multiminerales, una política que consideramos más sensata que evitar estos alimentos por miedo a sus efectos sobre la nutrición mineral.
- La investigadora sueca Brittmarie Sandstrom trató a pacientes ancianos con salvado en cantidades similares a las contenidas en una ración de All-Bran. El salvado no redujo las cantidades de calcio, magnesio, cinc ni hierro en la sangre de los pacientes.
- Otra prueba de la fibra de salvado en pacientes ancianos —aquí se utilizó un pan elaborado con trigo integral y centeno— demostró que el tratamiento con mucha fibra no tenía ningún efecto negativo sobre cuatro minerales: hierro, calcio, fósforo y potasio.

Basándonos en estas pruebas, creemos que aumentar la fibra en una dieta variada es más una ayuda que un problema. Pero mantener una dieta compuesta casi exclusivamente de cereales integrales es otra cuestión. En aquellas zonas del mundo donde los cereales integrales predominan en la dieta es probable que la población corra el riesgo de una malnutrición mineral.

En el mercado: No hacen falta conocimientos especiales para comprar un paquete de cereales. De todas maneras, lea la fecha de caducidad. Si tiene buen olfato, huela la caja; el aroma debe ser fresco y a nueces, no a rancio.

Trucos de cocina: Mantenga los paquetes de cereales integrales bien cerrados. Si el tiempo es húmedo, póngalos en un recipiente hermético. Guárdelos en un lugar seco y bien ventilado.

Para mayor placer: Para preparar los cereales de paquete no hay más que agregarles leche o frutas. Pero las cocineras con imaginación han descubierto varias maneras diferentes para utilizarlos y aumentar su sabor.

Cuidado con el sodio

Los fabricantes agregan los minerales más importantes a sus cereales para mejorar su calidad nutritiva (¡y, posiblemente, también para mejorar sus ventas!). Pero muchos agregan también otro mineral para mejorar el sabor: el sodio (o sal común).

En promedio, los cereales contienen de 100 a 350 mg de sodio por cada 30 g. ¿Qué significa esto? Es una proporción moderada, sí, pero para la mayoría, no para todos. Si usted está sometido a una estricta dieta baja en sodio, compruebe antes el contenido en sodio de los cereales que utiliza, y compre uno que no tenga sodio añadido.

A pesar del sodio añadido, no hay que preocuparse por el contenido en grasa de la mayoría de las marcas. De hecho, creemos que la mayor parte de nosotros utiliza los cereales en el desayuno porque es la mejor manera de comenzar el día con un producto bajo en grasa. Los siguientes valores son por cada 30 gramos.

Cereal (30 g)	Sodio (mg)
Trigo desmenuzado	3
Bran Buds	174
Nutri-Grain	187-193
Wheat Chex	190
Grape-Nuts	200
Corn Bran	244
Bran Chex	264
All-Bran	320

- Añada cereales con salvado, molido o entero, a la masa para bollos y *crêpes*. Si prefiere una textura más blanda, deje reposar la masa unos cuantos minutos antes de cocinarla.
- Muela el cereal con el rodillo, el robot de cocina o la batidora. Úselo para empanar escalopas, albóndigas y otros platos con carne picada, y para reemplazar piñones y almendras en las picadas.
- Espolvoréelo sobre postres, cereales calientes o yogur.
- Tueste los cereales integrales en el horno y muélalos con el rodillo para acompañar verduras, estofados y revoltillos; es una alternativa, baja en calorías, a las nueces.

- Emplee los cereales de textura más gruesa como aderezo crujiente para las sopas. Póngalos en el plato antes de servir.
- Agréguelos a la masa de tarta para que sean supernutritivas.
- Añádalos a los helados de vainillá y ensaladas de frutas.

No importa la prisa que tenga, siempre dispondrá de un minuto para alegrar su bol de cereales con diferentes combinaciones de frutas y frutos secos. Por ejemplo, los copos de maíz son deliciosos con melocotón fresco y nueces o pecanas.

Bollos tiernos con salvado y miel

1 1/2	tazas de cereales
1/2	taza de zumo de manzana
1/3	taza de pasas
1	taza de harina
1 1/2	tazas de polvos de hornear
1	huevo batido
1	taza de yogur de limón
1/4	taza de melaza
1/4	taza de aceite de cártamo

Caliente el horno a 200 °C.

En un bol mediano, mezcle el cereal, el zumo y las pasas, y déjelo reposar durante unos 10 minutos.

Mezcle en un bol la harina y los polvos de hornear.

En otro bol, mezcle el huevo, el yogur, la melaza y el aceite.

Unte con aceite los moldes.

Cuando el cereal esté listo, añada primero los ingredientes secos y después los líquidos. Emplee una espátula de goma para mezclar bien los ingredientes. Rellene los moldes con la pasta hasta los 3/4, y hornee durante unos 20 minutos. Deje enfriar sobre una rejilla antes de servir.

1 docena de bollos

Cerezas

La respuesta a las ganas de comer

Rojas ácidas: 52 calorías por taza (con hueso)
Rojas dulces: 82 calorías por taza (con hueso)

¿Está a dieta? Coma unas cerezas.

Puede que usted crea que las cerezas no son un alimento de régimen, pero nosotras sí, y tenemos buenas razones para ello. Por ejemplo, las cerezas frescas pueden satisfacer al que hace dieta y sufre por los dulces. Además, le permitirán cumplir con la regla de oro de «el cambio de hábitos» que preconizan los expertos: mastique despacio.

Si usted recurre a la barra de golosina cuando tiene ganas de comer, en un instante se habrá comido 300 calorías. Pero le aseguramos que no podrá comerse 300 calorías de cerezas en ese tiempo. El doctor Henry Jordan, especialista en obesidad, sugiere que las comidas que se comen de un bocado crean dificultades, pues el cuerpo no tiene el tiempo que necesita para sentir la sensación de plenitud.

Las cerezas tienen otros beneficios. Una taza de cerezas ácidas brinda casi el 25 por ciento de la dosis mínima diaria de vitamina A. De hecho, las cerezas son una buena fuente de vitamina A vegetal y la solución para aquellos que odian la verdura.

Las cerezas son también grandes amigas de aquellos que deben controlar el sodio. Una taza sólo tiene 2 miligramos de sodio. Además, su corazón sabrá apreciar el modesto aporte de fibra y el hecho de que prácticamente carezcan de grasa.

En el mercado: Escoja las cerezas dulces que son de color rojo oscuro o negro y tienen una textura suave y firme. Las ácidas deberán ser rojo claro o rosado amarillento. El tallo bien verde y bien unido al fruto. El tamaño y la calidad están muy relacionados. Las cerezas más grandes son las que ofrecen mejor textura y sabor.

Una cereza en mal estado puede echar a perder a las demás, así que asegúrese de descartar las malas.

Trucos de cocina: Deben guardarse en el frigorífico de inmediato, sin lavar ni tapar. El tiempo de conservación puede variar pero, por lo general, aguantan hasta dos semanas. Algunos partidarios de las cerezas insisten en que un pasador para el cabello es el mejor utensilio para quitarles el hueso, ya que el ojo tiene el tamaño ideal. Compren uno y guárdenlo con los demás utensilios de cocina para cuando llegue la temporada de las cerezas.

Para mayor placer: Las cerezas dulces son deliciosas para comerlas solas, y son excelentes en las tartas de frutas. También se pueden emplear en postres, ensaladas, mousses y sorbetes. Las cerezas ácidas son buenas para jaleas, mermeladas, compotas, o cocinadas para acompañar el pollo asado o al curry.

Cerezas al curry

> 1   cucharadita de miel
> 1/2 cucharadita de jengibre molido
> 1/2 cucharadita de canela en polvo
> 1   cucharadita de curry en polvo
> 2   hojas de laurel
> 2   tazas de cerezas dulces frescas
> El zumo y la pulpa de 1 lima

En una cacerola pequeña, mezcle el zumo de lima y la pulpa, la miel, el jengibre, la canela, el curry y las hojas de laurel. Caliente a fuego suave hasta que la miel se haga líquida, y remueva. Retire del fuego.

Lave y quite el hueso de las cerezas y añádalas, sin secar, a la cazuela.

Cocínelas a fuego lento, removiendo con frecuencia, hasta que las cerezas estén un poco arrugadas y bien cubiertas de la mezcla de curry, unos 5 minutos. Sirva caliente con carnes asadas o pollo.

Unas 2 tazas

Chirivías

Ricas en fibras y, además, sabrosas

126 calorías por taza (cocidas)

¿Qué tienen las chirivías que no tienen la mayoría de las demás verduras? La respuesta es un contenido de fibra no soluble tan alto que es capaz de plantarle cara al salvado.

Es evidente que nosotras somos fanáticas del salvado, pero hemos de reconocer que muchas personas opinan que tiene gusto a serrín. No saben que las chirivías les ofrecen la oportunidad perfecta para obtener los beneficios de la fibra no soluble para su tracto digestivo, con un sabor y una textura que en nada se parecen a los del salvado.

Además, tienen otras ventajas desde el punto de vista nutritivo. Una gran cantidad de potasio y prácticamente nada de grasa ni de sodio.

En el mercado: Escoja las de tamaño entre pequeño y mediano, suaves al tacto y de color cremoso. Las grandes suelen ser duras y astillosas.

Trucos de cocina: Guárdelas en la nevera en una bolsa de plástico agujereada. Durarán casi un mes.

Para cocinarlas, lávelas con agua fría, frotándolas bien, córtelas en rodajas y cuézalas en caldo a fuego lento hasta que estén blandas, entre 15 y 20 minutos. También se pueden preparar al vapor, en el microondas, al horno o en la olla a presión. Se pueden emplear igual que si fueran patatas.

Para mayor placer: No arrugue la nariz. Las chirivías son dulces, deliciosas y muy poco valoradas. Pruebe estas ideas:

- Ralle las chirivías crudas y añádalas a las ensaladas verdes, verduras a la vinagreta o ensaladas de col.
- Haga puré con las chirivías cocidas con una pizca de tomillo y romero. Sirva caliente con carne asada.
- Mezcle chirivías con zanahorias, cebollas, puerros, chalotas, eneldo, estragón, alcaravea, nuez moscada o cítricos para una magnífica combinación de sabores.

Ensalada de chirivías y zanahorias con vinagreta a la naranja

350 g de chirivías cortadas en rodajas de 0,5 cm
100 g de zanahorias cortadas en rodajas
2 cucharadas de cebollino picado
1 cucharada de semillas de apio
2 cucharadas de zumo de naranja
1 cucharada de zumo de limón
1/2 cucharadita de mostaza de Dijon
2 cucharaditas de aceite de maíz

Pele las chirivías y las zanahorias y córtelas en rodajas. Cueza al vapor hasta que estén tiernas, unos 15 minutos. Escurra.

Ponga las chirivías y las zanahorias en un bol de servir, añada el cebollino y las semillas de apio.

En un cuenco pequeño, bata los zumos, la mostaza y el aceite. Vuelque la mezcla sobre las verduras y remueva bien. Sirva tibia como aperitivo, guarnición o ensalada. Es deliciosa con pato.

4 raciones

Ciruelas secas

Mejores que el salvado, dicen

20 calorías por pieza

Sabemos que hay muchísimas personas a las que no les agradan las ciruelas. Tal vez deberíamos alegrarnos porque tendríamos más para nosotras, pero tienen tantas cosas buenas que insistimos en compartirlas.

Es probable que la importancia dada actualmente a las fibras ayude a mejorar la imagen de las ciruelas. Después de todo, una ración de ciruelas con el desayuno aporta casi la misma cantidad de fibra que una ración de salvado. La fibra de las ciruelas es, como la del salvado, del tipo no soluble, que es el más beneficioso para la salud digestiva. Pero a diferencia del salvado, las ciruelas contienen una apreciable cantidad de la otra fibra, la soluble, que además ayuda a bajar el nivel de colesterol. A nosotras nos gusta mezclarlas con otras frutas ricas en fibra soluble, como las manzanas secas, para preparar un tentempié saludable. Además, contribuyen con vitaminas y minerales: vitamina A, hierro y potasio.

En el mercado: Escoja las ciruelas de acuerdo al uso que les vaya a dar. Por ejemplo, las que no tienen hueso son buenas para preparar compotas; las otras son ideales para comer solas. Algunas marcas, en particular las envasadas al vacío, no son tan secas y se pueden comer directamente de la bolsa, mientras que las otras hay que ponerlas en remojo. Si quiere ver lo que compra, opte por las bolsas transparentes o cómprelas al peso.

Trucos de cocina: Las ciruelas se conservan durante meses, bien envueltas y en un lugar seco y fresco. Si su despensa no reúne estas condiciones, guárdelas en la nevera.

Si son muy secas, póngalas en remojo en un poco de zumo de manzana o de naranja hasta que se ablanden. Una taza de ciruelas secas necesitará una media taza de zumo y unos 5 minutos de remojo. Las duras las puede calentar en el microondas hasta que se ablanden. Media taza de fruta con una cucharada de zumo y tapada, tardará unos 2 minutos a plena potencia. Para un toque de sabor, añádales un par de gotas de extracto de vainilla o un trocito de cáscara de limón.

Para mayor placer: Si cree que las ciruelas no son sabrosas, pruebe estas ideas y cambiará de opinión:

- Rellénelas con requesón y sírvalas de aperitivo.
- Córtelas en trozos y añádalas a las ensaladas de frutas, en especial si llevan naranjas frescas.
- Hágalas en la sartén con pollo y almendras. Sírvalas con pasta y una ensalada verde.

Pollo frito con ciruelas y chalotas

450   g de pechuga de pollo
2   cucharadas de harina
2   cucharaditas de aceite de oliva
1/3   taza de ciruelas sin hueso y troceadas
1   chalota picada
2   cucharaditas de mostaza de Dijon
1/4   taza de zumo de manzana
1/4   taza de caldo de pollo
1/2   cucharadita de albahaca seca

Reboce el pollo con la harina.

En una sartén grande antiadherente, caliente el aceite a fuego medio. Añada el pollo y fríalo hasta que esté hecho, unos 4 minutos por lado. Después, pase el pollo a un plato caliente.

Mezcle las ciruelas, la cebolla, la mostaza, el zumo, el caldo y la albahaca en la sartén. Aumente el fuego a fuerte y hierva la salsa, removiendo y raspando lo que esté en el fondo, hasta que se reduzca a la mitad, unos 3 minutos. Eche la salsa sobre el pollo y sirva caliente.

4 raciones

Coles

La dieta de coles es noticia

Lombarda: 18 calorías por taza (cortadas, crudas)
      32 calorías por taza (cortadas, cocidas)
Verde: 16 calorías por taza (cortadas, crudas)
      32 calorías por taza (cortadas, cocidas)

Si está usted dispuesto a escoger otra verdura, le sugerimos la col. De todos los alimentos que se consideran que pueden servir en la prevención del cáncer, pocos puntúan tan alto como la col.

Una buena prueba de su poder es un estudio realizado por el doctor Saxon Graham y sus colaboradores en Buffalo, Nueva York. El equipo del doctor Graham entrevistó a enfermos de cáncer de colon y a personas sanas acerca de sus hábitos alimentarios. Resultó que aquellos que nunca habían comido col eran tres veces más propensos a tener cáncer de colon que quienes la comían por lo menos una vez a la semana. Desde luego, los expertos no sólo recomiendan la col sino también otras verduras pertenecientes a la misma familia.

Como es natural, la posibilidad de que la col contenga elementos que puedan ayudar a combatir los efectos nocivos de los agentes cancerígenos ha suscitado una gran atención. No olvidemos, sin embargo, que hay muchas otras razones para disfrutar de la col. Tiene pocas calorías, casi no contiene sodio ni grasas y, como era de esperar, también tiene fibra. (La col lombarda tiene un poco más que las otras). Y una taza de col lombarda aporta dos tercios de la dosis diaria recomendada de vitamina C.

En el mercado: Las mejores coles pesan mucho en relación a su tamaño, tienen las hojas crujientes y de color vivo. Descarte las que estén marchitas o tengan dañadas las hojas exteriores. Sin embargo, si ve una col con las hojas exteriores iguales a las interiores, desconfíe. Es probable que no sea fresca y le hayan quitado las hojas exteriores para disimularlo.

Envuelva la col en plástico y póngala en el frigorífico; el cajón de verduras es el sitio más apropiado. Es una de las verduras frescas que más dura: entre dos y tres semanas. Una col de tamaño mediano pesa casi un kilo.

Esté preparado a que la col juegue a ser un camaleón. Si la guarda

Para quitarle el olor

Si a usted le gusta la col pero le molesta el olor que desprende mientras la cocina, aquí tiene dos trucos:

Ponga una rama de apio en el agua. O emplee otros medios para cocinarla, en microondas o sofriéndola.

Con cualquiera de estas maneras reducirá el olor característico.

---

durante mucho tiempo, la col verde puede perder su color y volverse blanca. (Hay variedades que son blancas, y se las usa generalmente para preparar chucrut.) También la col lombarda suele sangrar cuando se la corta o cocina, haciendo que los otros ingredientes tomen un color violáceo.

Trucos de cocina: Hay que lavar la col y quitar las hojas exteriores para prepararla. Corte el tallo a ras. Si ve un cerco amarillo en el centro, esa parte será picante y amarga; coma sólo la parte de afuera.

Ralle o corte la col en juliana para comerla en ensaladas o sola; incluso se puede usar el centro. Si utiliza un robot de cocina, use las cuchillas para cortarla en juliana. La máquina las hará bien finas.

A nosotras nos gusta la col al vapor. Es muy fácil: córtela en trozos y cuézalos al vapor de 10 a 15 minutos. También puede hacerla salteada, dorada a fuego suave o en el microondas.

Para mayor placer: Pruebe a asar las tiras de col lombarda con manzanas rojas y una pizca de nuez moscada, y sírvala como guarnición de pollo asado.

Una col verde vaciada puede hacer las veces de recipiente para salsas. El interior se puede picar y añadir a la ensalada. Emplee eneldo, alcaravea, hinojo, cebollas, curry, cítricos, zanahorias y chirivías para complementar su sabor.

Col salteada con hinojo

1   *cucharada de aceite de oliva*
2   *dientes de ajo picados*
1   *cucharada de semillas de hinojo*
3   *chalotas picadas*
4   *tazas de col en tiras*
2   *cucharadas de queso parmesano rallado*

En una sartén bien grande, caliente el aceite a fuego medio-fuerte. (Si la sartén es demasiado pequeña, la col quedará blanducha.) Añada el ajo, el hinojo, las chalotas y la col, y saltee hasta que la col esté cocida pero todavía crujiente, unos 5 minutos.

Ponga la mezcla en un bol, espolvoréela con el queso parmesano y sirva caliente.

4 raciones

Coles de Bruselas

La reina de la familia de las coles

55 calorías por taza (cocidas)

Hemos descubierto que no hay término medio en lo que se refiere a las coles de Bruselas. Se aman o se odian. Pero para el dietólogo, hay otra cuestión. ¿Hasta qué punto son saludables estas nueces diminutas que parecen minicoles?

Es probable que nadie haya reflexionado tanto sobre esta pregunta como el doctor Lee Wattenberg, catedrático de la Escuela de Medicina de la Universidad de Minnesota. El doctor Wattenberg ha sido un pionero en los estudios de los «inhibidores del cáncer» en los alimentos. Los inhibidores del cáncer son sustancias que, al parecer, desintoxican los productos químicos dañinos, reduciendo así sus efectos nocivos. Al seguir la pista de los informes de que aquellos que no sufren de cáncer comen verduras pertenecientes a la familia de las coles, como es el caso de las coles de Bruselas, el doctor Wattenberg aisló unas sustancias llamadas «indoles», presentes en las coles y que probablemente explican sus efectos tan beneficiosos.

Hay una parte en los informes del doctor Wattenberg que entusiasmará a los partidarios de las coles de Bruselas. Él y sus colaboradores elaboraron una dieta rica en coles de Bruselas y coles, que se daba a individuos jóvenes sanos. Y, sin ninguna duda, la dieta mejoró el funcionamiento de un agente metabólico que se ocupa de ciertos agentes cancerígenos.

El hecho es, sin embargo, que las coles de Bruselas reciben alabanzas de los dietólogos, sin necesidad de hallazgos. En realidad son, en una palabra, supernutritivas. Una ración de una taza es:

- Muy rica en vitamina C.
- Más rica en proteínas que la mayoría de las verduras.
- Pobre en sodio y grasa.
- Moderada en vitamina A, riboflavina y hierro.
- Moderadamente alta en potasio y fibra.

En el mercado: Busque las que tengan la cabeza firme y apretada, y que sean pesadas para su tamaño. La parte del tallo debe estar limpia y blanca.

Las coles pequeñas, verdes y duras son las de mejor sabor. Descarte las coles amarillentas o marrones.

Trucos de cocina: Guárdelas sin lavar, en una bolsa de plástico perforada y en el frigorífico. Durarán una semana. En el momento de cocinarlas, quite las hojas amarillentas o arrugadas. Si son muy duras, hágales una cruz con un cuchillo bien afilado para que se cocinen con mayor facilidad. Se pueden hacer al vapor, hervidas, escaldadas, al horno, asadas o en el microondas.

Para mayor placer: Aquí tiene unas cuantas ideas para cocinarlas y servirlas:

- Añada coles de Bruselas a los salteados y revoltillos.
- Cuando estén frías sírvalas con una vinagreta de eneldo.
- Sazónelas con mostaza, eneldo, ajo, salvia o alcaravea.
- Pruébelas crudas. Corte las hojas muy finas y mézclelas con las ensaladas.

Coles de Bruselas a la papillote

3   *cucharaditas de mantequilla derretida*
2   *chalotas picadas*
1   *tomate troceado*
1/2   *cucharadita de semillas de alcaravea*
1/2   *cucharadita de eneldo*
400   *g de coles de Bruselas*

En un bol grande mezcle la mantequilla, las chalotas, el tomate, las semillas de alcaravea y el eneldo.

Lave bien las coles y quite las hojas dañadas o de color marrón. Corte los tallos, y después corte cada col en rodajas de arriba abajo. Añádalas al preparado de tomate y mézclelo bien.

Caliente el horno a 200 °C.

Prepare seis cuadrados de papel de aluminio de 25 × 25 cm, y divida la mezcla en partes iguales colocándola en la mitad de cada cuadrado. Pliegue el cuadrado cubriendo la mezcla y cierre bien los extremos. Coloque los paquetes en una bandeja y hornéelos hasta que las coles estén tiernas, unos 30 minutos. Con unas tijeras abra los paquetes; sírvalas bien calientes.

6 raciones

Coliflor

Buena salud con cada mordisco

24 calorías por taza (cruda)
30 calorías por taza (cocida)

Es cara pero, desde el punto de vista de la nutrición, la coliflor vale lo que pesa. Está entre las verduras reconocidas por el Comité de Dietas, Nutrición y Cáncer de la Academia Nacional de Ciencias de Estados Unidos como una de las mejores para prevenir el cáncer.

El Comité emitió este comentario después de analizar investigaciones que sugieren que «ciertas verduras, especialmente las crucíferas, tienen efectos protectores contra diversos tipos de cáncer». Pero en su informe de 1984, el Comité decía que «el o los componentes protectores no han podido ser identificados de acuerdo con la información disponible actualmente».

En otras palabras, hay algo bueno en verduras como ésta, pero no se conoce exactamente qué es. Sabemos que hay personas que no se convencerán hasta que no se conozca con exactitud la identidad de ese algo, y a estas personas queremos señalarles que hay otros atributos de la coliflor que ya figuran en los libros y que sobran razones para acreditarla como una comida sana. Estas son:

● Baja en calorías, grasa y sodio.
● Cuenta con la cantidad suficiente de vitamina C como para cubrir la dosis mínima diaria.
● Es una buena fuente de potasio.
● Lleva fibra.

En el mercado: El tamaño, el peso y el color son las claves para escoger una coliflor. La cabeza debe ser firme y compacta, de color blanco a marfil, y rodeada de hojas verdes y tiernas. Las manchas marrones y las flores abiertas indican que ha pasado su punto óptimo.

Cada día hay un mayor abastecimiento de coliflor roja. Si bien esta variedad deberá tener un bonito color verdirrojo, puede seguir las mismas indicaciones de las blancas.

Trucos de cocina: Envuélvala en bolsas de plástico perforadas y póngala sin lavar en el frigorífico. Aguantarán una semana. Si las guarda sin lavar y las utiliza lo antes posible, evitará que aparezcan manchas marrones.

Hay quien prefiere la coliflor cruda, pero si le gusta cocida, le sugerimos que la prepare al vapor. Lávela y córtela separando las flores, y cuézala al vapor durante unos 10 minutos.

Para mayor placer: He aquí unas cuantas de las muchas maneras en que se puede preparar la coliflor, y también algunas indicaciones para la cocinera que no la ha preparado hasta ahora.

- Para preparar un plato rápido, una vez enfriada, rocíela con aceite de oliva y espolvoréela con eneldo fresco picado.
- Para una presentación elegante, escalde la coliflor, no la cueza en exceso, y póngala a marinar en zumo de limón, aceite de oliva y semillas de alcaravea.
- Si el agua es dura, puede evitar que la coliflor se ponga amarillenta durante la cocción añadiendo una cucharadita de zumo de limón al agua. No se sorprenda si encuentra coliflor rosada. Algunas variedades toman un color rosado cuando las envasan o las preparan encurtidas. Pero los expertos dicen que el cambio de color no afecta a su sabor.

Coliflor con salsa de mostaza y eneldo

1 1/2 tazas de caldo de pollo
1 cucharadita de semillas de eneldo
3 hojas de laurel
500 g de coliflor cortada en trozos pequeños
2 cucharaditas de mostaza de Dijon
1 cucharadita de eneldo fresco picado

Ponga el caldo en una sartén grande y añada las semillas de eneldo y las hojas de laurel. Tape y mantenga a fuego suave hasta que rompa a hervir. Añada la coliflor, tape, y siga la cocción a fuego suave hasta que la coliflor esté tierna, entre 7 y 8 minutos.

Destape la sartén y métala en el frigorífico. Deje que la coliflor se enfríe en su jugo durante 30 minutos.

Escurra la coliflor, reservando el caldo, y póngala en una fuente. Cuele el caldo y mezcle 1/4 de taza de caldo con la mostaza. Vierta la salsa sobre la coliflor, espolvoréela con el eneldo picado y sírvala.

4 raciones

Colinabo

En otras palabras, una col

48 calorías por taza (cocido)

Su aspecto y el sonido de su nombre le pueden parecer muy raros pero es uno de los miembros de la famosa familia de las coles, o sea, que es buena para la salud.

Pero no sólo esto, hay más. El colinabo es en realidad más nutritivo que algunos de sus parientes. Como el nabo común, es pobre en sodio y grasas. En cambio, es el primero en contenido de vitamina C y potasio. Una taza de colinabo cocido aporta más del ciento por ciento de la dosis diaria recomendada de vitamina C.

En el mercado: Para estar seguro de encontrar buen sabor y textura, busque que no tengan más de unos 7 cm de diámetro. Con la excepción de una variedad que es púrpura vivo, el color deberá ser verde como los guisantes. Compruebe que las hojas sean crujientes y no tengan marcas, para utilizarlas en ensaladas.

Trucos de cocina: Para guardar el colinabo, separe las hojas del bulbo. Póngalos separados en bolsas de plástico perforadas en el frigorífico. Los bulbos durarán unas dos semanas, pero las hojas son más perecederas y se conservarán cuatro o cinco días.

Para preparar el bulbo, córtelo en rebanadas o a trozos, pero no intente pelarlos, hiérvalos a fuego lento hasta que estén tiernos, unos 25 minutos. Cuele, y cuando ya estén fríos, quite la piel. Al estar hervido, le será mucho más sencillo.

También es muy fácil de preparar en el microondas. Para cocinar medio kilo, córtelo en trozos y póngalos en una fuente de vidrio. Añada 2 cucharadas de agua y tape con un plástico agujereado. Cocine a toda potencia durante 6 minutos, y después de removerlo, otros 3. Deje reposar unos 5 minutos. Quítele la piel y sirva.

Para mayor placer: El colinabo se presta casi para todo:

- Sustituya las patatas en la ensalada por trozos de colinabo cocido.
- Lo puede aderezar con semillas de hinojo, cebolla, eneldo, y acompañarlo con zanahoria y chirivías.
- Prepare puré de patatas y colinabo.

Ensalada de colinabo a la crema

500 g de colinabos pequeños
3 chalotas picadas
1 cucharada de cebolla roja picada
1/4 taza de requesón
2 cucharadas de mayonesa baja en calorías
1 cucharadita de mostaza

Corte los colinabos en cuartos y hiérvalos, tapados, hasta que estén tiernos, unos 25 minutos.

Cuando estén fríos, quite la piel con los dedos. Póngalos en un bol con las chalotas y la cebolla.

En la batidora mezcle el requesón, la mayonesa y la mostaza hasta hacer una crema. (No bata en exceso porque se volverá aguanosa.)

Eche la crema sobre los colinabos y mezcle bien. Sirva tibio o a temperatura ambiente.

4 raciones

Conejo

La caza gana terreno

205 calorías en 100 gramos (cocido)

El conejo ha sido desde siempre un plato muy apreciado, y a la hora de buscar una carne magra, está entre las primeras.

Si está preocupado por su presión arterial, vale la pena que pruebe el conejo. Tiene más potasio y menos sodio que la mayoría de las otras carnes, y como ya debe de saber, conseguir más del primero y menos del segundo es un factor importante para mantener la presión en unos niveles saludables. El conejo también es rico en niacina, un tipo de vitamina B; una ración de 120 gramos suministra más de la mitad de la cantidad diaria recomendada.

A pesar de ser más magra que las carnes habituales, la carne de conejo tiene más grasa que el lenguado o la pechuga de pollo sin piel. Esto ocurre especialmente con los conejos de granja que se crían exclusivamente para comer. Así que a la hora de comprar, escoja los más magros y quite toda la grasa visible.

En el mercado: Para tener seguridad de que es tierno, escoja un conejo que pese un kilo o un poco menos. La carne tiene que ser suave y pálida. Para cocinarla mejor, pídale a su carnicero que lo corte en siete trozos: las cuatro patas, y el lomo en tres trozos.

Trucos de cocina: Guarde el conejo en la parte más fría de la nevera, bien envuelto en una bolsa de plástico. No lo tenga más de dos días. Como las partes de atrás del lomo tienen mucha carne y las costillas menos, a la hora de cocinarlas doble las costillas hacia el centro para que no se cuezan en exceso.

Para mayor placer: Para incorporar el conejo a su repertorio culinario, úselo en lugar del pollo en sus recetas favoritas. Sin embargo, su carne es un poco más densa que la del pollo, así que tendrá que aumentar un poco el tiempo de cocción.

Aquí tiene algunas sugerencias para prepararlo:

- Cocínelo en cazuela a fuego lento con tomates, cebollas, pimientos dulces y laurel.
- Fríalo a fuego vivo con champiñones y chalotas. Reduzca el fuego, añada caldo y una pizca de mostaza y termine la cocción a fuego lento.
- Hiérvalo, después córtelo en tiras muy finas y añada al arroz frito o a la pasta.

Conejo frito picante

1/4	cucharadita de pimienta negra molida
1/4	cucharadita de pimienta blanca molida
1/4	cucharadita de pimienta de Cayena o al gusto
1/2	cucharadita de tomillo seco
1/2	cucharadita de orégano seco
2	cucharadas de harina
1	conejo (de 1 kg aproximadamente) cortado en 7 trozos
1	cucharada de aceite de oliva
2	dientes de ajo picados
3	hojas de laurel
1 1/2	tazas de caldo de pollo

En un cuenco pequeño, mezcle la pimienta negra, la blanca, la de Cayena, el tomillo, el orégano y la harina. Después pase los trozos de conejo por la mezcla.

En una sartén grande antiadherente, caliente el aceite a fuego medio. Añada el conejo y saltee a fuego medio hasta que esté fragante y ligeramente tostado, unos 7 minutos.

Añada el ajo, las hojas de laurel y el caldo y hágalo hervir. Cuando rompa el hervor, reduzca el fuego de inmediato y tape con una hoja de papel de aluminio, y continúe la cocción hasta que el conejo esté bien cocido, unos 25 minutos. Retire las hojas de laurel. Sirva caliente con arroz o pan de maíz y revoltillo de verduras.

4 raciones

Cordero, pierna de

Poca grasa y delicioso

176 calorías por 100 g (cocida)

El cordero le gusta a casi todo el mundo, y para muchos de nosotros es un plato especial. También estamos encantadas de saber que nuestro corte favorito, la pierna, es el más magro y el más nutritivo.

El cordero tiene tantas proteínas que una ración basta casi para cubrir la cuota diaria. Y todavía más importante, al ser magra, la pierna de cordero aporta las proteínas sin un exceso de calorías ni grasa. En realidad, 120 g, limpios de grasa, aportan sólo 8 g de grasa, un nivel moderado en comparación con otras carnes.

Como todas las demás carnes magras, el cordero aporta mucho de las tres grandes de la vitamina B: tiamina, riboflavina y niacina. Para muchos de nosotros esto no es tan importante, pero en cambio sí lo es algo que el cordero tiene en abundancia y a nosotros nos falta: hierro.

Una ración de cordero proporciona una saludable dosis de hierro, pero la cantidad sola no es el único tema. Parte del hierro es del tipo hemático, que es el de más fácil absorción por el cuerpo. Además, el cordero tiene otro factor no identificado que nos ayuda a asimilar el hierro de otros alimentos. Dos de los especialistas más importantes en la absorción del hierro, los doctores James D. Cook y Elaine Monsen, del Centro Médico de la Universidad de Kansas, han demostrado que se absorbe de dos a cuatro veces más hierro cuando se reemplazan las proteínas del huevo por carne de cordero o cualquier otra. Naturalmente, los dietólogos están impresionados.

En el mercado: Escoja el cordero de carne rosada a roja y firme. La grasa ha de ser de color crema y desmenuzable, no de aspecto grasiento.

Por lo general, una pierna entera pesa unos 3,5 kg. Puede hacer que se la corten de distintas maneras. Y, como es lógico, no es necesario que se lleve la pierna entera.

Trucos de cocina: Si la quiere guardar, póngala en la parte más fría del frigorífico envuelta en papel parafinado. Aguantará unos 5 días. Para congelarla, póngala en una bolsa de congelar. Durará casi un año. Si compra cordero congelado, no lo vuelva a congelar.

La pierna entera (y a menudo el solomillo y la paletilla) tiene una capa de grasa que debe quitarse antes de cocinarla. Una vez más, pida ayuda al carnicero.

El cordero lo puede hacer al horno, guisado, a la brasa, etc. Los adobos fuertes como también el limón, ajo, romero, cebollas, cítricos o mostazas son un buen complemento. Obtendrá mejores resultados si lo cocina a fuego muy fuerte durante poco tiempo; si lo cocina mucho y a fuego lento la carne será dura y fibrosa. Si lo hace al horno, use la temperatura más alta.

Para mayor placer: Un plato clásico de cordero es el cocinado con berenjenas o menta; nuestro favorito es la pierna al curry con manzanas y cebollas, sobre un fondo de pasta o arroz. Otras posibilidades son:

- Use trozos de cordero en lugar de carne en las brochetas.
- Adóbelo con zumo de lima y salsa picante.
- Picado da unas hamburguesas magníficas y es ideal para la lasaña.
- Si le sobra cordero asado, córtelo en tiras muy finas y añádalo a la pasta o ensaladas.

Una nota final: el cordero es un animal joven, sacrificado con menos de 18 meses. Si son mayores, la carne tiene un sabor más fuerte y puede reemplazar al lechal si se aumenta el tiempo de cocción en unos 7 minutos por cada medio kilo. Esta carne es más adecuada para preparar estofados.

Solomillo de cordero adobado

    1,5 kg de solomillo
1 1/2 cucharaditas de zumo de naranja concentrado
    1 cucharada de salsa de soja
    2 cucharadas de miel
    1 cucharadita de aceite de oliva
    2 dientes de ajo machacados

Con un cuchillo bien afilado, quite la grasa visible y la membrana. Póngalo en una fuente para horno.

En un cuenco pequeño, mezcle el concentrado de zumo de naranja, la salsa de soja, la miel y el ajo. Eche la mezcla sobre el solomillo y frótelo hasta que quede bien untado. Dede adobar como mínimo 4 horas o toda la noche.

Caliente el horno.

Ase el solomillo, entre unos 7 a 10 minutos por lado si lo quiere no muy hecho. Déjelo reposar unos 5 minutos antes de cortarlo en rodajas muy finas. Sirva tibio o frío.

4 raciones

Espárragos

El alimento protector Todo-en-Uno

44 calorías por taza (cocinados)

Si a usted le gustan los espárragos, no necesita de ninguna excusa para disfrutar de su pasión. No sólo es la delicia del gourmet sino también uno de los alimentos más sanos. Es uno de los pocos alimentos que tiene tantos nutrientes protectores con tan pocas calorías.

Hay pocas personas que sepan tanto de la prevención del cáncer como el doctor Bruce N. Ames, bioquímico de la Universidad de California, descubridor de un método sencillo y barato que utiliza bacterias en lugar de animales para determinar si un elemento químico puede provocar cáncer. Hace algunos años, el doctor Ames, en un artículo publicado en la revista *Science,* citaba tres elementos presentes en los alimentos que nos pueden ayudar a defendernos del cáncer. Estos tres elementos incluyen, desde luego, dos vitaminas —el caroteno, que en realidad es la provitamina A, y la vitamina C— y el mineral llamado selenio. ¡Y los espárragos están cargados hasta los topes de los tres!

Si usted todavía no está convencido de las bondades de los espárragos, considere los beneficios que dan a su corazón. Sin nada de grasa, colesterol ni sodio, y provistos además de una modesta cantidad de la fibra reductora del colesterol, los espárragos son ideales en las dietas para un corazón sano. El doctor W. Virgil Brown, especialista del corazón de la Escuela de Medicina Mount Sinai de Nueva York, nos dice: «Combínelos con otras verduras, judías o legumbres, y tendrá la clase de dieta que se asocia con una baja incidencia de enfermedades cardiovasculares». ¡Ni que decir tiene lo apetitoso que resulta este plato!

En el mercado: He aquí unas cuantas pistas para escoger los mejores:

- Las puntas deben ser afiladas y prietas, y de color morado. Si se abren o están blandas, el espárrago ya ha pasado su mejor punto.
- El tallo del espárrago debe ser suave y firme.
- Los espárragos que huelen muy fuerte son viejos.

- La arena de las puntas es difícil de quitar, así que fíjese que no tengan arena pegada en la cabeza ni en el tallo.
- El grosor del espárrago no afecta a su sabor.

Trucos de cocina: Ponga los espárragos en la nevera tan pronto como los tenga en casa; guárdelos en una bolsa de plástico sin apretar o en una bolsa de papel. Para disfrutar de espárragos frescos durante todo el año, lávelos inmediatamente después de comprarlos, envuélvalos bien fuerte en papel de aluminio o métalos en un recipiente hermético. Pueden guardarse congelados hasta 12 meses.

Para preparar los espárragos, parta, en lugar de cortarla, la parte blanca dura, que es más difícil de comer y no tiene sabor. Con un cuchillo de mondar bien afilado quite las escamas del tallo; debajo suele haber arena. A continuación hierva los tallos comenzando por los más gruesos, porque los delgados necesitarán menos tiempo de cocción. Como las cabezas se cuecen más rápido que los tallos, emplear una olla alta para mantener las cabezas fuera del agua hirviendo es una buena idea. Los tallos deberán estar cocidos pero no pasados.

Para mayor placer: Sirva los espárragos con:

- Un poco de salsa de soja, ajo picado y jengibre.
- Limón, estragón y aceite de oliva.
- La pasta de su elección.

Fideos con espárragos
y pechugas de pollo cortadas a tiras

1/4   kg de filetes de pechuga de pollo más o menos del mismo grosor
1 1/2 cucharaditas de mostaza
100   g de fideos
1/2   kg de espárragos frescos (unos 26) sin la parte dura, y cortados en
      trozos de 3 cm
   2 cucharaditas de aceite de oliva
   2 cucharadas de queso parmesano
      El zumo y la pulpa de 1 limón
      Una pizca de nuez moscada

Caliente la parrilla o la plancha.

Unte las pechugas con una cucharadita de mostaza, y después áselas durante 4 o 5 minutos por cada lado.

Mientras tanto, hierva los fideos durante 4 minutos, después añada los espárragos y cocínelos durante otros 4 minutos. Cuélelos.

Cuando el pollo esté frío córtelo a tiras con los dedos.

En un bol pequeño, mezcle el zumo de limón y la pulpa, el aceite, la media cucharadita de mostaza y la nuez moscada.

En un cuenco de servir grande, mezcle el pollo, los fideos y los espárragos con el aliño. Espolvoréelo con el parmesano y sírvalo caliente.

4 raciones

Fríjoles

Una auténtica delicia

190 calorías por taza (cocidos)

Sabrosos, baratos y muy nutritivos, así son los fríjoles (en América, frijoles). Puede ser que los conozca por otro nombre: son las judías que tienen un punto negro en la hendidura. Si usted las come desde siempre, ha hecho muy bien. Son ricas en fibras, proteínas, potasio y hierro, y en cambio pobres en grasa y sodio (20 mg por taza).

En el mercado: Los fríjoles buenos son aquellos que tienen un tamaño similar, de color blanco cremoso y un pequeño punto negro.

Trucos de cocina: Guarde los fríjoles en un recipiente hermético en el frigorífico. Una taza de fríjoles secos rendirá unas dos tazas y media después de cocinarlos.

Para prepararlos, emplee 4 tazas de agua por taza de fríjoles. Tardan 1 hora en cocerse a fuego normal y unos 10 minutos en la olla a presión.

Para mayor placer: Los fríjoles son buenos:

* Con sopas y carne guisada.
* A la vinagreta o en ensaladas de verduras.
* Con espinacas en juliana, ajos y aceite de oliva.

En Estados Unidos se considera que trae buena suerte comer fríjoles el día de Año Nuevo. Teniendo en cuenta todas sus ventajas para la salud, nosotras pensamos que es excelente comerlos cualquier día del año.

Revuelto de espinacas y fríjoles

2	tazas de fríjoles cocidos
1	taza de espinaca fresca o col rizada picada
1	zanahoria picada
1/4	taza de puerro picado
1	cucharadita de vinagre de vino
1/2	cucharadita de albahaca seca
1/2	cucharadita de salvia seca
2	cucharaditas de aceite de oliva
	El zumo y la pulpa de 1 limón
	Una pizca de mostaza en polvo

Si usa fríjoles de bote, lávelos y después déjelos escurrir. Póngalos en un cuenco grande con las espinacas o la col, la zanahoria y el puerro.

En un cuenco pequeño, bata el zumo de limón y la pulpa, el vinagre, la albahaca, la salvia, el aceite y la mostaza. Eche la mezcla sobre los fríjoles y remueva para que ligue bien.

4 raciones

Garbanzos

Hasta los topes de cosas buenas

Unas 216 calorías por taza (cocidos)

Podrán tener un aspecto ridículo, pero a la hora de hablar de nutrición son una cosa muy seria. Conocidos en la India y demás países orientales como judías de Bengala, los garbanzos atraen cada día más la atención de los dietólogos occidentales.

Debemos admitir que en Estados Unidos estamos un poco atrasados. Hace 25 años, cuando en la mayoría de los supermercados de este país ni siquiera se sabía qué eran los garbanzos, los investigadores extranjeros estaban sobre la pista de sus características beneficiosas para la salud. Les picó la curiosidad cuando unos estudios mostraron que las clases más pobres del norte de la India tenían niveles de colesterol mucho más bajos que las clases pudientes. Atribuyeron el hecho a las dietas de garbanzos de los pobres y pusieron manos a la obra para comprobarlo. En un estudio pionero reemplazaron por garbanzos el trigo y demás cereales en la dieta de los ricos. Los niveles de colesterol bajaron en picado, casi 56 miligramos, durante la dieta con garbanzos.

Aun en el caso de que no necesite mejorar su nivel de colesterol, los garbanzos tienen muchas otras cosas que ofrecerle. Una taza de garbanzos cocidos proporciona muchas proteínas, fibra, hierro y potasio, como también una cantidad importante de vitamina B, tiamina y niacina. Todo esto, desde luego, sin grasa ni sodio.

¿Le interesan las cifras? Aquí las tiene: 3 gramos de grasa y 16 miligramos de sodio para una taza de garbanzos cocidos sin sal.

En el mercado: Los garbanzos se venden cocidos, en remojo, envasados o secos. Estos últimos a veces se venden al peso. Cuando los compre, fíjese en que no estén partidos, tengan un color caqui, sean de tamaño más o menos uniforme y no tengan olor. No se preocupe si están arrugados, es normal.

Trucos de cocina: Guarde los garbanzos en un recipiente hermético en el frigorífico. Calcule que una taza de garbanzos secos le rendirá casi tres tazas y media una vez cocidos.

Para comenzar el proceso de cocción, en primer lugar lávelos bien a fondo. Cúbralos con agua y déjelos en remojo durante toda la noche. Después, hiérvalos a fuego lento unas dos horas y media o en la olla a presión, entre 15 a 20 minutos. Los garbanzos de bote ahorran tiempo porque ya vienen cocinados, pero a menudo llevan sal. Lávelos para quitarle una parte de la sal.

Si usted prefiere cocinarlos pero no tiene tiempo, aquí tiene una posibilidad que tal vez no conozca. Los garbanzos se congelan bastante bien. La próxima vez, cocine más de los que necesite y congélelos. Se conservarán unos cuatro meses.

Para mayor placer: Los garbanzos son ideales para convertir una ensalada en una comida muy nutritiva. Aportan un sabor a nueces y una nueva textura, y combinan muy bien con la cebolla picada y las alcachofas a la vinagreta. No se olvide de probar el puré de garbanzos. Póngalos en el pasapuré, añada aceite de oliva, ajo, salsa tahini (zumo de limón con semillas de sésamo molidas), o con mantequilla de almendras o nueces. Sírvalo con pan italiano o verduras crudas espolvoreados con pimentón dulce.

Si se enfrenta a un fanático de la carne, haga esta prueba. Prepare pastel de carne o albóndigas y reemplace parte de la carne por garbanzos partidos.

Ensalada de garbanzos, pimiento y piñones con crema de albahaca

1 1/2   tazas de garbanzos cocidos
1   pimiento dulce rojo cortado en juliana y sin semillas
1   tomate sin semillas y picado
2   chalotas cortadas en juliana
2   cucharadas de leche cuajada
1   cucharada de zumo de limón y la pulpa
1   cucharada de vinagre de vino
1   cucharada de aceite de oliva
1   diente de ajo
2   cucharadas de hojas de albahaca fresca al vapor
1   cucharada de piñones
    Hojas de lechuga para servir

En un cuenco mediano, mezcle los garbanzos, el pimiento, el tomate y las chalotas.

Ponga la leche cuajada, el zumo de limón y la pulpa, el vinagre, el aceite y el ajo en la batidora y bátalo hasta que se espese. Después, añada la albahaca y vuelva a batir hasta que las hojas queden picadas.

Para tostar los piñones, caliente una sartén antiadherente a fuego medio. Eche los piñones y saltéelos hasta que estén tostados, unos 2 minutos. Tenga cuidado de no quemarlos.

Eche el aliño sobre la mezcla de garbanzos y remueva bien. Haga las porciones en las hojas de lechuga y eche por encima los piñones. Sírvalo como primer plato, como un almuerzo liviano o para acompañar cordero asado.

4 raciones

Germen de trigo

El oro del grano

25 calorías por cucharada

El germen de trigo es un viejo conocido de cualquiera que se haya sentido interesado por la nutrición. El germen es, desde luego, la parte del grano que contiene la mayor concentración de vitaminas y minerales.

El germen de trigo es una fuente de vitamina B, vitamina E y proteínas. A pesar de que, por lo general, sólo se come por cucharadas, una buena ración cubrirá gran parte de sus necesidades proteínicas. Un cuarto de taza de germen de trigo, por ejemplo, aporta nada menos que 8 gramos de proteínas, algo que muy pocos alimentos vegetales pueden ofrecer.

La mayoría de las personas que prueban el germen de trigo, lo hacen en primer lugar atraídos por sus virtudes nutritivas. Pero al cabo de poco tiempo, descubren que es una manera muy agradable de tener la textura y el sabor de las nueces con mucha menos grasa. Desde luego, la cantidad de sodio que tiene es inapreciable.

En el mercado: Compre germen en pequeñas cantidades pues se pone rancio muy de prisa. Si puede, huélalo antes de comprarlo. Debe oler a tostado y a nueces, no a viejo. Los tipos crudo y tostado son casi iguales para emplear en recetas, aunque el tostado es un poco más crujiente.

Trucos de cocina: Guarde el germen de trigo en recipientes bien herméticos en el congelador. Se conservará durante seis meses y puede usarse directamente sin necesidad de descongelarlo.

Para mayor placer: El germen de trigo añade un sabor delicioso a muchísimas comidas. Por ejemplo:

- Mezcle yogur, avellanas, trozos de manzana y germen de trigo para un desayuno rápido y energético.
- Espolvoree germen de trigo sobre una tostada de pan integral untada con queso cremoso y aceitunas picadas. Sirva como canapé para acompañar una sopa o ensalada.

● Empléelo en lugar de harina para rebozar pescado o pollo.

Si quiere, puede tostar el germen de trigo en casa. Póngalo sobre una hoja de papel de aluminio y métalo en el horno bien caliente, durante unos 15 minutos, removiendo de tanto en tanto. Después guárdelo igual que si fuera crudo.

Pudin de arroz, manzanas y germen tostado

1/3	taza de almíbar
2	cucharadas de mantequilla
1/4	cucharadita de canela molida
2	manzanas sin corazón y cortadas a trozos
2	tazas de arroz cocido
2	tazas de leche
2/3	taza de pasas
1/3	taza de germen de trigo tostado
	Una pizca de nuez moscada

En una sartén mediana caliente el almíbar, la mantequilla, la canela, la nuez moscada y las manzanas hasta que comience a hervir y se desprendan burbujas. Añada el arroz, la leche y las pasas. Caliente hasta que la mezcla rompa el hervor pero no deje que hierva. Reduzca el fuego y deje cocer lentamente, removiendo de vez en cuando hasta que el pudin se espese, unos 15 minutos. Espolvoree con el germen de trigo y sirva.

De 4 a 6 raciones

Guisantes

Tan ricos y nutritivos como siempre

134 calorías por taza (cocidos)

¿Recuerda todos los elogios a la leche como el alimento más completo? Desde nuestro punto de vista, los guisantes merecen como mínimo la misma calificación. Cuando se trata de las preocupaciones de hoy por la nutrición, es difícil encontrar un alimento que pueda superar a los guisantes. Son perfectos para:

- Mantener sano el corazón, porque no tienen casi grasa, colesterol ni sodio. Además, son una buena fuente de fibra soluble que baja los niveles de colesterol.
- Controlar la diabetes, gracias a la poca grasa y al elevado contenido de fibras.
- Prevenir el cáncer, con su aporte de fibras, caroteno y vitamina C.

En el mercado: Se venden frescos en sus vainas, que deben ser gruesas, tersas y de un color verde brillante. Las vainas planas contienen guisantes sin desarrollar, y las que están arrugadas y tienen feo aspecto contienen guisantes viejos.

Si no los encuentra frescos, cómprelos congelados. Los guisantes envasados tienen un color grisáceo y no saben a nada. Los congelados no están mal, pero la textura no es la misma.

Trucos de cocina: Para guardarlos, deje los guisantes en sus vainas y póngalos en la nevera, dentro de una bolsa de plástico perforada. Se conservarán unos diez días, pero son más dulces cuando se comen de inmediato.

Para pelarlos, sujete la vaina por un extremo y tire del hilo hacia abajo para abrirla. Con el pulgar, desprenda los guisantes. Medio kilo de guisantes se pelan en unos 7 minutos y rinden aproximadamente una taza.

El increíble y apetitoso guisante

Si quiere comparar, por ejemplo, el poder nutritivo de los guisantes con el tan cacareado del huevo, lea el cuadro siguiente y verá que no tiene nada que envidiarle:

	1 huevo grande, duro	Guisantes cocidos, 3/4 taza
Calorías	82	86
Colesterol (mg)	252	0
Grasa (g)	6	menos de 1
Proteínas (g)	6	6
Vitamina A (U.I.)	590	645
Tiamina (mg)	0,04	0,34
Riboflavina (mg)	0,14	0,14
Niacina (mg)	vestigios	2,8
Vitamina C (mg)	0	24
Calcio (mg)	27	28
Hierro (mg)	1,2	2,2
Fósforo (mg)	103	118
Potasio (mg)	65	236

Para mayor placer: Añada guisantes a los sofritos, sopas, guisos o tortillas y añadirá color, sabor, textura y nutrición, todo de una vez. También puede probar:

- Variar el sabor de los guisantes con tomillo, mejorana, eneldo, estragón, jengibre, ajo, nueces tostadas, cebollas, chalotas o cebollinos.
- Añadir un puñado de guisantes frescos a la masa del pan antes de hornearlo.
- Preparar un plato de patatas nuevas y guisantes frescos al vapor con eneldo y un chorrito de aceite de oliva. Este plato es mejor servirlo caliente.

Solomillo cinco especias con guisantes

1/2   cucharadita de maicena
1   cucharadita de mirin
2   cucharaditas de salsa de soja
1   cucharadita de polvo cinco especias
120   g de solomillo cortado muy fino, transversal a la fibra
1 1/2 tazas de guisantes frescos
1 1/2 tazas de guisantes tiernos con vaina (pueden ser congelados)
1   cebolla picada
2   cucharaditas de aceite de girasol

En un bol pequeño, mezcle la maicena, el *mirin*, la salsa de soja y el polvo cinco especias. Añada la carne, revuelva bien y déjelo marinar durante una media hora.

Ponga los guisantes frescos y la cebolla en un colador sobre la fregadera y rocíelos con agua hirviendo durante unos diez segundos, y resérvelos. (No escalde los guisantes congelados.)

En una sartén antiadherente, caliente el aceite a fuego vivo. Eche la carne, reserve la marinada, y fría durante unos 2 minutos. Añada los guisantes, las cebollas y la marinada, y continúe la cocción hasta que la carne esté hecha, unos 2 minutos. (Tenga cuidado de no cocer demasiado las verduras.) Sirva caliente con arroz hervido o *crêpes* chinas.

4 raciones

Higos

Grandes en fibra

37 calorías por higo mediano (fresco)
42 calorías por 3 higos secos

Puede que los higos tengan antecedentes bíblicos, pero son el superalimento de los tiempos modernos. Hace años, los dietólogos casi ni se acordaban de ellos porque su aporte en vitaminas y minerales es muy bajo. Pero ahora que la atención se centra en comer más fibras y menos grasas y sodio, los higos encajan a la perfección en los nuevos esquemas.

Un reciente estudio sobre las fibras (algo que los higos tienen en abundancia) confirmó el rumor de que los higos dan una sensación de plenitud. La doctora June Kelsay, del Departamento de Agricultura de Estados Unidos, puso a prueba tres dietas, cada una con un mayor contenido de fibras procedentes de alimentos tales como los higos y las calabazas. Aunque la cantidad de calorías en cada una de las dietas era la misma, los sujetos se quejaron de que se les exigía comer demasiado cuando la dieta contenía más higos y alimentos ricos en fibras. ¡Que presten atención los que quieren hacer dieta!

En el mercado: Hay dos variedades de higos: claros y oscuros. Entre los claros los más sabrosos son los amarillos dorados y los amarillos verdosos. En cuanto a los otros destacan los que son de color negro púrpura. Independientemente de la variedad, los higos frescos tienen que ser firmes al tacto y de una fragancia exquisita. Evite los higos frescos que estén blandos o tengan manchas marrones.

Trucos de cocina: Guárdelos en el frigorífico, tapados. Pero aun así no se conservan mucho, sólo unos pocos días (si no se los ha comido antes...).

Para mayor placer: Hágales sitio en su menú y ponga en práctica algunas de estas ideas:

- Hiérvalos en zumos de frutas y sírvalos tibios o fríos.
- Sírvalos enteros o en trozos mezclados con otras frutas y quesos.

- Hágalos en puré y úselo como relleno de pasteles.
- Córtelos en tiras y prepárelos salteados con pollo.
- Rellénelos con queso blanco cremoso.

Compota de higos y almendras

400   g de higos oscuros secos
1/2   taza de néctar de albaricoque
1   cucharada de zumo de limón
2   gotas de extracto de almendras
2   cucharadas de almendras tostadas en rodajas

Si los higos tienen el tallo, quítelo con un cuchillo bien afilado. Colóquelos en un cuenco que no sea de metal y añada el néctar y el zumo. Tape y deje marinar hasta el siguiente día.

En una olla pequeña, cueza los higos, la marinada y el extracto de almendras a fuego suave hasta que los higos estén bien calientes, unos 4 minutos. Sirva en boles individuales espolvoreados con las almendras, calientes o tibios, en el desayuno o de postre.

4 raciones

Hortalizas verdes

Un aplauso para la cocina verde

Acelgas: 36 calorías por taza (cocidas)
Achicoria (endibia rizada): 42 calorías por taza (cruda, troceada)
Berza: 42 calorías por taza (cocida)
Col rizada: 26 calorías por taza (cocida)
Espinacas: 12 calorías por taza (crudas)
*   42 calorías por taza (cocidas)*
Hojas de nabos tiernos: 28 calorías por taza (cocidas)
Hojas de remolacha tiernas: 38 calorías por taza (cocidas)

¡Bróculi, tened cuidado! Las hortalizas de hojas verdes están dispuestas a venceros. Su lista de méritos cada día es más larga y, hasta el momento, incluye los siguientes:

Vitamina A en forma de caroteno. La poseen en abundancia: alrededor del cincuenta al ciento por ciento de la dosis diaria recomendada por taza.

Vitamina C. El caroteno viene acompañado por su prima antioxidante, con niveles que varían de uno a dos tercios de la dosis recomendada.

Fibra. También son una buena fuente de fibra, entre 2 y 5 gramos por taza.

Pobres en calorías. ¿Cuántos alimentos hay que puedan ofrecer 50 calorías o menos por ración?

Pobres en grasas. Con tan pocas calorías es obvio que no pueden tener mucha grasa que digamos.

Y hay algunas, como la col rizada, las hojas de nabos y las berzas, que tienen otro galardón. Pertenecen a la familia de las crucíferas (coles), que es la figura destacada en la prevención del cáncer.

En resumen, las hortalizas de hojas verdes son las ganadoras. Ayudan a bajar el colesterol, a prevenir el cáncer, a perder peso y a controlar la diabetes.

En el mercado: Busque las hojas tiernas de color verde brillante. Descarte las amarillentas o pasadas. Las que tienen las hojas más grandes serán amargas. En cuanto a la achicoria, que se vende por piezas, escoja las de hojas bien rizadas y bordes dentados.

¿No las encuentra frescas? No se preocupe. Las congeladas son igual de buenas.

Trucos de cocina: Envuelva las hortalizas verdes en plástico perforado. Las espinacas y las acelgas se conservarán unos cinco días; las demás, una semana.

Las hojas pueden tener tierra o arena, así que lávelas bien (pero no las remoje) antes de cocinarlas o añadirlas en otras recetas. Un centrifugador de ensaladas es lo más adecuado. Y, si lo prefiere, simplemente córtelas y cuézalas en una cazuela o en el microondas; no hace falta que las seque ni añada agua. (Si tienen tallos duros, córtelos antes.)

Una cocción rápida realza el sabor de estas verduras, especialmente el de las hojas de nabos. Esto las hace ideales para sofritos y revoltillos.

Verduras al instante

Tal vez piensa que las verduras son anticuadas, pero encajan a la perfección con nuestro actual estilo de vida. Gracias al microondas, las verduras pueden transformarse en un magnífico plato para acompañar en un instante.

Aquí tiene el procedimiento descrito paso a paso:

- En una fuente de tarta ponga la col rizada picada.
- Agregue un poco de caldo y tape con un plástico perforado.
- Cocine en el microondas a toda potencia hasta que esté tierna, unos 2 minutos para dos tazas. Deje reposar durante otros 2 minutos y cuele.
- Agréguelas a los salteados, revoltillos, cazuelas y arroces para un plato sencillo. Si quiere un toque de distinción, cúbralas con un poco de queso y almendras, y sirva como acompañamiento con platos de cordero.

Para mayor placer: Las verduras son tan versátiles como nutritivas. Si va escaso de ideas, pruebe éstas:

- Alegre sus ensaladas con hojas verdes tiernas de todo tipo, aunque la achicoria y las espinacas son las más indicadas.
- Córtelas en juliana y añádalas a las sopas. Tenga presente que las hojas de remolacha sangrarán y le darán al caldo un color rojizo.

- Prepare una lasaña más sana reemplazando toda o parte de la carne por espinacas o acelgas.
- Emplee sus hojas verdes favoritas en lugar de las espinacas; la mayoría son más resistentes que éstas al exceso de cocción, y la cocinera novicia trabajará con más confianza.
- Rellénelas igual como hace con las hojas de col.
- Sirva el pollo hervido o ensaladas sobre hojas verdes frescas, crudas y crujientes.
- Condiméntelas con ajo, nuez moscada, pimienta roja, orégano o tomillo. También vale la pena probar con cebolla, ajo, raíz de jengibre, cacahuetes, piñones, chalotas y cebolletas. Si tiene que añadir grasas, emplee aceite de oliva, tan gustoso como saludable.
- Añada hojas verdes cortadas en juliana al arroz frito al estilo chino unos 2 minutos antes de que esté listo, y luego adórnelo con almendras tostadas o semillas de sésamo.

¿Le preocupa el sodio?

Las hortalizas de hoja verde carecen de la mayoría de demonios modernos, pero el sodio constituye una excepción. El contenido de sodio varía de acuerdo con el tipo, desde los 36 mg de las hojas de col cocidas hasta los 316 mg de una ración de acelgas. No hace falta decir que añadir sal al cocinarlas o en la mesa hará subir estos valores.

Para la mayoría, la cantidad de sodio en las verduras no es preocupante; hay muchos otros alimentos que tienen más sodio, y es preferible reducir su consumo. Sin embargo, para los que están sometidos a dietas muy rigurosas cuenta cada miligramo, así que tome nota de las cifras que le damos a continuación a la hora de comprarlas. Los valores corresponden a una taza.

Tipo de verdura	Sodio (mg)
Acelgas cocidas	316
Achicoria cruda	80
Berza cocida	47
Col rizada cocida	36
Espinacas cocidas	126
Hojas de nabos cocidas	42
Hojas de remolacha cocidas	110

Cómo congelarlas

Es fantástico poder disfrutar de las verduras durante todo el año. Hay quien las compra congeladas, pero otros prefieren comprarlas frescas en la temporada y congelarlas en casa.

Si quiere intentarlo, he aquí cómo se hace:

- Ponga a hervir agua en una olla grande.
- Ponga la verdura en un colador con asa; sumerja las verduras y el colador en el agua hirviendo.
- Deje que se escalden durante un par de minutos, pero tenga en cuenta que las verduras más tiernas necesitan menos tiempo. (El color verde vivo es una buena señal de que el tiempo es suficiente.)
- Sumérjalas en agua helada durante 30 segundos.
- Cuélelas y póngalas en los recipientes para congelar o haga porciones en bolsas individuales. Procure que los paquetes sean planos para descongelarlas con mayor facilidad en el microondas. También será más fácil trocearlas después para añadirlas, sin descongelar, en las sopas, cocidos, salsas y cazuelas.

Manténgalas en el congelador hasta que sea el momento de usarlas; aguantarán unos seis meses.

Naranjas y achicoria con aliño de semillas de amapolas

2 naranjas troceadas
2 tazas de achicoria troceada
1 cebolla roja pequeña, cortada en rodajas finas
1/4 taza de pipas de girasol
1 cucharada de zumo de limón
1 cucharada de zumo de naranja
1 cucharada de aceite de oliva
1 cucharada de semillas de amapola

Quite las semillas de los trozos de naranja. Después, mezcle con la achicoria, la cebolla y las pipas en una ensaladera grande.

En un bol pequeño, bata los zumos y el aceite.

En una sartén antiadherente, caliente las semillas de amapola a fuego medio-fuerte hasta que estén fragantes y tostadas, unos 3 minutos. Añada las semillas a la ensalada, eche el aliño y mezcle bien. Sirva a temperatura ambiente o fría.

4 raciones

Col rizada salteada con ajos y chalotas

2 cucharaditas de aceite de oliva
3 tazas de col rizada picada o troceada
1 diente de ajo picado
2 chalotas picadas
1 cucharada de queso rallado

En una sartén grande o cazuela, caliente el aceite a fuego medio.

Añada la col y los ajos y saltee, sin dejar de remover, hasta que la col comience a ablandarse, unos 4 minutos. Añada las chalotas antes de que se acabe de freír la col. Sirva caliente con el queso rallado.

Variación: Saltee la col y el ajo con un tomate maduro picado.

4 raciones

Verduras salteadas con patatas y romero

1   cucharada de aceite de oliva
2   dientes de ajo picados
1/2 cucharadita de romero picado
2   patatas grandes hervidas y cortadas en dados
200 g de acelgas picadas
     Queso parmesano rallado

En una sartén de hierro, caliente el aceite a fuego medio. (Si no tiene una de hierro, emplee una antiadherente.)

Añada el ajo, el romero, las patatas y las verduras. Mezcle bien y sofría durante unos 4 minutos. Después, aplaste la mezcla con una espátula dándole forma de tortilla. Continúe la cocción durante otros 4 minutos, eche por encima el queso rallado y sirva caliente como acompañamiento de carnes a la parrilla. También puede servirla con pan de maíz y un bol de sopa de judías.

4 raciones

Judías secas

Baratas pero ricas en salud

Judías comunes: 215 calorías por taza (cocidas)
Judías pintas: 260 calorías por taza (cocidas)

Nos habrá de disculpar si usted es un gran conocedor de las judías, y las prefiere de un tipo más que de otro. Desde el punto de vista de la nutrición, las diferencias entre los distintos tipos son pequeñas, así que las reuniremos en un solo grupo.

Ya sean rojas, blancas, rosadas o marrones, las judías están en el candelero por sus beneficios respecto al colesterol y la salud del corazón. A pesar de que la sabiduría popular sostiene que sólo una dieta total (y no el mero añadido de un único alimento) puede rebajar el colesterol, las judías tienen suficientes antecedentes como para hacer cambiar de opinión.

- El doctor James W. Anderson y sus colaboradores en la Universidad de Kentucky han constatado una reducción del 19 por ciento en el nivel de colesterol al añadir 100 gramos de judías secas en la dieta diaria. Esto equivale a 1 taza de judías secas cocinadas.
- En su conocido estudio que probó los efectos de las habichuelas, las habas y las judías comunes (como las alubias) en el colesterol, el doctor Ancel Keys y sus colegas de la Universidad de Minnesota verificaron una reducción del 9 por ciento en el nivel de colesterol después de reemplazar los azúcares, pan y patatas por judías.
- El investigador holandés R. Lukyen añadió judías (la mayoría de color marrón) a las dietas del personal del Instituto Central de Nutrición e Investigación Alimentaria de Holanda. El nivel de colesterol descendió unos 12 miligramos con la dieta rica en judías.

No hay duda de que la fibra soluble de las judías es responsable de los sorprendentes efectos en el colesterol. Como además contienen gran cantidad de fibra insoluble, son muy útiles para la digestión. El doctor E. W. Hellendorn, también investigador del mencionado instituto holandés, ha demostrado que, como ocurre con el salvado de trigo, las judías ayudan al paso de la comida a través del tracto digestivo. Esto es muy importante para quienes sufren de estreñimiento y para la prevención del cáncer de colon.

Contenido de fibra en las judías

No importa el color o tipo, las judías son grandes fuentes de fibra. Si a usted le gustan los detalles, aquí los tiene. Los valores corresponden a 1 taza (una porción) de judías *cocidas*.

Clase de judía	Fibra (g)
Pinta (*Phaseolus coccineus*)	20
Alubia roja (*Phaseolus multiflorus*)	19
Fríjol (*Phaseolus limensis*)	16
Blanca	16
Valenciana	10
Alubia dorada (*Phaseolus aureus*)	8
Haba (*Vicia faba*)	5
Judía común (*Phaseolus vulgaris*)	4

¡Y las judías todavía tienen más ventajas! De hecho, hay muy pocos alimentos que puedan ofrecer tantas proteínas con tan poca grasa, o tanto potasio con tan poco sodio. (Las judías sin sal son excelentes para aquellos que deben controlar su presión sanguínea.) También son una buena fuente de hierro y tiaminas.

Judías comunes

En el mercado: Las judías secas deben tener un color claro, brillante y parejo, y ser de tamaño uniforme. No importa la variedad que sea, vigile que no estén arrugadas.

Si utiliza judías envasadas, puede estar tranquilo de que las proteínas, el potasio y el hierro están presentes. Por desgracia, también llevan sal, algunas veces en exceso. Lave las judías de bote antes de usarlas para quitarles parte de la sal. Lea la etiqueta antes de comprarlas en el caso de que esté sometido a una dieta pobre en sodio.

Trucos de cocina: En casa mantenga las judías secas en frascos cerrados y guárdelas en un lugar seco y fresco como el frigorífico.

Cuando prepare las judías, tenga presente la siguiente recomendación de Alfred Olson, químico del Centro de Investigación de la Región Occidental del Departamento de Agricultura en California, para eliminar, en un proceso previo a la cocción, muchos de los factores causantes de la flatulencia:

- Lave las judías y quite cualquier elemento extraño.
- Sumérjalas en agua hirviendo, justo para cubrir.
- Mantenga en remojo durante 4 horas o más (el tiempo varía de acuerdo al tipo de judía).
- Escúrralas antes de ponerlas a hervir en agua fresca. (Retire cualquier judía que flote mientras están en remojo antes de colarlas.)

¡Ahora a cocinarlas! Añada agua en la olla hasta unos 6 centímetros por encima de las judías. Si la intensidad del fuego es media, cocínelas hasta que estén tiernas (entre 1 y 3 horas de acuerdo con la variedad). Las blancas tienden a ser más duras y necesitan más tiempo de cocción. Si le gustan muy tiernas, aguarde hasta casi el final de la cocción para añadir la sal, el tomate o el vinagre.

¿Que se tarda mucho de esta manera? Puede ahorrar tiempo, y algunas veces el ponerlas en remojo, si prepara las judías en la olla a presión. Los tiempos de cocción varían con los modelos de ollas, así que siga los consejos del fabricante. Si no ha dejado las judías en remojo antes de ponerlas en la olla a presión, añada 5 minutos al tiempo de cocción. (Recuerde que nunca debe llenar la olla a presión más de 3/4 partes de su capacidad.)

Para saber si están a punto, ponga un par de judías en la cuchara y sóplelas. Si se abre la piel, están listas.

Para mayor placer: Las judías son deliciosas en una enorme variedad de platos. Debido a que el sabor de las rojas, rosadas y blancas es igual de suave, se reemplazan las unas a las otras en la cocina. Cualquiera que sea su preferencia, pruebe las judías en:

- Ensaladas, croquetas, guisos, sopas, cazuelas, salsas y currys.
- Guisos mexicanos.
- Purés y salsas.
- Platos preparados con manzanas o cualquier otro ingrediente dulzón.

Como se dará cuenta por los gastos de comida, no hay nada como las judías para estirar el presupuesto. Una taza de judías secas alcanzará para cuatro raciones después de cocidas, un rendimiento muy grande para una inversión tan pequeña.

Fríjoles

En el mercado: Los fríjoles más frescos se consiguen en primavera y otoño. Si las vainas son firmes y aterciopeladas, las judías de adentro estarán buenas. Si el tamaño de la judía se aprecia a través de la vaina, intente escogerlas más o menos iguales para que el tiempo de cocción sea el mismo. Los fríjoles frescos que estén blancuzcos y secos probablemente resulten fibrosos y será mejor no servírselos a aquellos que son quisquillosos con sus fríjoles.

Los fríjoles secos tienen que ser uniformes en color y tamaño. Huélalos: si siente olor a moho, no los compre.

Los fríjoles se congelan muy bien, así que siempre los podrá conseguir. Lea la etiqueta para saber la fecha de caducidad.

Trucos de cocina: Guarde los fríjoles frescos en la vaina. Envuélvalas en plástico perforado y póngalas en el frigorífico; se conservarán casi una semana. Los fríjoles frescos se tienen que cocinar siempre. Abra las vainas y quite los fríjoles con el pulgar. Después hiérvalos en agua o caldo, en una olla a medio tapar, hasta que estén blandos (unos 20 minutos). Medio kilo de fríjoles sin pelar proporcionarán dos raciones.

Los fríjoles congelados duran unos 12 meses. Para cocinarlos, póngalos directamente en agua o caldo, en una olla a medio tapar, hasta que estén blandos, unos 10 minutos.

Guarde los fríjoles secos en un recipiente de vidrio hermético y póngalos en el frigorífico. Para cocinarlos, ponga una taza de fríjoles a remojar durante la noche con agua suficiente para cubrir. Después, hierva los fríjoles remojados en 4 tazas de caldo o agua, sin tapar la olla del todo, hasta que estén tiernos (entre 50 y 60 minutos).

No los cocine en la olla a presión pues estropearía su textura.

Para mayor placer: Si usted quiere hacer cambiar de opinión a alguien que deteste las judías, hágale probar algunas de estas deliciosas combinaciones:

● Añádalas a estofados, sopas y guisos.
● Sustituya los fríjoles por fabas españolas.

¿Qué sabe de legumbres?

Muy bien, amantes de las legumbres, pongamos a prueba vuestros conocimientos.

¿Qué legumbre tiene menos calorías?

¿Cuál es la que tiene más calorías?

¿Qué legumbres tienen más de 1 gramo de grasa por 1/2 taza?

Las respuestas son, respectivamente: lentejas; soja; soja y garbanzos. Si ha contestado correctamente a todas, es un sabio de la nutrición. Si no es así, estudie la siguiente tabla por si le vuelven a preguntar. Los valores corresponden aproximadamente a 1/2 taza de legumbres cocidas.

Clase de legumbres	Calorías	Grasa (g)
Alubias rojas	127	menos de 1
Fabas	110	menos de 1
Fríjoles	110	menos de 1
Garbanzos	171	2
Judías blancas	143	menos de 1
Judías negras	132	menos de 1
Judías pintas	131	menos de 1
Lentejas	106	menos de 1
Soja	173	9

- Combine las judías con ingredientes como tomates, maíz dulce, cebollas, setas, escalonias, salsa picante, cebolletas y casi todo tipo de queso.
- Convierta una ensalada en plato principal con judías cocidas y pavo ahumado.

Judías negras con salvia y ajo

> 2 cucharaditas de aceite de oliva
> 2 dientes de ajo picados
> 1 pimiento verde picado
> 1 hoja de laurel
> 2 tazas de judías negras cocidas
> 1 cucharadita de salvia seca
> Un poco de salsa picante

En una sartén antiadherente, caliente el aceite a fuego medio. Añada el ajo, el pimiento y el laurel, y saltéelos hasta que el pimiento comience a estar blando, unos 4 minutos. (Si el ajo comienza a quemarse, reduzca el fuego.)

Agregue las judías, la salvia y la salsa picante, y saltee el conjunto hasta que esté bien caliente, unos 3 minutos. Quite la hoja de laurel y sírvalo caliente como aperitivo, o como acompañamiento con pan de ajo o tortillas de maíz tierno.

4 raciones

Burritos con semillas de calabaza y chiles verdes

> 2 cucharaditas de aceite de oliva
> 2 dientes de ajo picados
> 1/3 taza de cebolla picada
> 2 chiles verdes suaves, picados (más o menos 1/4 de taza)
> 1 guindilla, sin semillas y en trocitos
> 1/4 taza de pepitas de calabaza molidas
> 1/2 cucharadita de comino molido
> 1/2 cucharadita de coriandro
> 1 cucharadita de orégano seco
> 1 chorrito de salsa picante
> 2 tazas de judías pintas cocidas
> 4 tortillas de harina grandes
> 1/2 taza de queso rallado
> 1/3 taza de zumo o puré de tomate

En una sartén antiadherente grande, caliente el aceite a fuego medio. Añada el ajo, las cebollas, el chile y la guindilla, las pepitas de calabaza, el comino, el coriandro, el orégano y la salsa picante. Saltéelo hasta que las verduras estén tiernas y fragantes, unos 5 minutos.

En un bol grande, ponga el preparado de chiles y las judías, utilizando una espátula de goma grande para que se mezclen bien.

Coloque las tortillas sobre una superficie plana y divida la mezcla de judías y chiles en partes iguales. Ponga en el borde de cada tortilla una cantidad de la mezcla dándole forma alargada. Espolvoree con queso la mezcla y enrolle las tortillas. Utilice el mango de una cuchara para aplastar los extremos y evitar que se salga el relleno.

Con mucho cuidado coloque los burritos en la misma sartén que empleó para freír el relleno (una espátula de mango largo le será útil) y eche el zumo o puré de tomate por encima. Mantenga la cocción hasta que los burritos estén blandos y el tomate se reduzca, unos 3 minutos. De cuando en cuando, con la espátula, dé pequeños toques en los extremos de los burritos para que no se suelte el relleno.

Ponga los burritos en una fuente y sírvalos calientes acompañándolos con más salsa picante.

4 raciones

Judías verdes

Aporte instantáneo de hierro

44 calorías por taza (cocidas)

El tema de las judías verdes nos lleva a la Sección de Quejas Favoritas. Todos tenemos nuestros puntos resentidos, y entre los nuestros está la falta de dietólogos que al menos se dignen mencionar verduras como las judías verdes en cuanto fuente de un mineral que nos vendría tan bien a tantos de nosotros: el hierro.

Es muy cierto que el hierro en los alimentos cárnicos es la forma hemática que mejor se asimila, y que las fuentes no cárnicas carecen de hierro hemático. Pero esto no significa que el hierro no hemático no sirva para nada, ya que nos suministra un buen porcentaje del hierro que obtenemos. Y esta es nuestra queja: los dietólogos están tan entusiasmados con el hierro hemático de la carne que se olvidan de dar el reconocimiento que se merecen a las fuentes vegetales.

Las judías verdes son un caso a destacar: media taza pequeña de judías verdes recién cocidas proporciona 1 mg de hierro con un aporte de sólo 20 calorías. Un alimento que contenga esta cantidad de hierro con tan pocas calorías merece algún mérito. Además, las judías verdes son muy estimadas en otros países; se las aprecia por su bajo contenido de grasa y sodio, y como fuente de potasio y fibra.

En el mercado: Las buenas judías verdes tienen un color verde vivo y no presentan manchas marrones ni zonas descoloridas. Las pequeñas son las más sabrosas y tiernas, así que, como regla general, descarte las que son más gruesas que un lápiz. Las judías que se doblan en lugar de partirse no son frescas.

Trucos de cocina. Para conservar bien las judías, lávelas pero no las seque, después envuélvalas en bolsas de plástico perforadas y póngalas en el frigorífico. Se mantendrán sin problemas unos 15 días. Si quiere guardarlas por más tiempo, hiérvalas durante unos 3 minutos, séquelas, envuélvalas y congélelas; se conservarán casi un año. Frescas o congeladas, medio kilo de judías verdes rinde 4 tazas de judías verdes limpias y troceadas.

Las judías verdes no necesitan cocerse mucho; medio kilo tardará unos 4 minutos de hervor. También pueden hacerse al vapor, salteadas, fritas o en el microondas. Las judías se cocinan muy bien en el microondas, pero es aconsejable trocearlas antes.

Para mayor placer: El sabor de las judías verdes se acompaña a la perfección con el de las setas, almendras, pimientos dulces y maíz. Pruebe también algo diferente:

- Trocee judías verdes crudas y añádalas a las ensaladas de atún o pasta.
- Añada judías verdes troceadas a las sopas y guisos.
- Condiméntelas con eneldo, estragón, cacahuetes, ajo o tomillo. Armonizan muy bien con quesos, pescado y carne de aves.
- Emplee judías anchas (también llamadas peronas) para variar de las judías verdes comunes. Utilícelas igual que las otras judías, pero esté atento a que necesitan menos tiempo de cocción.

Judías verdes con pimientos chile y cacahuetes

1/2 *kg de judías verdes*
2   *cucharadas de aceite de cacahuete*
2   *dientes de ajo ligeramente aplastados*
2   *pimientos chile o guindillas (de unos 5 cm)*
2   *cucharadas de cacahuetes pelados y crudos*
1   *cucharadita de aceite de chile(o de maíz)*

Ponga las judías en un colador y rocíelas con agua hirviendo durante 5 segundos. Escúrralas, séquelas muy bien y resérvelas.

Ponga una sartén grande a fuego fuerte hasta que esté muy caliente, unos 30 segundos. Eche el aceite y caliente durante otros 20 segundos.

Añada el ajo y las guindillas, y fría durante unos 10 segundos (no deje que se queme el ajo). Agregue las judías y los cacahuetes y fríalo todo durante medio minuto. Retírelo del fuego. Rocíe con el aceite de chile, mézclelo todo muy bien y sírvalo inmediatamente.

4 raciones

Sopa de judías verdes con garbanzos

1	cucharada de aceite vegetal
1/2	taza de apio picado
1/2	taza de cebolla picada
1/2	taza de zanahoria picada
1	diente de ajo picado
1	ramito de hierbas aromáticas *
5	tazas de caldo de verduras
2	tazas de judías verdes troceadas
1 1/2	tazas de garbanzos cocidos
2	tomates medianos, pelados, sin semillas y picados
	Perejil picado para la guarnición

Caliente el aceite en una olla mediana, a fuego medio. Añada el apio, la cebolla, la zanahoria y el ajo, y cuézalos hasta que estén tiernos.

Añada el ramito de hierbas, el caldo, las judías verdes, los garbanzos y los tomates. Cuando rompa el hervor, reduzca el fuego, tape la olla y déjelo hervir hasta que las judías verdes estén tiernas, unos 15 o 20 minutos. Saque el ramito de hierbas y sirva el plato aderezándolo con el perejil.

4 a 6 raciones

* 3 ramitas de perejil, 3 de perifollo, 3 de tomillo y 2 hojas de laurel, envueltas en un trocito de tela y atado con un hilo; las ramitas de perifollo y tomillo pueden reemplazarse por 1 y 1/2 cucharaditas respectivamente de perifollo y tomillo secos.

Kiwi

O grosellero silvestre, como lo llaman en China

46 calorías por kiwi mediano (pelado)

En China, el kiwi es conocido como «grosellero silvestre» y, cuando apareció en Estados Unidos, se le dio el mismo nombre. Pero los cultivadores de Nueva Zelanda pensaron que un nombre más exótico sería más apropiado para su comercialización y se lo cambiaron por el de «kiwi» en honor a su pájaro nacional.

Algunos valoran el kiwi por su aspecto, otros por su inigualable sabor. Pero en China, donde todavía conserva el mismo nombre, se lo estima por sus beneficios para la salud.

Este aprecio por la fruta surgió como parte de un gran esfuerzo investigador para tratar de reducir los numerosísimos casos de cáncer de esófago que se producían en los habitantes de algunas provincias chinas como Lin Xian. Al sospechar que los nitritos podían tener un papel importante, los científicos midieron la cantidad de nitritos en los pacientes y descubrieron que los niveles eran muy altos.

El próximo paso fue buscar la causa de estas cantidades anormales de nitritos. Siguieron las pistas de estudios anteriores y centraron su atención en la vitamina C. No había duda que los niveles altos de nitritos iban de la mano con los niveles bajos de vitamina C. Los científicos suministraron vitamina C a un grupo de mujeres, y en menos de una semana los niveles de nitritos se habían reducido considerablemente.

Era obvio que la práctica ausencia de frutas ricas en vitamina C explicaba por qué los habitantes de la zona tenían semejante carencia. Se puso en marcha una campaña para explicar los beneficios de la fruta. En la actualidad, los médicos chinos predican la importancia de la fruta de la misma manera que los nuestros nos advierten de los riesgos de la presión arterial alta. Por cierto, el kiwi es perfecto para la presión alta, porque es muy rico en potasio y casi no contiene sodio ni grasas.

En el mercado: Aunque sea un inepto total a la hora de escoger la fruta, no tiene manera de equivocarse con el kiwi. Se conserva tan bien que es muy difícil encontrar uno estropeado. A menos que estén muy duros o macados, serán buenos. Si puede oler su exquisita fragancia a fresa/plátano/lima, es señal de buena calidad.

Trucos de cocina: Envuelva el kiwi en plástico perforado. En el frigorífico se conservarán casi un mes. La mayoría prefiere comerlos pelados, pero la piel se puede comer sin problemas. El kiwi crudo contiene una enzima que impide la gelatinización, así que deberá cocinarlos antes si quiere añadirlos a platos con gelatina.

Para mayor placer: No importa el momento en que los sirva, nadie se quejará. Usted puede:

- Cortarlos en rodajas y servirlos en ensaladas y tartas de frutas.
- Pelarlos y hacerlos puré para preparar un sorbete.
- Utilizarlos como guarnición de pescado, pollo, pasteles, etc.

Kiwi frappé

> 4   *kiwis, pelados y cortados*
> 1/2   *taza de cubitos de hielo*
> 2/3   *taza de leche*
> 1   *cucharada de jarabe de arce*

Eche todos los ingredientes en una batidora y bata hasta que quede una crema suave. Sirva en vasos de zumo en el desayuno o la merienda.

4 raciones

Leche

Prefiérala pobre en grasa

En polvo sin grasa: 31 calorías por 2 cucharadas
Fresca desnatada: 80 calorías por taza
Fresca baja en grasa (1 por ciento): 102 calorías por taza

Desde nuestro punto de vista, la leche es sana para quienes les gusta. No insistiremos en que beba leche si no le agrada; hay otras fuentes de las muchas cosas buenas que tiene la leche. Pero si bebe leche, beba sólo leche baja en grasa, o sea, leche descremada o con un uno por ciento de grasa. La leche entera, a pesar de tener mucho calcio, contiene demasiada grasa como para ser considerada una comida curativa.

Así que si le gusta la leche (y conocemos a muchos adultos que beben más leche que sus hijos), esté atento a las últimas noticias acerca de las bondades de esta bebida tan antigua. Le mencionaremos tres puntos en los que la leche es noticia.

Mejor presión arterial. Scott Ackley y sus colaboradores en la Asociación Estadounidense para el Corazón controlaron a 5.000 residentes en California, y descubrieron que los hombres con presión normal bebían el doble de leche que aquellos que tenían hipertensión.

Mejor salud ósea. En la Universidad de Pittsburgh, la doctora Rivka Black Sandler y sus colaboradores entrevistaron a mujeres de mediana edad para conocer sus hábitos alimentarios. Las mujeres que recordaban haber tomado leche con todas sus comidas durante la infancia y la adolescencia tenían los huesos mucho más fuertes y sanos, que aquellas que no habían tomado leche tan a menudo. Al comparar las mujeres que habían continuado bebiendo leche con las comidas hasta la edad de 35 años, con aquellas que sólo la tomaban de tanto en tanto, la doctora Sandler encontró diferencias en la salud ósea impresionantes.

Mejor resistencia al cáncer. Al analizar las estadísticas de nutrición y salud recopiladas durante un estudio de 20 años de duración acerca de la salud del corazón en los trabajadores de la industria, el doctor Cedric Garland y su equipo comprobaron que aquellos que no bebían leche tenían tres veces más posibilidades de contraer cáncer colorrectal comparados con los que tomaban varios vasos al día.

En cada uno de estos estudios, desde luego, se apunta que el factor protector no es la leche sino el calcio que aporta. Por lo tanto, se trata de proveerse de una buena dosis de este importante mineral. Y para evitar la ingestión de un exceso de grasa, asegúrese de beber leche pobre en grasa. Tiene la misma cantidad de calcio que la leche entera.

Leche en polvo sin grasa

En el mercado: Se la encuentra de dos tipos: instantánea y normal. Esta última es más barata y es buena para utilizar en repostería, pero la instantánea se disuelve más fácilmente y resulta mejor para beber.

Trucos de cocina: Mantenga fresca la leche en polvo, guardándola en un recipiente hermético en el frigorífico. Para mezclarla sin grumos, utilice la batidora. Si la calienta, hágalo en un cazo de fondo grueso y a fuego medio o al baño María, para evitar que se queme.

Para mayor placer: Respecto a los beneficios para la salud y presupuesto alimentario, no es necesario convertir la leche en polvo en líquida. Agregue la leche en polvo directamente al preparado para *crêpes*, batidos para pastas, donuts, cereales calientes o sopas. La mayoría de las personas que quieren más calcio en la dieta siempre tienen a mano un bote de leche en polvo y añaden un par de cucharadas a una amplia variedad de comidas.

Para acostumbrar el paladar a la leche en polvo, comience mezclando con leche descremada. Después, poco a poco, vaya reduciendo la cantidad de leche descremada y reemplácela por agua.

Leche normal

En el mercado: Las centrales lecheras algunas veces dan un nombre particular a la leche baja en grasa. Pero cualquier marca que indique un contenido de grasa del 1 al 2 por ciento (con preferencia el primero) o está marcada como leche descremada o sin grasa, ya vale.

Como es algo que compramos con tanta frecuencia, es muy fácil olvidar algunas normas sencillas pero importantes. Recuerde controlar la fecha de caducidad y no se olvide de pasar la mano por el fondo del envase para tener la seguridad de que no gotea.

Trucos de cocina: No hace falta decir que la leche fresca hay que guardarla en el frigorífico, y cuanto antes, mejor. Para calentarla, hágalo a fuego suave y remuévala de tanto en tanto para que no se forme nata. Cuando mezcle leche con un ingrediente ácido como los tomates o el limón, añada el alimento ácido a la leche con lentitud y no a la inversa. Evitará que se corte.

Para mayor placer: El hecho de que deba contar las calorías no significa que se deba privar de la textura cremosa. Pruebe algunas de estas ideas para mantener feliz a su paladar:

- Reemplace la crema o la leche entera por leche descremada en sopas, platos al horno, estofados y pasteles.
- Haga batidos de fruta cremosos combinando leche descremada helada con puré o zumos de frutas. Puede mezclar 1 taza de leche descremada con 1/2 taza de fresas frescas en la batidora y batirla hasta que quede cremosa. Sírvala helada.
- Prepare una alternativa sana a la crema con leche descremada. No tiene más que poner la leche en un bol y congelarla hasta el momento en que aparecen cristalitos en la superficie. Entonces bátala como lo haría con la crema. No se aguantará tanto como la nata, pero es perfecta para los postres de quienes hacen dieta.

Pruebe un batido saludable

Para dos personas, bata los siguientes ingredientes para preparar estos cinco batidos (utilice siempre leche descremada):

- 2 tazas de leche, 1 taza de albaricoques en lata, 2 cucharadas de jarabe de arce.
- 1 taza de leche, 1 taza de yogur natural desnatado, 1 plátano, 1/4 taza de mantequilla de cacahuete, 2 cucharadas de miel.
- 2 tazas de leche, 1 aguacate, 1/2 cucharadita de cáscara de limón rallada.
- 1 taza de leche, 1 taza de zumo de manzana, 1/2 taza de compota de manzana, 1 cucharada de jarabe de arce, una pizca de canela molida.
- 1 taza de leche, 1 taza de zumo de naranja, 1 melocotón, una pizca de nuez moscada.

Lechuga

Vaya a por el verde

10 calorías por taza (cruda)

¿Es amante de las ensaladas? Si es así, sabrá que las ensaladas ofrecen una deliciosa manera de aportar más frutas y verduras al menú.

La lechuga más nutritiva es la de hojas muy verdes. Contiene los mismos nutrientes que las hojas de hortalizas que se cuecen: mucho caroteno, algo de vitamina C, y un contenido de grasa, sodio y calorías que hará feliz a todos los corazones.

Un factor muy interesante acerca de la lechuga es que su nombre aparece cada vez con mayor frecuencia en la prevención del cáncer. En su informe acerca de la prevención del cáncer de estómago, el Comité de Dietética, Nutrición y Cáncer de la Academia Nacional de Ciencias comentó que «entre los factores de protección puede incluirse el consumo de leche, las verduras verdes o amarillas crudas, especialmente la lechuga, y otros alimentos que contengan vitamina C». Por lo tanto, si quiere combatir el cáncer con el tenedor, disfrute de las ensaladas.

En el mercado: Las lechugas crujientes y vivas de color son las únicas que debe comprar. Una vez que la lechuga se marchita y decolora no se puede aprovechar, así que descártala.

Hay una amplia variedad de lechugas y todas son igual de buenas. Las más pequeñas y tiernas son ideales con una vinagreta suave.

Trucos de cocina: Para guardarlas en el frigorífico, póngalas sin lavar ni cortar en una bolsa de plástico bien cerrada. Casi todas las variedades aguantan hasta una semana. Lave la lechuga en agua fría antes de usarla. Escúrralas bien para poder aliñarlas mejor. Si las corta con un cuchillo, la lechuga se decolorará en los bordes, así que córtela con las manos.

Para mayor placer: Las ensaladas son el uso obvio de la lechuga, pero hay otros:

- Use las hojas crujientes en lugar de galletitas, para mojar.
- Hierva la lechuga en tiras con guisantes tiernos.
- Pique la lechuga que no emplee en ensalada, y añádala a las sopas.
- Saltee la lechuga picada con un poco de cebolla, y después continúe la cocción hasta que esté blanda. Échele un poco de eneldo y sírvala caliente como guarnición de pollo asado.

La mayoría servimos las ensaladas como primer plato. Haga como los italianos y franceses que la sirven al final. Esta es una idea que le puede hacer olvidar el postre.

Más allá de la lechuga

Si usted es fiel a la lechuga tradicional, ya es hora de que pruebe otros tipos de hojas verdes. Los berros, las berzas, las hojas de remolacha, de diente de león, la verdolaga y aun el perejil pueden alegrar una ensalada.

Escoja distintas variedades para tener una ensalada con un contraste de sabores y texturas: los berros, las espinacas tiernas y la col rizada, por ejemplo, forman un sabroso trío.

Pero tenga cuidado: puede estropear cualquier ensalada si la ahoga con un aliño con mucha grasa. Sea parco. Una cucharada es suficiente en una ensalada para cuatro. Aquí tiene algunas ideas para que su ensalada sea baja en calorías:

- Emplee puré de tomate fresco o pepinos sin cáscara ni semillas como base del aliño. Añada un poco de cáscara de limón rallada al tomate, y zumo de limón y eneldo al pepino.
- Pruebe yogur natural desnatado con hierbas frescas picadas para las ensaladas crujientes.
- Utilice vinagre de sidra y pulpa de cítricos para un sabor completamente nuevo.
- Mezcle leche cuajada con un poco de mostaza de Dijon para aliñar berros y otras ensaladas de sabor picante.
- Siempre mezcle bien las ensaladas. Unas treinta vueltas serán suficientes para distribuir el aliño.
- Evite el impulso de enfriar las ensaladas. El frío les quitará sabor y tendrá que emplear más aliño.

Lentejas

Legumbres sin problemas

212 calorías por taza (cocidas)

Para los no amigos de comer mucha carne, pero que se preocupan por las proteínas, tenemos las lentejas.

En la suma total de proteínas, las lentejas pueden competir con la carne y los productos lácteos. Una taza de lentejas cocidas aporta 16 gramos de proteínas, mientras que una hamburguesa de 100 gramos de carne magra tiene 15. Y si bien se dice que las proteínas de la carne son de mejor calidad, los hechos demuestran que los adultos que comen suficiente no tienen motivos para preocuparse por la calidad de las proteínas. Comemos las que necesitamos, aunque no aprovechemos las mejores fuentes.

Además, aunque tienen más proteínas que la carne, las lentejas tienen menos grasa. De hecho, carecen de ésta, algo que una hamburguesa, con 18 gramos de grasa, está muy lejos de conseguir.

En el mercado: Las lentejas parecen discos diminutos y, por lo general, son de color marrón rojizo; también las encontrará de color naranja brillante, caqui, verde oliva o grises. Si las compra secas, procure que no estén partidas y que huelan a fresco con un toque a nueces. También las puede comprar en botes, pero si tiene que vigilar el sodio, recuerde pasarlas por el chorro del grifo para quitarles parte de la sal.

Trucos de cocina: Guarde las lentejas en el frigorífico en un frasco de vidrio bien hermético. Se conservarán casi un año, pero cuanto más tiempo las guarde, más tardarán en cocinarse.

A diferencia de las judías, también miembros del clan de las legumbres, las lentejas se preparan en un periquete. Eche una taza de lentejas y cuatro tazas de agua en una cazuela. Cuando suelte el hervor, reduzca el fuego y deje cocer medio tapada, hasta que estén tiernas, una media hora. Obtendrá casi 3 tazas de lentejas que puede utilizar en sopas, guisos, estofados, ensaladas o platos de arroz.

Las aguas duras pueden endurecer las lentejas. Si el agua de su zona es dura, cocine las lentejas con agua envasada.

Para mayor placer: Las lentejas son excelentes sazonadas con ajo, cebollas, puerros, coriandro, comino, curry, pimientos dulces, guindillas, queso o yogur. Nosotras las hacemos en puré para untar o mojar. También preparamos un relleno de lentejas y arroz. Es perfecto para rellenar berenjenas y pimientos dulces. Recúbralo con queso blanco y hornee hasta que el queso se derrita. Convencerá al paladar más exigente.

Lentejas estofadas con pasta de curry

1	cucharada de aceite de oliva
1	cebolla mediana picada
1	zanahoria mediana picada
1	rama de apio picada
4	tazas de caldo de pollo o carne
1/2	taza de lentejas
1	taza de granos de maíz
2	dientes de ajo
1	cucharadita de comino
1	cucharadita de coriandro
1/2	cucharadita de cúrcuma
1/2	cucharadita de salsa picante
	El zumo y la pulpa de 1 limón

En una olla grande, caliente el aceite a fuego medio. Añada la cebolla, la zanahoria, el apio, y saltee, removiendo de tanto en tanto hasta que las verduras estén tiernas y fragantes, unos 7 minutos.

Añada el caldo, el zumo y pulpa de limón, las lentejas, el maíz, y lleve a hervor. Reduzca el fuego, tape y deje cocer, unos 20 minutos.

En el molinillo o en el mortero, prepare la mezcla de ajo, comino, coriandro, cúrcuma y salsa picante, hasta que quede una pasta.

Cuando esté listo el estofado, añada la pasta y mezcle bien. Continúe la cocción otros 15 minutos, o hasta que las lentejas estén blandas. Sirva caliente. Este plato queda muy bien cubierto con yogur natural desnatado.

4 raciones

Maíz

Una cornucopia llena de cosas buenas

178 calorías por taza (cocido)

No es justo. Hace años, el maíz pasó por ser el culpable de la pelagra, una enfermedad epidémica producida por la insuficiencia de niacina en la nutrición. Sin embargo, a medida que fueron progresando las investigaciones quedó bien claro que el maíz no era el causante directo de la enfermedad. No obstante, se mantuvo la idea de que el maíz tiene poco que ofrecer desde el punto de vista de la nutrición. No es verdad.

Fíjese en los indios tarahumara, de México: comen maíz, fríjoles y poca cosa más, y de acuerdo con el doctor W. Virgil Brown, los niveles de colesterol altos y el endurecimiento de las arterias son tan comunes entre ellos como lo es la dieta tarahumara en el resto del mundo, o sea, casi inexistente.

Además de nuestro reconocimiento al maíz, debemos mencionar que es una respetable fuente de hierro y cinc, aporta potasio y casi nada de sodio, unos 28 miligramos por taza. Por otra parte, las investigaciones hechas en la Universidad de Nebraska señalan que sus proteínas son mejores de lo que se pensaba en un primer momento.

En el mercado: Cuando escoja maíz, fíjese que las hojas que cubren las mazorcas sean verdes. Si se ven los granos, asegúrese de que estén hinchados y enteros. Las mazorcas calientes al tacto son viejas.

Trucos de cocina: Las mazorcas recién cogidas son las que tienen mejor sabor, pero a menudo hay que conformarse con lo que se encuentra en el supermercado. Cuando las tenga en casa, guárdelas en el frigorífico para demorar la inevitable conversión del azúcar en almidón. Sin embargo, incluso en las mejores condiciones, una mazorca fresca no se conservará más de dos días.

Para preparar el maíz, pele las mazorcas y quíteles las barbas frotándolas bajo el chorro de agua del grifo o con un cepillo seco. Ponga agua a hervir y cuando rompa el hervor, eche las mazorcas y cocínelas hasta que estén tiernas, entre 7 y 10 minutos. El maíz también puede prepararse al vapor o en el microondas con las mazorcas humedecidas. O puede quitar los granos y cocerlos al vapor, entre 5 y 8 minutos. Dos mazorcas medianas darán una taza de granos.

Las mazorcas pequeñas pueden asarse directamente. Tardan poco y son deliciosas.

Para mayor placer: ¿Le apetece hacer algo diferente? Aquí tiene algunas ideas:

- Rellene pimientos verdes con granos de maíz, queso suave y cebollas dulces.
- Agregue maíz a la ensalada verde, de pollo o a la vinagreta.
- Espolvoree la mazorca asada con estragón o albahaca en lugar de sal.

Sopa de maíz dulce asado

8   *mazorcas asadas*
1   *cucharada de mantequilla*
1   *cebolla mediana picada*
1   *hoja de laurel*
1   *cucharadita de tomillo seco*
2   *tazas de leche*
    Tiras de pimiento rojo y verde, dulce,
    para la guarnición

Quite los granos de las mazorcas. (Una forma sencilla es mantener la mazorca verticalmente apoyada por la base sobre la tabla de picar. Después, comenzando por arriba, con un cuchillo bien afilado, cortar los granos.)

En una sartén grande antiadherente, derrita la mantequilla a fuego medio. Añada la cebolla, el laurel y el tomillo. Fría hasta que la cebolla esté tierna, unos 5 minutos.

Ponga la cebolla en la batidora (quite el laurel). Añada el maíz y bata hasta que quede una pasta muy suave.

Eche la pasta en la sartén y agregue el resto de la leche. Caliéntela a fuego muy suave durante 5 minutos, sin dejar que hierva. Sirva caliente, adornada con las tiras de pimiento.

Nota: Para asar las mazorcas, quite las hojas y envuelva las mazorcas en papel de aluminio. Póngalas en el horno bien caliente entre 30 a 40 minutos o hasta que estén tiernas.

4 raciones

Nuevos sabores para las palomitas

- Pase las palomitas por una mezcla de salsa Worcestershire [en España: *Lea & Perrins Sauce*] y curry en polvo. Use lo justo para humedecer ligeramente los granos. Después añada pasas y cacahuetes y póngalas en el horno caliente hasta que estén secas, unos 45 minutos, removiendo varias veces. Sirva caliente o a temperatura ambiente.
- Ponga las palomitas sobre una hoja de papel de aluminio y espolvoree con queso rallado. (Necesitará 1/3 de taza de queso para 4 tazas de maíz.) Póngalas en el horno a una temperatura alta hasta que se derrita el queso, unos 10 minutos. Sirva caliente.
- Mezcle las palomitas con frutas pasas (dátiles, albaricoques, pasas) picadas o pipas de girasol o semillas de sésamo.

Mandarinas

Las naranjas orientales

37 calorías por pieza

Algunas personas piensan que las mandarinas no son más que una versión moderna de las naranjas dulces de siempre. En realidad, las mandarinas pertenecen a la familia de las naranjas mandarinas que han florecido en Oriente desde hace muchos siglos. Los expertos en producción las llaman simplemente «mandarinas», y en Estados Unidos y varios países europeos es la más común de esta familia, que cuenta con más de una docena de miembros.

Recurra a las mandarinas cuando quiera descansar de las naranjas sin renunciar a sus propiedades nutritivas. Al igual que las naranjas, tienen mucha vitamina C. Dos piezas cubren la dosis mínima diaria. La mandarina, en cambio, supera a la naranja en vitamina A. Las dos piezas aportan casi un tercio de la dosis diaria.

Las mandarinas son excelentes para los que deben controlar su peso. Gracias a su tamaño, una pieza tiene menos de 40 calorías. Son ideales para un tentempié nutritivo.

En el mercado: La mayoría de las mandarinas son de un color que va del naranja al rojo, pero algunas presentan unas manchas verdes. El color no es una guía de su dulzura o cantidad de zumo. La mejor indicación es su olor dulce aunque no se puede apreciar cuando la fruta está fría. Si es pesada en relación a su tamaño es posible que sea bien jugosa. La piel tiene que ser blanda pero no arrugada.

Trucos de cocina: Guarde las mandarinas en el cajón de las verduras de la nevera. Se mantendrán un par de semanas. Puede preparar zumo de mandarinas de la misma manera que prepara el de naranjas. De hecho, puede reemplazar el zumo de naranjas por el de mandarinas en la mayoría de bebidas y recetas.

Para mayor placer: Los gajos de mandarina helados son un delicioso postre. También quedan bien en las ensaladas de frutas, ensaladas verdes y de espinacas. Puede probar algunas combinaciones más exóticas:

- Añada gajos de mandarina al relleno de aves. Quedan muy bien con el pavo al horno.
- Eche zumo de mandarinas al agua donde hierve trozos de calabaza.
- Use zumo de mandarinas en lugar del de limón en la vinagreta. Luego mézclelo con gajos de mandarinas, champiñones hervidos y rodajas de cebolla.
- Emplee las cáscaras como tazas para la mousse de mandarinas o yogur de vainilla.

Ensalada de mandarinas y pollo

250   *g de pollo asado o hervido, cortado en tiritas*
4   *mandarinas en gajos, sin semillas*
3   *cucharadas de pecanas (o nueces) troceadas*
2   *cucharadas de pasas*
3   *chalotas picadas*
1   *cucharada de aceite de oliva*
2   *cucharadas de zumo de naranja*
1/2   *cucharada de romero fresco picado*

Ponga el pollo cortado en tiritas en un bol y añada las mandarinas, las almendras, las pasas y las chalotas.

En un bol pequeño, bata el aceite, el zumo y el romero. Échelo sobre la ensalada y mezcle bien. Sirva a temperatura ambiente como acompañamiento del plato principal.

4 raciones

Mango

Invitación del trópico

135 calorías por pieza

Algunas personas se vanaglorian de que las únicas verduras que comen son encurtidos. Para qué vamos a discutir con los que odian las verduras. Si arrugan la nariz ante las verduras, les ofrecemos una fruta que se precia de tener los mismos nutrientes.

Los mangos, no hace falta decirlo, entran en este grupo selecto. Hay pocas frutas que puedan aportar más de la ración diaria de vitamina A, pero el mango la supera en un 30 por ciento. Y la vitamina A que provee (en forma de caroteno) viene acompañada de una dosis completa de vitamina C.

Tampoco tendrá que preocuparse por el contenido de sodio o grasa; no tienen. En cambio, tiene un modesto aporte de fibra no soluble en la pulpa, perfecto para las familias que se jactan de que en su casa los únicos que comen fibras son las termitas.

En el mercado: Los mangos maduros tienen un color verde hierba oscuro con algunos toques de amarillo y rosado. A menudo presentan como unas pecas. Si son maduros se hunden cuando se los aprieta suavemente.

Trucos de cocina: En el frigorífico, se conservan un par de semanas. Para pelarlos, lávelos bien y córtelos por la mitad, a lo largo, hasta el hueso, quite el hueso, y después corte la carne en rodajas. Por último, quíteles la piel como hace con el plátano. Para disfrutar del mejor sabor, cómalos fríos, pero también los puede comer en pasteles y tartas, salteados o mezclados con otras frutas.

Para mayor placer: Los mangos añaden sabor y dulzura a las recetas sin aportar grasas ni calorías. Aprovéchese de las ventajas que ofrecen:

- Haga puré y prepare helados, bebidas y pudins.
- Añádalos a las ensaladas de frutas.
- Rocíelos con zumo de lima para comerlos de postre.
- Sírvalos a la brasileña, ensartados en una brocheta, como postre.

Si tiene un mango que no está maduro, quite la piel, córtelo en trozos y prepare *chutney*. (El *chutney* es un condimento de la India a base de frutas, pimiento, cebolla, mostaza y vinagre.)

Mango con tomates y chalotas

1   *mango grande o 2 pequeños*
2   *tomates medianos*
2   *chalotas picadas*
2   *cucharaditas de aceite*
     El zumo y la pulpa de 1 limón
     Una pizca de mostaza en polvo

Para preparar el mango, use un cuchillo bien afilado. Corte a lo largo hasta el hueso, pele a partir de la incisión. Quite el hueso. Corte la pulpa en tiras y póngalas en un bol.

Corte los tomates en trozos y añádalos al mango, después las chalotas, y mézclelos bien.

En un bol pequeño, bata el zumo y la pulpa del limón, el aceite y la mostaza. Eche sobre la mezcla de mango y remueva bien. Sirva a temperatura ambiente o frío en platos de ensalada.

4 raciones

Manzanas

Trabajo diario para mantener el colesterol a raya

81 calorías en una manzana mediana

Durante años, los dietólogos han querido saber por qué se dice que las manzanas mantienen al médico lejos.* No es que tengan nada en contra de las manzanas, sólo que, a simple vista, parecen menos nutritivas que otras frutas campeonas, como las naranjas, por ejemplo, que al fin y al cabo están cargadas de vitamina C. Las manzanas, en cambio, no son ricas ni en vitaminas ni en minerales.

Pero los tiempos cambian. En la actualidad, los dietólogos aprecian como nunca las fibras, y las manzanas son ricas en la forma soluble de las fibras. De hecho, es una de las mejores fuentes de fibra soluble en el supermercado.

A diferencia de las fibras no solubles, las fibras solubles no se consideran útiles para tratar trastornos digestivos o prevenir el cáncer. En cambio, tienen otras propiedades. Estas formas de fibra sirven para evitar los saltos bruscos en los niveles de azúcar en la sangre. Naturalmente, los expertos en diabetes lo tienen en cuenta. En las investigaciones descubrieron además que la fibra soluble tiene una capacidad impresionante para bajar los niveles de colesterol en la sangre.

En la Escuela de Medicina de la Universidad de Wisconsin, donde el doctor James W. Anderson ha conseguido excelentes resultados en el tratamiento de la diabetes con dietas ricas en fibras, las noticias acerca del colesterol fueron muy alentadoras. Los investigadores descubrieron que el nivel de colesterol en la sangre se reduce en un 30 por ciento cuando los pacientes pasan a una dieta rica en fibra. El doctor Anderson ha estimado que la mitad del descenso es resultado de las abundantes cantidades de fibra soluble en la nueva dieta. De acuerdo con el doctor, «las fibras gomosas solubles en agua» son las mejores para reducir el colesterol. La pectina, la forma más conocida de la fibra en la manzana, pertenece a la categoría.

Desde luego que hace falta más de una manzana al día para gozar de los

---

* Alusión al dicho inglés *An apple a day, the doctor away:* Una manzana cada día mantiene lejos al médico. *(N. del E.)*

Manzana asada en un instante

Aquí le ofrecemos una idea para prepararse en un instante una rápida y deliciosa merienda.

Pele un tercio de la parte superior de una buena manzana y quítele el corazón. Envuélvala en plástico y después póngala en el microondas a plena potencia durante 2 1/2 minutos. (¡La manzana estará muy caliente!) Déjela reposar 2 minutos y después sazónela al gusto.

Para hacerla todavía más apetitosa, corónela con yogur de vainilla helado, canela y pasas.

---

beneficios de una dieta rica en fibras solubles. Pero si habitualmente usted consume muchas frutas y verduras, es posible que ingiera la suficiente cantidad de fibra soluble como para que se note. Si no es éste su caso, utilice la lista de «La solución de la fibra soluble», en la pág. 93, para saber cuáles son las fuentes más ricas en fibra soluble, e incorpore cuatro raciones o más de algunas de éstas en su dieta diaria.

Y no se olvide de otros atributos de la manzana que son buenos para su corazón: no tienen casi nada de grasas saturadas, colesterol ni sodio.

Además de la fibra y sus propiedades beneficiosas para el corazón, la manzana se enorgullece de otra distinción. Los dentistas han abogado desde siempre por las manzanas por sus virtudes para limpiar los dientes. En la Universidad de Oslo, los dentistas J. M. Birkeland y L. Jorkjend pusieron la idea en práctica. A un grupo de niños les dieron a comer bollos, y a otro grupo, bollos y manzanas. En los que comieron manzanas había menos rastros de comida pegados en los dientes, lo que sugiere que las manzanas ayudan a la limpieza dental y por consiguiente podrían prevenir las caries.

En el mercado: Hay muchas variedades de manzanas, pero sin tener en cuenta la variedad, la fruta debe ser dura, fragante y sin señales de pudrición. Busque las manzanas que sean subidas de color dentro de su propia variedad. Las manzanas recién cogidas tienden a ser las más sabrosas y crujientes.

A pesar de que recién cogidas saben mejor, las manzanas se conservan bastante bien en el frigorífico aunque no tanto como a temperatura ambiente. Si quiere guardar las manzanas durante mucho tiempo, colóquelas con mucho cuidado en una bolsa de plástico y rocíelas con agua una vez por semana. De esta manera se conservarán de cuatro a seis semanas según la variedad.

Trucos de cocina: La mayoría de los cocineros tienen su propia opinión acerca de qué variedad de manzanas hace el mejor pastel. Pero a pesar del desacuerdo, todos consideran que la Roja Deliciosa sólo sirve para comerla cruda o en ensalada. (Una vez que corte una manzana cruda, deje los trozos en un poco de zumo de limón para evitar que se pongan marrones.)

Para mayor placer: Encontrar nuevos usos para las manzanas en la cocina es fácil. Usted puede:

- Pelarlas y cortarlas en rodajas para usarlas como guarnición.
- Quitarles el corazón y después cortarlas o asarlas para rellenos o para hacer conservas.
- Quitarles el corazón y cortarlas en rodajas para buñuelos.
- Hervirlas y pasarlas por el chino para hacer puré de manzana.
- Cortarlas y saltearlas con col para un plato rápido con mucha fibra.
- Añádirlas en pequeñas cantidades a los sofritos y platos de carne.
- Cortarlas en gajos, saltearlas, sazonarlas con sus especias favoritas y servirlas como acompañamiento de carnes y caza.

Manzanas salteadas con nueces tostadas

    1   cucharada de mantequilla
    4   manzanas grandes de la variedad verde y duras,
        sin el corazón y cortadas en rodajas bien finas
    2   cucharadas de zumo y pulpa de lima
  1/4   taza de zumo de uva
    1   cucharadita de cáscara de lima rallada
    1   cucharada de jarabe de arce
  1/2   cucharadita de extracto de vainilla
    1   vaina de pimienta de Cayena
    2   cucharadas de nueces picadas
        Un pellizco de nuez moscada recién rallada

En una sartén antiadherente grande, derrita la mantequilla a fuego medio.

Mezcle las manzanas con el zumo y la pulpa de lima. Eche las manzanas en la sartén y saltéelas durante unos 2 minutos. Después tape la sartén con papel de aluminio y mantenga la cocción otros 4 minutos hasta que las rodajas estén tiernas. Utilice una paleta para servir las manzanas en los platos individuales.

Eche el zumo de uva, la cáscara de lima, el jarabe de arce, la vainilla, la pimienta de Cayena y la nuez moscada en la sartén y déjelo reducir de 2 a 3 minutos, sin dejar de remover, hasta que la mezcla se espese.

Tueste las nueces calentándolas en una sartén antiadherente, sacudiendo constantemente hasta que comiencen a tostarse y estar fragantes. Vuelque la mezcla sobre las manzanas, espolvoree las nueces y sírvalo caliente.

4 raciones

Manzanas frescas con cebada y piñones

1/4	taza de cebada perlada
1	taza de agua
3	hojas de laurel
3	manzanas, sin el corazón y cortadas en rodajas
2	cucharaditas de zumo de limón
1	cucharadita de aceite de cacahuete
1/2	cucharadita de romero molido
3	cucharadas de piñones
1/2	taza de yogur natural desnatado

En una olla pequeña, ponga el agua, la cebada y el laurel. Ponga a hervir durante 5 minutos con la olla destapada. Quítela del fuego, tape la olla y déjela reposar durante 1 hora o hasta que se absorba el líquido. (Le proporcionará una taza de cebada.)

Mientras tanto, en una fuente de servir honda, mezcle las manzanas con el zumo de limón.

En una sartén mediana antiadherente, caliente el aceite y el romero a fuego medio. Eche la cebada y los piñones y saltéelos hasta que los granos de cebada estén sueltos y casi secos; unos 4 o 5 minutos.

Añada la cebada, los piñones y el yogur a las manzanas y mezcle bien. Sírvalo caliente o a temperatura ambiente con carnes a la parrilla o pollo.

Variación: Sustituya la cebada por arroz hervido.

4 raciones

Mariscos

Saludables y muy finos

Almejas: 72 calorías por 100 g (sin concha)
Cangrejos: 88 calorías por 100 g (cocidos)
Langosta: 90 calorías por 100 g (cocida)
Mejillones: 89 calorías por 100 g (en lata)
Ostras: 86 calorías por 100 g (sin concha)
Vieiras: 106 calorías por 100 g (cocidas)

Hay muchos dietólogos que todavía enfocan la nutrición desde el punto de vista de los cuatro grupos básicos.* Nos parece que esta concepción necesita una revisión a fondo. Hemos conocido a muchos que lo saben todo acerca de los grupos de comida, pero saben muy poco, por ejemplo, de cuáles son los productos cárnicos y lácteos que tienen más grasa y sodio.

El «grupo carne» de los cuatro básicos es el que discutimos aquí. Cosas tan diversas desde el punto de vista de la nutrición como son los «perritos calientes» y los mariscos están en este grupo. Pero los «cuatro básicos» no nos dicen que los crustáceos le llevan una enorme ventaja a la carne, en los puntos que a nosotras más nos preocupan.

Para comenzar, los mariscos tienen muchísimas menos calorías; una ración de 100 gramos de almejas sin concha queda lejos de las 100 calorías. La misma cantidad de carne roja magra aporta mucho más. Como es natural, las calorías extra de la carne provienen en su mayor parte de la grasa; mientras una ración de almejas sólo tiene 2 gramos de grasa, una ración de carne aporta entre 7 y 20 gramos, e incluso más.

A diferencia de la carne de animales terrestres, los mariscos también son una fuente modesta pero significativa de calcio, algo que a la mayoría de nosotros siempre nos viene bien. Y si bien muchas carnes tienen un contenido de cinc similar al de los mariscos, ninguna se acerca al de las ostras.

Como puede ver, la información que esta clasificación no proporciona podría causarle algún problema de salud. Si quiere, use esta información como una introducción a la nutrición, pero asegúrese de investigar cuáles

---

* Los cuatro grupos son: *a)* leche y productos lácteos; *b)* frutas y verduras, patatas; *c)* carne, pescado, ave, huevos, legumbres secas, guisantes; *d)* pan y cereales. *(N. del E.)*

son los alimentos dentro de cada grupo que resultan más nutritivos y saludables. Puede ser que se lleve más de una sorpresa.

Almejas

En el mercado: Seleccione sólo aquellas que tengan las conchas bien cerradas. La carne de las almejas buenas es llena, firme, huele a limpio y es de color crema, ya sea que estén con o sin la concha. Por ser un alimento muy perecedero, es mejor comprarlas y consumirlas en el día.

Trucos de cocina: Guárdelas enseguida en la nevera y cómalas en el día. Si tienen arena, páselas por agua fría durante unos segundos, frótelas y cocínelas. Tire cualquier almeja que flote.

Si quiere abrirlas sin cocinar pero le resulta difícil, sumérjalas en agua helada durante unos 5 minutos.

Para mayor placer: Hay muchísimas maneras de comer almejas. Pruebe algunas de estas sugerencias:

- Las almejas pequeñas pueden hacerse al horno o en el microondas, tapadas y cocidas a plena potencia hasta que se abran.
- El aceite de oliva y el ajo son los aderezos clásicos para las almejas crudas en su concha.
- También crudas en su concha quedan muy bien con pasta y queso parmesano rallado.

Cangrejos

En el mercado: Cuando compre cangrejos, escoja sólo los vivos. (Los muertos se descomponen muy rápido.) Hay tres variedades de cangrejos según su tamaño. Los cangrejos de caparazón blando son un tipo de cangrejo azul que han dejado el caparazón para que se pueda formar otro más grande.

Los cangrejos machos son más sabrosos que las hembras. Comprar cangrejos envasados evita el trabajo de escogerlos. Compruebe la fecha de caducidad de la lata.

Trucos de cocina: Para mantenerlos vivos, puede guardarlos unas horas en la nevera o en un cubo con hielo. Descarte cualquiera que muera. Para

El sodio bajo la concha

Se imponen unas palabras acerca de los mariscos para los que deben vigilar el sodio. La cantidad de sodio que contienen los mariscos está muy por debajo de los niveles que se encuentran en las carnes elaboradas y los pescados. Sin embargo, el contenido de sodio en algunos mariscos está por encima de los niveles de muchas carnes frescas.

De acuerdo con el Departamento de Agricultura de Estados Unidos, los valores correspondientes a una ración de 100 gramos son los siguientes:

Mariscos	Sodio (mg)
Almejas crudas	174
Cangrejo en lata escurrido	425
Cangrejo al vapor	314
Gambas crudas	137
Gambas fritas	159
Gambas en lata	1.955
Langosta hervida	212
Mejillones crudos	243
Ostras congeladas	323
Ostras crudas	113
Ostras fritas	174
Vieiras crudas	217
Vieiras al vapor	225

cocinarlos, eche los cangrejos vivos en agua hirviendo; añada hojas de laurel, especias o limón si lo prefiere. Hierva hasta que los caparazones tomen un color rojo brillante, unos 10 minutos. Quite los pulmones e intestinos antes de comerlos.

En cuanto a la carne de cangrejo que viene en lata, a veces contiene trocitos de caparazón que deben quitarse antes de servir. Para que la tarea resulte más sencilla, extienda la carne sobre una hoja de papel de aluminio y póngala sobre la parrilla durante unos instantes. Los trocitos de caparazón tomarán un color blanco y los podrá quitar sin problemas.

Para mayor placer: El cangrejo es delicioso solo, y más aún si lo sirve con una salsa de mostaza, de rábanos, limón, quesos suaves y eneldo. También puede añadirlo a los rellenos de empanadillas y tortillas. Para un plato muy fino, cuando el costo no tiene importancia, saltee carne de cangrejo con puntas de espárragos. Añada chalota picada y apio y sírvalo tibio.

Langosta

En el mercado: Si compra langostas vivas, cuando las escoja en el vivero busque siempre las más activas, pues suelen ser las más frescas. Una vez en el vivero, las langostas no se alimentan y pierden carne rápidamente. Por lo tanto, aquellas que ya llevan algunos días en el tanque tienen menos carne.

Además tiene que considerar de dónde provienen. Las langostas de aguas frías son las mejores; son tiernas y muy sabrosas. Las de aguas cálidas, por ejemplo del Caribe o de las costas de Guinea, son buenas pero tienden a ser un poco duras y fibrosas. La carne está un poco manchada de amarillo a causa del yodo en las aguas, y esto también afecta al sabor. Las langostas de Tasmania, si tiene ocasión de probarlas, son excepcionales. Son crujientes en sabor y textura, con un ligero toque salado y carne de un blanco puro. Una cola puede pesar casi 1,5 kg, y cada gramo es un bocado exquisito.

Las langostas que provienen de los caladeros de América del Norte pesan entre 500 y 1.500 gramos. Por lo general, su carne es tierna y un poco dulce. El color del caparazón, que varía del blanco hasta el verdinegro pasando por el azul, no da pista alguna sobre su contenido.

Trucos de cocina: No guarde las langostas frescas. Cuando llegue a su casa, métalas de cabeza en una olla con agua hirviendo. Tápela y deje que hierva entre 9 y 15 minutos de acuerdo con el tamaño. Una pieza de casi un kilo necesitará unos 12 minutos. El caparazón se vuelve rojo al hervirlo.

Cuando esté casi fría, pártala con unas pinzas y quite la carne. El hígado (que es de color verde) es un bocado delicioso. Y si encuentra las huevas, que en algunos lugares llaman coral por su color, sepa que harán el placer de cualquier gourmet.

Para mayor placer: La langosta no necesita de muchos aderezos. Pero si le apetecen las variaciones, puede probar estas sugerencias:

- Cómalas con mostaza de Dijon en lugar de mantequilla.
- Use la carne en ensaladas, *crêpes* y tortillas.
- Sazónelas con hierbas, o sabores ácidos, como el estragón, la albahaca, el tomillo o los cítricos.

Mejillones

En el mercado: Los mejillones que compramos habitualmente provienen de los viveros y su calidad es más constante que la de los mejillones de roca. La temporada para los mejillones de roca va desde junio a diciembre. Si los prefiere a los de vivero, busque los más pequeños y de parecido tamaño.

Ya sean de vivero o de roca, observe que estén bien cerrados y que las conchas no estén rotas.

Trucos de cocina: Los mejillones no se conservan bien en la nevera y lo mejor es comprarlos y comerlos en el día.

Para prepararlos frótelos con un cepillo duro bajo el chorro de agua fría y después quíteles las barbas. Para cocinarlos al vapor, póngalos en una olla a fuego suave hasta que se abran, unos 4 minutos. Descarte los que no se han abierto.

Para mayor placer: Los mejillones quedan muy bien con cebollas, ajos, puerros, chalotas y la mayoría de los condimentos aromáticos. Pruebe estas ideas:

- Hágalos al vapor y después écheles por encima hierbas frescas picadas.
- Corte en trocitos los mejillones cocidos y añádalos a las sopas de pescado o a las salsas para pasta.
- Ponga a marinar los mejillones hervidos, sin concha, en ajo, aceite de oliva y zumo de limón. Sirva bien frío sobre hojas de endibias.

Ostras

En el mercado: Las ostras no se comen cuando están de cría, y su temporada va desde septiembre hasta abril, en el hemisferio norte. Las conchas deben estar bien cerradas o cerrarse cuando se las toca suavemente. Si no es así, no las compre. La carne de la ostra cruda deberá ser llena, firme y de color crema en un líquido claro, no espeso.

Trucos de cocina: Si están en hielo, las ostras se pueden guardar medio día en la parte más fría de la nevera, pero tienen mejor sabor si se las come de inmediato. Las ostras sin concha hay que guardarlas en su líquido.

El caos del colesterol

Hace veinticinco años, cuando comenzaba la preocupación por el colesterol, el Departamento de Agricultura de Estados Unidos publicó unas tablas en las que los mariscos aparecían con altos niveles de colesterol. Cundió la alarma y los mariscos se convirtieron en un alimento prohibido para todos aquellos que debían controlar su colesterol.

Pero, en cierto sentido, se trató de una falsa alarma. Diez años después, se comprobó que el método utilizado para medir la cantidad de colesterol en los mariscos estaba equivocado. Por lo tanto, los científicos del gobierno volvieron otra vez a la faena. Los nuevos resultados, que han sido confirmados no hace mucho, muestran que la mayoría de los mariscos contienen una cantidad de colesterol más o menos similar a la de la carne vacuna y del pollo. Además, no tienen casi nada de grasas saturadas que, como todos sabemos, influyen más en nuestros niveles de colesterol que el colesterol en la dieta.

Por desgracia, todavía hay personas que desconocen estas noticias y siguen con la idea de que los mariscos son enemigos del corazón. A continuación, encontrará las nuevas cifras junto a las primeras cifras erróneas.

	Colesterol (mg)	
Alimento	*Primeras cifras*	*Cifras corregidas*
Almejas	no disponible	114 por taza
Cangrejos	314 por taza	125 por taza
Gambas en lata*	138 por taza	164 por taza
Langosta	290 por taza	123 por taza
Mejillones	171 por 120 g	56 por 120 g
Ostras	456 por taza	114 por taza
Vieiras	no disponible	60 por 120 g

* El contenido de colesterol de las gambas varía considerablemente de un tipo a otro. Las cantidades en un cóctel de gambas, o en un plato que lleve cantidades pequeñas (menos de 1/2 taza), no deben considerarse como excesivas.

Para mayor placer: Sirva las ostras vivas con las valvas abiertas y un poco de limón. También las puede preparar al horno, asadas o a la sartén. Aquí tiene otras sugerencias:

- Sustituya las almejas por ostras en las sopas, salsas y estofados.
- Rocíe las ostras abiertas con un poco de zumo de lima, áselas en la parrilla hasta que queden opacas y sírvalas calientes con salsa de tomate.
- Sazone las ostras con abundante ajo, perejil, coriandro, mostaza y puerros. Si le agrada, puede añadir un poco de queso cremoso.

Vieiras

En el mercado: Las pequeñas son las que tienen mejor sabor y textura. Entran unas 45 en 1/2 kg (sin concha). Las vieiras más grandes (unas 13 en 1/2 kg sin concha) también son buenas, pero, para que se cocinen bien, escójalas de tamaño más o menos similar. Tanto las pequeñas como las grandes deben tener un olor dulce, un color que va del crema marfil al rosa y muy poco líquido.

Si las compra con la concha, observe que las valvas estén bien cerradas y que el aroma sea dulce.

Trucos de cocina: Envuelva las vieiras en bolsas de plástico gruesas y bien apretadas y métalas en la parte más fría de la nevera; durarán unos tres días. También se pueden congelar y se conservan hasta seis meses.

Las pequeñas no tardan más de un par de minutos en cocinarse en la sartén. Si quiere que las vieiras queden tiernas, corte la carne en rodajas y después fríalas. Las vieiras en su concha pueden prepararse abiertas en el horno a 200 °C. Las huevas son comestibles y las encontrará deliciosas (a menos que estén prohibidas en su dieta).

Para mayor placer: Para que queden tiernas, hágalas fritas o al vapor siempre a fuego medio y no las cocine demasiado. Por ejemplo:

- Fríalas en un poco de mantequilla junto con chalotas troceadas, zanahorias cortadas en juliana y un trocito de cáscara de naranja. Sirva caliente.
- Hágalas al vapor y después mézclelas con trozos de aguacate, pomelo y cebollas dulces. Sirva sobre hojas de lechuga como una ensalada para acompañar el plato principal.

● Saltéelas en aceite de oliva con tomate maduro y ajo picados. Espolvoree con queso parmesano rallado y sirva caliente.

Revoltillo de vieiras a la mediterránea

 1 cucharada de aceite de oliva
 2 dientes de ajo picados
1/4 taza de cebolla picada
 2 tomates pelados, sin semilla y troceados
450 g de vieiras
 1 cucharadita de orégano seco
 1 cucharadita de albahaca seca
   Requesón en migajas
   El zumo y la pulpa de 1 limón
   Salsa de pimientos picantes al gusto

En una sartén grande, caliente el aceite a fuego medio. Añada el ajo y la cebolla y sofría hasta que esté tierna la cebolla, unos 4 minutos. Eche los tomates, el zumo y la pulpa de limón, y la salsa picante. Continúe la cocción durante un par de minutos más.

Añada las vieiras, la albahaca y el orégano, y fría hasta que estén cocidas, unos 4 minutos. Sirva caliente con pasta o arroz, espolvoreadas con las migajas de requesón.

4 raciones

Almejas con arroz y guisantes

1 1/2 tazas de agua
 1 taza de arroz (que no sea de cocción rápida)
1/4 taza de queso parmesano rallado
 1 cucharada de albahaca fresca picada
 1 cucharada de tomillo fresco picado
 1 cucharada de hojas de apio picadas
 1 taza de guisantes
 24 almejas

Ponga el agua a hervir en una sartén grande o paellera. Añada el arroz y cuézalo, destapado, durante unos 7 minutos. Agregue el queso, la albahaca, el tomillo, el apio, los guisantes y las almejas. Tape el recipiente con una hoja de aluminio y continúe la cocción hasta que todas las almejas se hayan abierto y el arroz absorbido el agua, unos 7 minutos. Sirva inmediatamente.

4 raciones

Salteado de cangrejos

1/4	*taza de maicena*
8	*cangrejos de caparazón blando*
1 1/2	*cucharadas de aceite de oliva*
1 1/2	*cucharadas de mantequilla*
1/4	*taza de zumo de manzana*
1/4	*taza de zumo de uvas*
2	*cucharaditas de vinagre de frutas*
	Una pizca de mostaza en polvo
	Una pizca de tomillo seco

Ponga la maicena sobre una hoja de papel parafinado y reboce los cangrejos, sin apretarlos.

En una sartén antiadherente grande, caliente 3/4 de cucharada de aceite de oliva y 3/4 de cucharada de mantequilla. Cuando esté derretida la mantequilla, añada 4 cangrejos y fríalos hasta que se pongan rojos, unos 3 minutos por lado. Repita la operación con el resto del aceite, la mantequilla y los cangrejos. Resérvelos manteniéndolos calientes.

En una sartén pequeña. Mezcle los zumos, el vinagre, la mostaza y el tomillo, y hierva hasta que reduzca a la mitad. Échelo sobre los cangrejos.

4 raciones

Melocotones

Un tentempié divertido

54 calorías por 3 mitades (de bote)
37 calorías por melocotón mediano (fresco)

Los melocotones no necesitan de publicidad ni galardones. Su sabor lo dice todo.

Constituyen un tentempié perfecto ya sea por el sabor o la nutrición. Con unos niveles modestos de vitaminas A y C, poca grasa y sodio, y un poco de potasio, se pueden comer sin preocupaciones.

Si puede, opte siempre por los frescos. Las investigaciones hechas por la doctora Jane K. Ross, de la Universidad de Vermont, han demostrado que los melocotones pierden más fibra cuando se los envasa que las otras frutas y verduras. Sin embargo, los melocotones en lata son un buen aporte en cualquier menú, siempre que no estén envasados en almíbar.

Melocotones envasados en su jugo

En el mercado: No olvide leer la etiqueta para conocer los ingredientes. Aparte de esto, compre los melocotones cortados de acuerdo a sus necesidades. Los que vienen en rodajas son los más adecuados para macedonias y compotas. En cambio, en mitades son más espectaculares para poner sobre las tartas y pasteles.

Trucos de cocina: Una vez abierto el bote, los melocotones y el jugo deben pasarse a un recipiente hermético y ser guardados en el frigorífico.

Para mayor placer: Los melocotones envasados son prácticos, nutritivos y deliciosos, y ofrecen unas ventajas que muy pocas frutas pueden igualar. Siempre tenga un par de latas a mano. Puede usarlos:

- Troceados con los cereales calientes en el desayuno.
- Rellene las mitades con queso blanco y almendras picadas, y gratine. Sírvalos como tentempié o postre.

- Picados en el relleno del pollo.
- No se olvide de aprovechar el jugo. Su aroma y sabor hacen que sea muy bueno para cocer la papilla de avena o como líquido en la pasta de pan o bollos.

Melocotones frescos

En el mercado: Los melocotones están maduros cuando la última mancha de verde se ha transformado en amarillo cremoso. Apriete suavemente con el dedo la parte del tallo. Si cede un poco, está «maduro-firme»; si se hunde, está «madurado en el árbol». Después, huélalo. El olor tiene que ser suave, aromático y afrutado.

Trucos de cocina: Para madurarlos, déjelos a temperatura ambiente en un lugar donde no les dé el sol. En la nevera, los «maduro-firmes» aguantarán un par de semanas, pero evite los golpes, es mejor ponerlos separados. Los «madurados en el árbol» se conservarán unos 5 días.

Para pelarlos sin problemas, páselos unos segundos por agua hirviendo y después sumérjalos en agua helada. Sáquelos, y la piel se desprenderá por sí sola. (Si no es así, hágales un corte con un cuchillo bien afilado.)

Si quiere evitar que las rodajas se pongan negras, rocíelas con un poco de zumo de limón. Recuerde que dos melocotones medianos rinden más o menos una taza de rodajas. Cuando prepare algún plato al horno que lleve melocotones, pruébelos antes de añadirles azúcar para que no resulte demasiado dulce.

Para mayor placer: Los melocotones son perfectos para comer crudos, al horno, en puré o hechos en el microondas. Para probar su versatilidad:

- Pruébelos con nuez moscada, canela, jengibre, almendras o cítricos.
- Píquelos y añada a las ensaladas de pollo o pavo ahumado.
- En trozos, añada al batido para *crêpes* y bollos.

Salteado de pollo al jengibre y melocotones

300 g de pollo troceado
  2 cucharaditas de zumo de limón
1/2 cucharadita de semillas de hinojo machacadas
1/2 cucharadita de cominos machacados
1/2 cucharadita de curry en polvo
  1 cucharada de perejil o coriandro picado
  1 chalota picada
  2 cucharaditas de aceite de maíz
  1 rodaja de raíz de jengibre
  3 melocotones, pelados y cortados en rodajas
     Pistachos sin sal

Corte el pollo en tiritas y póngalo en un bol que no sea de metal. Añada el zumo de limón, el hinojo, el comino, el curry, el perejil y la chalota, y mezcle bien. Deje marinar durante una hora.

En una cazuela china o una sartén antiadherente grande, caliente el aceite y la raíz de jengibre a fuego medio-fuerte hasta que esté fragante.

Retire el jengibre y añada el pollo y la marinada. Sofría a fuego fuerte hasta que el pollo esté casi cocido, unos 4 minutos. Después, agregue los melocotones y continúe la cocción hasta que la fruta esté caliente y el pollo frito, poco más de 1 minuto. Sirva caliente sobre arroz o pasta y espolvoree con los pistachos.

4 raciones

Melones y sandías
Dulzura sin calorías

Cantalupo: 93 calorías por 1/2 melón
Casaba: 43 calorías por 1/10 de melón
Rocío de miel: 45 calorías por 1/10 de melón
Sandía: 110 calorías por 1/16 de sandía

A menos que viva en un clima templado durante todo el año, los inviernos le pueden dar la sensación de que todo lo sabroso es malo para usted. Pero tan pronto como llega el buen tiempo y aparecen los melones, cambia de opinión. No hay mejor ejemplo de una cosa exquisita de sabor y muy nutritiva que un melón bien maduro.

Los alimentos como el melón reciben cada día mayor atención de la comunidad científica. Las investigaciones realizadas por la doctora Regina G. Ziegler y sus asociados en el Instituto Nacional del Cáncer han establecido un vínculo entre las grandes tomas de frutas ricas en vitaminas y la prevención del cáncer de esófago. Las mejores frutas, desde luego, son las que ofrecen vitaminas A y C. Entre los melones, puede escoger para tener la vitamina C, y en el cantalupo encontrará las dos.

Y esto es sólo el principio. Los melones también son buenos para el potasio: medio cantalupo provee nada menos que 825 miligramos. El potasio, junto con los bajos niveles de sodio y grasa, lo convierten en un plato ideal para los que padecen de hipertensión arterial.

Cantalupo

En el mercado: Escoja los que sean duros y sin marcas, con una retícula gris regular. Los muy verdes han sido recogidos antes de tiempo. Cuando están maduros, tienen un olor dulce y delicado muy característico; si no tiene fragancia, déjelo madurar a temperatura ambiente durante unos cuantos días. Los bien maduros ceden por la base cuando se los aprieta suavemente; los pasados se notan pegajosos al pasarles la mano.

Trucos de cocina: Si bien hay que madurarlos a temperatura ambiente, debe guardarlos en el frigorífico cuando están a punto. Tápelos siempre con una bolsa de plástico.

Para mayor placer: El cantalupo siempre es bien recibido, solo o acompañado. Pruebe estas sugerencias:

- Corte trozos de la pulpa y mezcle con cerezas u otras frutas del tiempo.
- Córtelo por la mitad y échele yogur helado por encima.
- Prepare puré de melón y sírvalo como sorbete.

Casaba

En el mercado: No se sorprenda por la piel arrugada que ve en el extremo más puntiagudo, es normal. Los melones casaba no tienen la fragancia dulce de los cantalupo cuando están maduros, pero indican su madurez con la cáscara que se arruga y toma un color amarillento. La pulpa será de color crema marfil y jugosa.

Trucos de cocina: Como el cantalupo, el casaba se deja madurar a temperatura ambiente y después se guarda en el frigorífico.

Para mayor placer: Para un postre rápido:

- Rocíe trozos de casaba con zumo de lima y sírvalo helado en copas de vino.
- Haga puré de casaba con un poco de zumo de naranja y sírvalo bien frío.
- Haga anillos de casaba, rellene el centro con arándanos y sírvalo helado con hojas de menta.

Rocío de miel

En el mercado: El «rocío de miel» tiene un olor muy agradable en la parte del tallo. La cáscara debe ser de color mantequilla y sentirse sedosa y un tanto pegajosa al tacto: el resultado de los azúcares en la carne. Si lo sostiene en la mano y es bueno, encontrará que es pesado para su tamaño.

Si sospecha que está pasado, agítelo: el ruido de las semillas y el jugo en el interior es una señal inequívoca. Si la carne está rota o parece helada cuando lo abre, el melón está pasado y no se debe comer.

Trucos de cocina: Los «rocíos de miel» deben guardarse en el frigorífico. Si los corta en rodajas, envuélvalas lo mejor que pueda para que no se sequen.

Para mayor placer: Siempre nos lo acabamos antes de preparar nada especial. Pero si usted lo consigue, pruebe algunas de estas ideas:

- Prepare una sopa fría con puré de rocío de miel. Sírvalo, en las mitades vaciadas, adornado con menta fresca.
- Sirva rodajas de melón con pavo ahumado como aperitivo o primer plato.
- Rocíe el melón con el clásico zumo de lima y corónelo con otras frutas.

Sandía

En el mercado: Cuando le muestren la carne de la sandía, fíjese en que sea firme y jugosa. Juzgar una sandía entera es más difícil, pero comience por la parte de abajo (o sea, la parte que estuvo apoyada en la tierra mientras crecía). Un color amarillo pálido indica que está madura y sabrosa; una mancha blanca o verdosa señala que fue recogida antes de tiempo y será insípida. El tallo arrugado también indica que está madura.

Trucos de cocina: Conserve la sandía entera a temperatura ambiente. Si la abre, guárdela en el frigorífico, bien envuelta.

Para mayor placer: La sandía es deliciosa bien fría; la cáscara a menudo se guarda y se prepara encurtida. Para un sabor nuevo, quite las semillas y prepare un sorbete con la pulpa. O haga un puré de sandía con otras frutas blandas. Rocíelo con un poco de zumo de limón y sirva bien frío como postre.

Compota de melón con aliño de fresas

    2   tazas de trozos de melón (el de su preferencia)
    1   taza de fresas frescas
    1   cucharadita de zumo de lima
    3   cucharadas de zumo de naranja
        Miel (opcional)
        Hojas de menta para guarnición

Disponga el melón en copas de vino o platos de postre.

Ponga las fresas en la batidora. Si son muy dulces, no hará falta la miel, de lo contrario, con una cucharadita tendrá suficiente. Añada los zumos y bata hasta que quede bien suave.

Eche la mezcla sobre el melón y adórnelo con la menta. Sirva a temperatura ambiente o frío.

4 raciones

Crema de sandía helada

    2   tazas de sandía
    2   tazas de zumo de naranja
    1   cucharada de zumo de naranja concentrado
        Tiras de cáscara de naranja u hojas de menta
        para adornar

Ponga la sandía, el zumo y el concentrado en la batidora y bata hasta que quede bien suave. Enfríe la mezcla en el mismo vaso por lo menos durante una hora. Vuelva a batir unos instantes antes de servir.

Sirva la crema en copas frías y adorne con la cáscara de naranja o la menta. Se puede tomar como aperitivo o postre.

4 raciones

Mijo

El grano que crece en usted

Unas 100 calorías por taza (cocido)

Hace treinta años los investigadores de la Escuela de Salud Pública de Harvard comenzaron un estudio único que se enfocaba en el antiquísimo debate entre herencia y entorno. Estudiaron a unos 500 hombres nacidos en Irlanda pero que habían emigrado a Boston, y a un número igual de hermanos de estos hombres que se habían quedado en su país natal. También participaron varios centenares de bostonianos de ascendencia irlandesa.

Desde aquel entonces hasta el presente, el «Boston Brothers Study», como le llaman todos, ha dado y sigue dando pistas muy interesantes acerca de los estilos de vida saludables. En 1982, los investigadores informaron que unos 150 participantes habían muerto hasta el momento de enfermedades del corazón. Los que sucumbieron tendían a seguir dietas más pobres en hidratos de carbono, fibras y proteínas vegetales que los que sobrevivían.

Esto nos lleva al mijo. A pesar de que no se come tanto como el trigo o el arroz, el mijo es muy apropiado para aumentar el aporte del trío protector: hidratos de carbono, fibras y proteínas vegetales. Además, tiene más hierro que alimentos como la pasta, el arroz y la cebada. Añada un poco de carne o una fuente de vitamina C a la comida, y podrá aprovechar gran parte del hierro que contiene.

En el mercado: El mijo tiene más aspecto de semilla que de cereal. Si desea la mejor calidad, escoja granos pequeños, rojos o amarillos, de color y tamaño parejos. El mijo tiene que oler a nueces y a fresco.

Trucos de cocina: Guarde el mijo en un frasco hermético dentro del frigorífico. Si no lo emplea con frecuencia, puede congelarlo y se puede cocinar sin necesidad de descongelarlo.

La mejor manera de cocer el mijo es poner en una olla 1 taza de grano por 3 tazas de agua, a fuego lento y sin tapar del todo, y cocerlo hasta que esté tierno (unos 45 minutos). Una taza de mijo crudo rendirá unas 3 1/2 tazas una vez cocido, cantidad suficiente para cuatro personas. También puede sofreírlo primero, para hacer un pilaf, y el tiempo de cocción se reducirá a la mitad.

Para mayor placer: Su textura ligera hace que masticarlo sea un placer. Da carácter a los platos de cereales, y también puede emplearlo de las siguientes maneras:

- En lugar del arroz en las ensaladas, acompañamientos y entrantes.
- Puede ser un magnífico desayuno mezclado con rodajas de manzana asada y con un toque de sus especias favoritas.
- Añada mijo cocido a la masa de pan.
- Cultívelo en casa. Igual que las lentejas o las semillas de alfalfa, el mijo puede hacerse germinar para utilizar los brotes en ensaladas y bocadillos. Una advertencia: el mijo fresco brota con más facilidad que los granos congelados o refrigerados durante un tiempo.

Galletas de mijo con salvia y albahaca

> 1   taza de harina de trigo integral
> 1 1/2 tazas de harina blanca
> 1   cucharadita de polvo de hornear
> 1/4 cucharadita de sal
> 1   cucharadita de cremor tártaro
> 1   cucharadita de salvia seca
> 1   cucharadita de albahaca seca
> 1   taza de mijo cocido
> 3   cucharadas de aceite de girasol
> 1   huevo batido
> 1/2 taza de yogur natural desnatado

Caliente el horno a 225 °C.

En un bol grande, mezcle las harinas, el polvo de hornear, la sal, el cremor tártaro, la salvia y la albahaca. Después añada el mijo.

En un bol mediano, bata el aceite, el huevo y el yogur. Añada los ingredientes líquidos a los secos y utilice las manos para amasar la pasta hasta que quede suave.

Unte con margarina una hoja de papel de horno.

Sobre una superficie enharinada, extienda la masa con un rodillo de amasar hasta que tenga un grosor de medio centímetro, después corte círculos de masa de unos 6 a 7 cm de diámetro. Ponga las galletas sobre la hoja de papel y hornéelas hasta que se hayan levantado y estén ligeramente doradas, unos 15 minutos. Déjelas enfriar sobre una rejilla de alambre antes de servirlas en el desayuno, como aperitivo o merienda.

2 1/2 docenas

Nabos

La raíz de la salud

28 calorías por taza (cocidos)

Si la col y otras verduras son rechazadas por su familia, tenga presente al modesto nabo. Casi nadie sabe que el nabo, con su textura ideal para los amantes de la carne con patatas fritas, está emparentado con la col. Pero así es, y esto significa que cuentan con el sello de aprobación de innumerables congresos de expertos en la prevención del cáncer.

Su pertenencia al clan de las coles es su mérito principal. Pero también aporta un poco de vitamina C y un sabor parecido al de las patatas, aunque con menos calorías.

No obstante, si usted tiene que contar hasta el último miligramo de sodio siga con las patatas; al parecer, los nabos tienen más sodio natural que la mayoría de las verduras: unos 78 miligramos por taza.

En el mercado: El nabo ideal no mide más de 5 centímetros de diámetro y es redondo, firme y de un color que va del blanco cremoso al violeta. Los nabos muy frescos se venden con las hojas. Descarte los que estén arrugados o blandos.

Trucos de cocina: Quíteles las hojas y guárdelos en la nevera, metidos en bolsas de plástico bien herméticas. Durarán una semana. Si son tiernos, no hará falta pelarlos antes de cocinar.

Si los quiere hacer en el microondas, córtelos en trozos y póngalos en una fuente de tarta, rociados con un par de cucharadas de caldo. Tape con una hoja de plástico perforada y hornee a toda potencia hasta que estén tiernos, unos 4 minutos. Deje en el horno otros 4 minutos antes de servir.

Para mayor placer: Los nabos encajan muy bien en multitud de recetas. Son buenos dorados en la sartén, al vapor, en guisos, rebozados o en revoltillo. Aquí tiene algunas de nuestras recetas favoritas:

- Cueza los nabos al vapor y después prepare un puré. Añada un poco de perejil y eneldo, y sirva caliente para acompañar carnes asadas.
- Corte en dados y añada a las sopas de verduras.
- Ponga nabos enteros como guarnición del asado en lugar de las habituales zanahorias y patatas. Añada un par de hojas de laurel, y al horno.

Gratinado de nabos con eneldo y chalotas

450 g de nabos, pelados y en rodajas
1   taza de leche
1   huevo
1   cucharadita de eneldo
1   chalota picada
1/4 taza de queso parmesano rallado

Caliente el horno a 175 °C. Unte con aceite una fuente de tarta.
Disponga los nabos en la fuente.

En un bol mediano, bata la leche, el huevo, el eneldo y la chalota. Vuelque sobre los nabos. Espolvoree con el queso rallado y hornee sin tapar hasta que esté dorado por encima, unos 50 minutos. Sirva caliente para acompañar el asado de cerdo u otras carnes.

4 raciones

Naranjas

El sabor dulce de los cítricos

62 calorías en una naranja mediana
110 calorías por taza de zumo (sin azúcar)

Las naranjas y su zumo siempre han tenido buena prensa y todo indica que seguirán gozando de la confianza de todos. Su aporte de vitamina C y la casi carencia de grasas y sodio hace que sea una de las frutas más apreciadas.

A veces nos preguntan si los elementos nutritivos que hay en las naranjas sobreviven la transición desde los huertos a los zumos concentrados congelados. La respuesta es afirmativa. Los análisis hechos por el Departamento de Agricultura de Estados Unidos indican que los concentrados de zumo de naranja congelados conservan casi hasta el último miligramo de vitamina C que había en las naranjas con las que fue preparado.

También es definitivo el trabajo hecho por la doctora Barbara Rhode y sus colegas en la Universidad McGill de Canadá. Este equipo de investigación sometió a un grupo de mujeres a una dieta pobre en folato, que es una vitamina B, para hacer bajar sus niveles de este nutriente en la sangre. Después, compararon la capacidad de los suplementos de folato y del zumo de naranja hecho a partir de concentrado para restablecer los niveles de folato en la sangre. El zumo y las píldoras de vitamina dieron el mismo resultado, una prueba evidente de las bondades del zumo concentrado.

Si se pregunta la diferencia que hay entre comer naranjas y beber el zumo, la respuesta sería que no hay ninguna, excepto una. Al parecer, debido a su contenido en fibra, las naranjas enteras dan una sensación de plenitud que el zumo no aporta. Si usted hace dieta, es muy probable que se haya dado cuenta de la diferencia.

Naranjas enteras

En el mercado: La mejor manera de saber si una naranja es sabrosa es sostenerla en la mano. Si resulta pesada para su tamaño, es que es muy jugosa. Las pequeñas y medianas suelen ser más dulces que las grandes. Si tiene buen olfato y las naranjas no están frías, sabrá por el olor si son dulces. Un breve apunte sobre las muchas variedades de naranjas. Las naveles son ideales para comer porque no tienen pepitas. Las valencianas son excelentes para zumo, y las sevillanas, de gusto amargo o ácidas, resultan las más indicadas para dar un punto ácido a las marinadas y vinagretas, bebidas y postres.

Trucos de cocina: Si las naranjas las va a comer durante la semana, déjelas a temperatura ambiente. Una naranja grande dará en trozos, media taza.

Para mayor placer: Las naranjas son magníficas para un tentempié rápido y refrescante. Pero también son excelentes para alegrar otros platos. Por ejemplo:

- Añada la pulpa bien picada a las marinadas, salsas, ponche y batido o masa para galletas o bizcochos.
- Córtelas en trozos y añádalas a tartas, pasteles, bizcochos y ensaladas.
- Use naranjas frescas como acompañamiento de curries, pimientos y platos con queso.

Zumo de naranja

En el mercado: El zumo de naranja es tan propio de nuestro país [Estados Unidos] como la tarta de manzanas, sólo que con menos calorías y más vitamina C. Tiene a su disposición zumos de muchas marcas, pero compruebe la fecha de caducidad y los ingredientes añadidos. Si quiere hacer zumo en casa, escoja naranjas valencianas.

Trucos de cocina: Guarde el zumo en un recipiente bien tapado en la nevera, se conservará hasta una semana. Para que no se ponga amargo, cuélelo antes de guardarlo.

Para mayor placer: El sabor del zumo varía de acuerdo con el tipo de naranja, y le brinda la oportunidad de emplearlo para cambiar el sabor de otros alimentos. Sólo los puristas se niegan a mezclar el zumo de naranja con el de otras frutas como las uvas, piñas y mandarinas.

Si quiere un sabor nuevo, caliente el zumo con un poco de mermelada de naranja amarga hasta que la mermelada se disuelva. Después úselo para glasear tartas y pasteles. Si desea preparar auténtica naranjada con gas, mezcle 1/4 taza de concentrado con 1 taza de agua de sifón. El resultado será mucho más nutritivo y delicioso que cualquier gaseosa de naranja que pueda comprar en el supermercado.

Ensalada de naranjas y cebollas rojas

3   *naranjas nável, en gajos*
1   *cebolla roja pequeña, cortada en rodajas y separados los anillos*
1   *cucharadita de aceite de oliva*
1   *cucharadita de zumo de lima*
2   *cucharadas de pipas de calabaza*
    Una pizca de cáscara de naranja rallada
    Pimienta negra molida
    Berros

En un bol mediano, mezcle las naranjas y las cebollas.

En un bol pequeño, bata el aceite con el zumo de lima, la cáscara de naranja y la pimienta. Rocíelo sobre las naranjas y la cebolla y revuelva bien.

Ponga las hojas de berro en los platos y después distribuya la ensalada de naranjas y cebollas sobre los berros. Por último, eche por encima las semillas de calabaza. Esta ensalada es muy apropiada para acompañar comidas picantes como los chiles.

4 raciones

Palmitos

Consuelo del que quiere adelgazar

21 calorías por taza

Si tuviera que dar nombre a un alimento que es de textura sedosa y de sabor exquisito, ¿lo llamaría «col de pantano» o «palmito»? En realidad, los dos nombres se refieren a este bocado de gourmet, pero dado lo delicado de su sabor, creemos que el último nombre es el más adecuado.

Los palmitos son famosos en la cocina brasileña y africana. Suponemos que son todavía más famosos entre los que hacen dieta, encantados de que un alimento tan sabroso sólo tenga 21 calorías por taza. Si esto no es suficiente para convencerle de sus bondades, piense que una ración le dará el ciento por ciento de la dosis recomendada diaria de vitamina A.

En el mercado: Los palmitos casi siempre se venden en latas. Sáquelos del bote y después de escurrirlos y envolverlos en plástico, guárdelos en el frigorífico. Se conservarán un par de semanas. Los palmitos más delgados son los más adecuados para comer crudos o cocinados. (Sin embargo, los gruesos pueden pelarse con un cuchillo bien afilado, así que no se preocupe mucho por el grosor.)

Trucos de cocina: Los puede cortar en tiras o rodajas, y añadirlos a ensaladas, verduras a la vinagreta o ensaladas de pasta. También se pueden hacer a la cazuela o salteados.

Para mayor placer: Gracias a su sabor tan delicado, los palmitos se pueden añadir a una infinidad de platos sin que parezca raro. Pruebe algunos de nuestros favoritos:

- Para disfrutar de un plato típico de Río de Janeiro, mezcle trozos de palmito con gambas, arroz hervido, pimientos dulces y azafrán, y cocínelo en el horno hasta que las gambas estén a punto.
- Corte los palmitos en juliana. Después, sofríalos junto con tiras de puerros y almendras picadas. Sirva caliente como primer plato o guarnición.

● Añada rodajas de palmito a las sopas o estofados. Son deliciosos con las sopas de pescado, de mariscos o de quingombó.

Palmitos aliñados con naranja y azafrán

12	*palmitos, lavados y cortados en rodajas*
1/2	*cucharadita de orégano*
1/4	*cucharadita de hebras de azafrán*
2	*cucharadas de zumo de naranja*
2	*cucharadas de vinagre de vino blanco*
1	*cucharada de aceite de maíz*

Ponga los palmitos en una fuente de servir.

En una taza, remoje el orégano y el azafrán en una cucharada de zumo de naranja. Déjelo reposar durante 2 minutos.

En un bol pequeño, bata el resto del zumo, el vinagre y el aceite. Añada el orégano, el azafrán y el zumo, y después viértalo sobre los palmitos. Deje marinar durante 1 hora antes de servir.

4 raciones

Pan

Valor en alza

Pan de centeno: 61 calorías por rebanada
Pan de trigo integral: 67 calorías por rebanada

El pan ha vuelto, y esta vez está aquí para quedarse. Sus días como el muy maligno «alimento engordante» se han acabado, hasta tal punto que la mayoría de las dietas lo incluyen en lugar de eliminarlo. De hecho, el pan rico en fibras ha sido empleado incluso como la base de un programa para adelgazar. (Para más detalles véase el capítulo correspondiente al sobrepeso en las págs. 213 y sigs.)

Ahora que se ha librado de su mala reputación entre los dietólogos, el pan está atrayendo la atención también por otros atributos. No nos referimos a sus virtudes de siempre: vitamina B, hierro y cosas por el estilo. En cambio, queremos enfocar otros temas más actuales relacionados con el consumo de pan.

Corazones felices. Conscientes de que el corazón se beneficia de las dietas ricas en carbohidratos complejos, el doctor Virgil Brown, de la Escuela de Medicina Mount Sinai de Nueva York, y la dietista Wahida Karmally publicaron un informe consignando que el colesterol se había reducido entre un 12 y un 20 por ciento en una dieta en la cual el pan suministraba la mitad de las calorías. Desde luego, no esperamos que usted consuma tanto pan, pero tampoco esperamos que lo elimine de su mesa.

Digestiones fáciles. El solo hecho de cambiar el pan blanco por el de trigo integral puede significar muchísimo en este aspecto. En un estudio realizado por el investigador escocés Martin Eastwood y sus colegas, las parejas que habitualmente comían pan blanco cambiaron al pan de trigo integral. Como resultado de este cambio, informaron que sus digestiones eran mejores.

Mayor protección contra el cáncer. Los panes ricos en fibras son recomendados prácticamente por todos los expertos en la prevención del cáncer. Se supone que las fibras insolubles reducen el riesgo del cáncer causado por sustancias químicas, teoría presentada en los años setenta por el famoso investigador británico Denis Burkitt. Durante el transcurso de una visita a África, el doctor Burkitt observó que el cáncer de colon era muy frecuente y que el consumo de grandes cantidades de fibra era habitual. Sumó dos y dos y llegó a lo que ahora es sabiduría popular en los círculos de prevención contra el cáncer.

Con esta clase de beneficios, no resulta una sorpresa que en una encuesta realizada por el investigador holandés Maarten Nube y sus colaboradores se vinculara el consumo de pan integral (junto con otros factores, desde luego) a una mayor longevidad entre los hombres (pero no entre las mujeres). Este tipo de estudios no son una prueba definitiva de la relación entre el pan y la longevidad, pero sí son puntos a favor de comer una mayor cantidad de pan integral.

Pan de centeno

En el mercado: Trate de conseguir un pan de centeno que haga honor a su nombre, es decir, que en la lista de ingredientes figure en primer lugar la harina de centeno. Muchas veces se agregan colorantes al pan elaborado con la mayor parte de harinas de trigo, para darle la apariencia del centeno.

Desde luego, si usted prepara su propio pan podrá controlar la cantidad de harina de centeno que emplea. Antes de comprarla, haga que la harina de centeno pase la prueba del olor. Si bien es un poco agria por naturaleza, tiene que oler a fresco y no a rancio. Para elaborar pan rápido con centeno, emplee copos. Se parecen a los de avena pero son más grises. Una vez más, si es bueno deberá oler a fresco y a cereal. Lo mismo vale para las bayas de centeno, que son largas, finas y de color marrón oscuro y se pueden hervir o hacerlas germinar como cualquier otro cereal.

Trucos de cocina: El pan de centeno se conservará sin problemas varios días a temperatura ambiente. Si desea que le dure un poco más, digamos unos diez días, puede ponerlo en el frigorífico, pero si lo hace, descubrirá que sólo tendrá buen sabor si lo tuesta. A diferencia de otros panes, el de centeno se congela muy bien y aguantará casi un año.

Si usted elabora su propio pan, asegúrese de que guarda la harina de centeno, los copos y las bayas en frascos herméticos. Guarde estos ingredientes crudos en el frigorífico, y se conservarán como mínimo durante seis meses.

Si se cansa del pan de centeno, puede cocinar los copos casi de la misma manera que la avena desmenuzada de siempre, y comerlo como cereal caliente. Para cocinar las bayas de centeno, ponga una taza de bayas con cuatro tazas de agua y hiérvalas a fuego lento, a medio tapar, hasta que estén tiernas, alrededor de una hora. Obtendrá casi tres tazas para emplearlas como le plazca. (Nosotras las usamos como relleno de aves.)

Para mayor placer: El centeno es el cereal favorito en los países escandinavos, donde nadie que prepare pan y pastas puede pasarse sin él. Una vez que comience a explorar los sabores y texturas del centeno, estará de acuerdo.

Empiece el proceso creativo con algunas de estas ideas:

- Mezcle mitad de harina de centeno y mitad de trigo en las recetas de pan con levadura. Le dará más sabor, humedad y una corteza más crujiente.
- Si su paladar le pide que endulce la masa de centeno, pruebe las melazas y la miel. Combinan a la perfección.
- Condimente los platos que llevan centeno con eneldo, hinojo, anís, mostaza, cebolla, ajo, alcaravea o rábanos picantes. Todos armonizan muy bien con su sabor tan característico.
- Si el pan hecho en casa le resulta demasiado pesado para su gusto, añada una cucharadita de levadura en polvo a los ingredientes secos de cada hogaza.

Pan de trigo integral

En el mercado: Compradores, estad alerta. El pan de «trigo» a menudo contiene muy poca harina integral. Si usted quiere el producto auténtico, asegúrese de que en la etiqueta diga «trigo integral». Si con un pan que contenga parte de harina blanca y parte de integral tiene suficiente, compruebe que la harina de trigo integral figure en primer lugar en la etiqueta. De esta manera podrá confiar en que el contenido de cereal completo es alto. Después, deje que sus sentidos controlen lo demás: busque un color tostado cálido, una corteza crujiente, la humedad, la miga apretada y el aroma a fresco.

Aquellos que prefieran hacerse su propio pan, deberán comprar harina de trigo integral. Si es neófito en hacer pan, tenga presente que los mejores resultados los obtendrá con harina integral para pan. También se vende otro tipo de harina integral que se emplea en pastelería. Como tiene menos gluten que la harina destinada al pan, no da el mismo resultado. Desde el punto de vista de la nutrición, utilizar trigo integral molido es una buena elección, pero su textura hace que la masa no suba tanto con la levadura, y no a todo el mundo le gusta el resultado.

Trucos de cocina: Mantenga el pan en su envoltorio original, o envuélvalo usted mismo en papel de aluminio o en una hoja de plástico. Guárdelo a temperatura ambiente; se conservará casi una semana. Si lo congela, aguantará alrededor de tres meses. No lo guarde en el frigorífico porque se secará. En cambio, si quiere guardar la harina, tendrá que ponerla en un recipiente bien hermético y guardarla en el frigorífico. Se conservará unos tres meses.

Para mayor placer: Tostado o fresco, el pan integral proporciona unos bocadillos magníficos, pero ¿por qué detenerse ahí? Tome nota de estas sugerencias:

- Prepare sus propios costrones. Corte el pan integral en dados y páselos por aceite de oliva. Después saltéelos hasta que estén bien tostados y crujientes.
- Utilice la miga para el relleno de aves.
- Prepare pan para rebozar con pan integral. Corte el pan en varios trozos y páselo por el robot de cocina o la picadora, hasta desmenuzarlo. Guárdelo en el frasco bien tapado y póngalo en el frigorífico, o tuéstelo en una sartén seca.

Pan rápido de cuatro cereales

1	paquete de levadura seca
1	taza de leche cuajada tibia
2	cucharadas de miel
2	cucharadas de aceite de cártamo
1/2	taza de harina integral para pan
2	tazas de harina blanca sin blanquear
1/4	taza de harina de centeno
1/2	taza de harina para masa
1/4	taza de copos de avena
1/2	cucharadita de sal

Ponga la levadura en un bol pequeño y mézclela con la leche cuajada, la miel y el aceite. Tápela con una hoja de plástico y déjela reposar hasta que se hinche y haga burbujas, unos 10 minutos.

Mientras tanto, en un bol grande, mezcle las harinas con la harina para masa, la avena y la sal. Agregue la levadura cuando esté lista y mézclelo todo muy bien con una espátula de goma. Cuando se vuelva demasiado pegajosa, trabájela con las manos y, poco a poco, vaya haciendo una bola. Amásela durante unos 10 minutos.

Ponga la masa en un bol aceitado y déle varias vueltas para que toda la superficie quede aceitada. Tape el bol con un plástico y deje reposar hasta que doble su tamaño, entre 30 y 45 minutos.

Unte con aceite un molde para pan de unos 20 × 10 cm.

Aplaste la masa con el puño, después déle la forma de una hogaza y métala en el molde. Deje reposar una vez más, unos 30 minutos.

Ponga el horno a temperatura muy caliente.

Humedezca con agua la parte superior de la masa, y después hornéela durante 35 minutos. Saque el pan del molde y póngalo sobre la parrilla del horno. Vuélvalo a humedecer y continúe la cocción hasta que esté hecho, unos 5 minutos.

Una hogaza

Pan rápido al ajo

1	*taza de harina integral de trigo para pan*
1	*taza de harina blanca sin blanquear*
1	*cucharadita de levadura en polvo*
1/2	*cucharadita de sal*
3	*dientes de ajo picados*
1/3	*taza de queso rallado*
2	*cucharadas de mantequilla derretida*
1	*huevo batido*
3/4	*taza de leche cuajada*

Ponga el horno a 200 °C.

En un bol grande, mezcle las harinas, la levadura en polvo y la sal. Añada el ajo y el queso, y mézclelo muy bien.

En un bol mediano, bata la mantequilla, el huevo y la leche.

Una los ingredientes líquidos a los secos y mézclelos con una espátula de goma. Cuando la masa se endurezca, emplee las manos y siga amasando hasta hacer una bola.

Unte con aceite un molde de tarta de 20 centímetros.

Ponga la masa en el molde y con un cuchillo bien afilado haga 8 cortes en forma de cuña desde el centro hasta los bordes, de 1 centímetro de hondo.

Hornéelo hasta que esté ligeramente tostado, entre 35 y 40 minutos. Déjelo enfriar sobre una rejilla, y después sírvalo en las porciones marcadas.

Variación: Una forma deliciosa de servir este pan es cortar las porciones por el medio, untarlas con mantequilla y echarles por encima queso parmesano rallado. Se ponen a gratinar y se sirve con filetes a la parrilla.

Una hogaza

Panecillos de maíz con guindilla

1 taza de harina
1 taza de harina de maíz
1 cucharada de levadura en polvo
1/2 cucharadita de sal
1 huevo batido
1 taza de leche cuajada
2 cucharadas de miel
1/4 taza de granos de maíz cocidos
1 guindilla sin semillas y picada

Caliente el horno a 200 °C.

En un bol grande, mezcle la harina, la harina de maíz, la levadura en polvo y la sal.

En un bol mediano, bata el huevo, la leche y la miel, y después añada los granos de maíz y la guindilla.

Una los ingredientes líquidos con los secos y mézclelos con la espátula de goma.

Unte con aceite una docena de moldes para panecillos.

Ponga la masa en los moldes y hornéelos de 20 a 25 minutos. Déjelos enfriar sobre una rejilla y después sírvalos, si le apetece, con un poco de requesón por encima.

Una docena de panecillos

Papaya

La tentación tropical

119 calorías por pieza

No somos las únicas que pensamos que la nutrición se ha vuelto algo muy complicado, ni tampoco estamos solas en el intento por simplificarla.

Uno de los enfoques que más nos intriga es el concepto de «densidad del nutriente». Al parecer, se pretende determinar el poder nutritivo del alimento por cada caloría que provee.

Cuando se compara la cantidad de nutrientes de un alimento con respecto a la cantidad de calorías, los resultados suelen ser sorprendentes. En las frutas, por ejemplo, la mayor «densidad del nutriente» no corresponde a la naranja ni a la legendaria manzana, sino al melón y a la papaya. En particular, es la papaya la que destaca con un nivel de vitamina A que excede la dosis mínima diaria en un 30 por ciento, además de una cantidad de vitamina C que triplica la dosis diaria, y todo en una sola pieza de esta deliciosa fruta.

¿No está impresionado? Piense en el alto contenido de potasio y también en la fibra que suministra. Estamos seguras de que, pese a su precio elevado, la papaya es una buena inversión.

En el mercado: Las papayas maduras tienen la cáscara verde con toques de amarillo y naranja cremoso. Se hunden ligeramente cuando se las aprieta suavemente con el dedo, y tienen una forma que recuerda a una pera grande. La parte del tallo desprende un suave aroma dulzón, y no acre.

Trucos de cocina: Guarde las papayas maduras en el frigorífico, donde se conservarán alrededor de una semana. Para prepararlas, pélelas con un cuchillo bien afilado y quite las semillas con una cuchara. Añádala cruda a las ensaladas verdes o de frutas, o haga puré para postres helados. Para preparar platos donde la base sea de gelatina, use papaya cocida porque contiene una enzima que evita la gelatinización. La papaya sin madurar se cocina y se come igual que la calabaza.

Para mayor placer: Si usted vacila a la hora de probar frutos tropicales, no lo haga con esta fruta. Se acostumbrará muy pronto a su delicada dulzura y a su textura sedosa.

- Emplee las medias cáscaras de papaya como un bol para servir cangrejos y ensalada de langostinos.
- Rocíe la papaya helada con zumo de lima y sírvala como guarnición del salmón o la trucha ahumada.
- Añada puré de papaya a las marinadas de carne para que se ablanden más.
- Reemplace la calabaza por papaya en las tartas. La fruta sin madurar es muy adecuada.
- Pruebe las semillas, son crujientes y algo picantes. Para prepararlas lávelas a fondo, escúrralas y póngalas en una jarra. Cúbralas con un vinagre suave y guárdelas en la nevera. Se pueden usar como las alcaparras en ensaladas, bocadillos y guarniciones.

Helado de papaya fresca

        2   *papayas maduras*
        2   *cucharadas de zumo de lima y su pulpa*
    1 1/2   *tazas de yogur de vainilla*
             Cerezas frescas

Con un cuchillo bien afilado, corte las papayas por la mitad y pélelas. Quite las semillas con una cuchara; corte la carne en trozos y póngala en la batidora. Añada el zumo y la pulpa de lima y bata hasta que quede suave.

Ponga parte de la papaya en copas de helado o vasos de vino. Después, haga una capa de yogur. Continúe haciendo capas, hasta acabar con la papaya y el yogur. Ponga las cerezas por encima y sírvalo como postre o para el desayuno.

4 raciones

Pasta

Llamadas a la fama

155 calorías por taza de espaguetis o macarrones (cocidos)

Por fin la inmerecida reputación de la pasta como comida que engorda ha desaparecido. Ahora, su imagen es la de un alimento bueno para el corazón por su bajo contenido de grasas y sodio (siempre que no les añada sal ni grasas).

Asimismo, se ha desmentido la tradicional acusación de que la pasta es «puro almidón». El énfasis se centra ahora en una valoración más ajustada de sus importantes aportes nutritivos. Los análisis realizados por el *American Institute of Baking* demuestran que un plato de pasta (unas 2 tazas) hace una contribución considerable a la dosis recomendada diaria de seis minerales, con un 31 por ciento de manganeso, 24 de hierro, 16 de fósforo y cobre, 12 de magnesio y un 9 por ciento de cinc. Asimismo, la pasta no pierde sus minerales cuando se cuece.

¿Qué más pueden desear los amantes de la pasta?

En el mercado: Si le confunden la multitud de formas de la pasta, siga esta simple regla: las pastas gruesas y gordas son adecuadas para comer con salsas espesas; las finas quedan bien con salsas ligeras. Por ejemplo, los «rigatoni», que son unos macarrones mucho más grandes y gruesos, son ideales para una salsa bien cargada de tomate.

Pruebe las pastas con sabores. Las hay con verduras, hierbas y especias. Añaden color y sabor sin exceso de grasas ni calorías.

La pasta normal o con sabores se puede comprar seca, fresca o congelada. Al margen de la forma, la pasta no deberá estar quebrada ni presentar manchas oscuras.

Trucos de cocina: Guarde la pasta seca en recipientes herméticos y en un lugar seco y fresco; se conservará casi un año. Un estante de la alacena es el sitio perfecto. La pasta fresca, en cambio, hay que envolverla muy bien y guardarla en la nevera. Se debe consumir dentro de la semana. Espolvoréela con un poco de maicena para evitar que se pegue.

La pasta se debe cocer con abundante agua hirviendo. Esto es muy importante cuando se cocina pasta de trigo integral. Lo ideal es un litro de agua por cada 100 gramos de pasta. Añadir un chorrito de aceite al agua hirviendo evita que se pegue. Si sigue estos consejos, puede colar y mezclar la pasta directamente con la salsa. Tenga presente que la pasta seca tarda más en cocerse que la fresca.

Para mayor placer: Al igual que la pizza, la pasta es el plato favorito en Estados Unidos. De hecho, por su versatilidad y su textura, la pasta es merecedora de todos los galardones como comida predilecta. Aquí tiene cuatro maneras sencillas y saludables de prepararla:

- Fría dientes de ajo en aceite de oliva, y después agréguelos a los espaguetis. Échele piñones tostados y sirva caliente.
- Rellene los «ñoquis» (que son unas conchas de pasta), después de hervirlos, con queso fresco y espinacas. Sirva con salsa de tomate fresca.
- Prepare un postre original. Mezcle pasta caliente con trozos de dátiles, uvas pasas y coco rallado.

Espaguetis con cebollas y col

2 cucharadas de aceite de oliva
1 cebolla cortada en rodajas
1 chalota en rodajas
1 diente de ajo machacado
3 tazas de col cortada en juliana
1 taza de caldo de pollo
2 tazas de espaguetis cocidos
Queso parmesano rallado

Caliente una sartén grande a fuego medio-fuerte. Ponga el aceite, la cebolla, la chalota y el ajo. Reduzca el fuego y fría hasta que la cebolla esté dorada, unos 5 minutos (tenga cuidado de no quemar el ajo).

Añada la col y continúe la cocción hasta que esté brillante de color, poco más de 1 minuto. Después, eche el caldo y tape la sartén. Cocine a fuego lento hasta que se haya reducido casi todo el caldo y la col esté tierna pero bien verde, entre 7 y 10 minutos. Añada la pasta, mezcle bien, y deje que se caliente un par de minutos. Espolvoree con el parmesano rallado.

4 raciones

Patatas

Tan sabrosas como saludables

145 calorías por patata (asada)
114 calorías por taza (cocidas y en rodajas)

¡Las patatas han sido rehabilitadas!

Durante muchísimo tiempo, la gente ha pensado que las patatas eran una comida que engordaba y poco saludable, que sólo tenía calorías y almidones. Nada más lejos de la verdad. No sólo se trataba de una acusación sin fundamentos sino que sus virtudes eran casi desconocidas.

Ahora las cosas han cambiado, y de prisa. Las preocupaciones acerca de las grasas y el sodio (algo que las patatas casi no tienen a menos que se lo agregue usted) no constituyen el único motivo. Las investigaciones acerca de las fibras están en su punto culminante, y las patatas han demostrado ser una de las mejores fuentes. Además, las patatas tienen el tipo de fibra que ayuda a bajar el nivel de colesterol. Añada a todo esto su increíble contenido de potasio (suficiente como para avergonzar a las naranjas) y podrá entender por qué todos los especialistas de corazón en la ciudad quieren que las patatas aparezcan en el menú.

Los especialistas en tensión arterial sospechaban desde hace tiempo que un buen aporte de potasio podía ser muy beneficioso. Ahora, ya se dispone de pruebas que vinculan directamente las tomas de potasio con la prevención de embolias. Las doctoras Kay-Teew Khaw y Elizabeth Barret-Connor, de la Universidad de California, compararon los hábitos alimentarios con las posibilidades de sufrir una embolia, en la población de dicho estado. El resultado fue que una toma extra de 400 miligramos de potasio diarios, significaba una reducción del 40 por ciento en el riesgo de tener una embolia. Media patata asada es todo lo que se necesita para conseguir esa cantidad adicional.

Para conservar el potasio de la patata, no es aconsejable hervirla. Nels Christian Henningsen y sus colaboradores en la Universidad de Lund, en Suecia, descubrieron que la patata pierde entre un 10 y un 50 por ciento de potasio si se la hierve, mientras que la pérdida es de un 3 a un 6 por ciento si se la cuece al vapor.

En el mercado: Las patatas para asar deben ser duras, bien formadas y sin manchas. Evite las que presenten manchas verdes o brotes. Es mejor comprarlas sueltas para poderlas escoger de una en una.

El color verde que aparece algunas veces en las patatas a menudo puede causar problemas. Señala la presencia de solanina, una sustancia que, en cantidades elevadas, puede producir somnolencia, picazón, diarreas y vómitos. Sin embargo, la posibilidad de que una sola patata pueda acercarse a los niveles de riesgo es sumamente remota. No obstante, es mejor descartar las que tengan muchas manchas verdes porque la solanina altera el sabor.

Trucos de cocina: Mantenga las patatas en un lugar fresco y oscuro, pero no en la nevera. Además, no las ponga junto a las manzanas porque se alteraría el sabor.

A la hora de cocinarlas, observe otra vez que no tengan manchas verdes ni brotes. Lávelas a fondo. Para asarlas, pinche la piel varias veces con un cuchillo o un tenedor. Tres patatas medianas pesan unos 400 gramos y tardarán en hacerse unos 50 minutos en el horno precalentado a 200 °C. Hay algunas variedades de patatas que se vuelven azuladas si se las cocina en utensilios de hierro colado, así que, si puede, no los utilice.

Para mayor placer: Por su sabor dulce, las patatas van muy bien con los curris, los miembros de la familia de las cebollas y la mayoría de los quesos. Para improvisar un almuerzo o cena rápida, ponga sobre las patatas asadas algunas de las siguientes combinaciones:

- Pollo cocido y desmenuzado, cebolla roja picada, pimiento rojo picado, puré de aguacate y ajo.
- Tomates maduros picados, romero, almendras tostadas y queso parmesano rallado.
- Puerros picados, salmón ahumado, eneldo fresco y yogur natural.

Tortilla al horno con salvia y cebollas

2 patatas medianas cortadas en dados y cocidas al vapor
1 cebolla mediana picada
1 cucharadita de salvia seca
4 huevos batidos
   Queso parmesano rallado

Caliente el horno a 175 °C.

Disponga las patatas en un molde de tarta junto con las cebollas y la salvia.

Añada los huevos batidos y ponga la fuente en medio del horno. Hornee hasta que esté cuajado el huevo, unos 20 minutos. De inmediato, espolvoree el queso rallado. Corte en porciones y sirva caliente en el desayuno, media mañana o almuerzo, o acompañada de una sopa y ensalada para una cena ligera.

4 raciones

Pavo

La alternativa sin grasa

161 calorías en 100 gramos (sin la piel)

Los alimentos básicos del Día de Acción de Gracias, pavo, boniatos, judías verdes y calabaza, ofrecen una imagen de salud. Sin embargo, la manera que tenemos de prepararlos y la cantidad que ingerimos durante esta fiesta han hecho que se conviertan en un sinónimo de glotonería. Es una lástima. Si ponemos el énfasis en la salud, es el tipo de comida que nos puede hacer muchísimo bien.

Desde el punto de vista nutritivo, el pavo es igual al pollo: una alternativa pobre en grasas y que además tiene muy pocas grasas saturadas. Como en el pollo, la carne blanca tiene menos calorías y grasas que la oscura, pero siéntase libre de disfrutar de ambas a menos que deba suprimir las grasas de forma drástica.

Si puede, deje de lado la piel que es donde está la mayor parte de la grasa. Los elementos nutritivos se encuentran en la carne, y el pavo es rico en nutrientes, como el cinc y la niacina, entre otros.

La mayoría de las personas saben que el pavo asado es preferible a un asado de carne roja cargada de grasas, pero muchos desconocen la versatilidad del pavo picado. Es una alternativa deliciosa a la carne picada y la reemplaza con ventajas en todo, desde la salsa para los espaguetis hasta el pastel de carne. Si quiere, puede picarla en casa para controlar el nivel de grasa.

Cien gramos de carne de pavo picada contienen unas 121 calorías y sólo unos 5 gramos de grasa, lo que equivale más o menos a una cucharadita de mantequilla o margarina. Compare esta cifra con las 261 calorías y los 19 gramos (casi 4 cucharaditas de grasa) en la misma cantidad de carne de vaca picada. No se preocupe por las proteínas: las dos contienen casi la misma cantidad. Y, con respecto al sabor, hasta los más acérrimos partidarios de la carne picada tradicional han reconocido que la de pavo no está nada mal.

En el mercado: El pavo fresco tiene que tener la piel suave y de un color blanco cremoso sin manchas rojizas, la carne firme y olor a limpio. Si lo compra congelado, observe que la bolsa no esté rota.

Para tener una idea aproximada de la cantidad, calcule unos 400 gramos por persona. En otras palabras, con un pavo de 5 kg podrá servir a doce personas.

También lo puede comprar a trozos: muslos, alas y pechugas. Calcule la cantidad como si fuera pollo.

Trucos de cocina: El pavo fresco se puede mantener en la nevera durante un par de días. Si lo compra congelado, déjelo descongelar en la parte inferior del frigorífico hasta el día siguiente (o más, si pasa de los 5 kg).

Si quiere que el relleno se cocine bien, no lo apriete. Nosotras preferimos cocinar el relleno por separado, porque el relleno cocido en el pavo se empapa de grasa, se vuelve pastoso y tiene un color grisáceo. Además, existe el peligro de la salmonella debido a la manipulación y una conservación inadecuada. Y ya que hablamos de la salmonella, asegúrese de no dejar el pavo asado fuera del frigorífico más de media hora. Es mejor guardarlo en la nevera lo antes posible.

Para asarlo, necesitará unos 20 minutos de horno por cada medio kilo. Por ejemplo, un pavo de cinco kilos tardará unas 4 horas.

Para mayor placer: El pavo acepta una amplia variedad de aderezos, desde la albahaca y el romero hasta las naranjas y las guindas. Aquí tiene algunas ideas para preparar un pavo delicioso:

- En vez de rociarlo con su propio jugo mientras está en el horno, use zumo de frutas o caldo.
- Si quiere aroma y sabor sin calorías, rellene con limones enteros y cebollas.
- Utilice el pavo frío desmenuzado en ensaladas, bocadillos y entrantes.

Pechuga de pavo con glaseado de chutney

1   pechuga de pavo (unos 2,5 kg)
1/3 taza de chutney
2   cucharaditas de mostaza de Dijon
    El zumo y la pulpa de una naranja
    El zumo y la pulpa de una lima

Caliente el horno a 230 °C.

Coloque la pechuga sobre una rejilla dispuesta sobre una fuente para recoger la grasa. Para evitar que la grasa humee cuando caiga en el recipiente, ponga un poco de agua en la fuente.

En un bol pequeño, mezcle el *chutney,* la mostaza, los zumos de la naranja y la lima y las pulpas. Unte el pavo con la mezcla, y métalo en el horno. Baje la temperatura a 160 °C. Hornee, rociando de tanto en tanto con la mezcla hasta que esté cocido, unas dos horas y media. Deje reposar unos 20 minutos antes de cortar.

12 raciones

Peras

Una cucharada de dulzura
ayuda a bajar la fibra

100 calorías por pieza

Si nuestra mención de las chirivías como alternativa al salvado no ha conseguido que usted se acerque a la verdulería de su supermercado, tenemos otra alternativa que podría interesarle: las peras. Al igual que las chirivías, las peras tienen poca grasa y poco sodio, al tiempo que son ricas en fibra no soluble. Y no hay nadie que pueda afirmar que las peras se parecen en sabor al salvado.

Una pera tiene un contenido total de fibra de 5 g, cantidad apreciable, de los que 4 son del tipo no soluble, con los consiguientes beneficios para nuestro sistema digestivo. Si bien los cereales enriquecidos con salvado aportan más fibra por ración, la cantidad en las peras se puede comparar con la cantidad normal de salvado que poseen los cereales.

En el mercado: Para evitar una textura arenosa, las peras se recogen antes de que maduren. Se las embala sin madurar y siguen igual cuando se las pone a la venta, algo que complica un tanto la tarea de escoger. Busque las de color verde pálido o amarillo oro con un toque de rosado. Las manchas y cortes en la superficie afean el aspecto pero no alteran su calidad.

Trucos de cocina: Para guardar las peras, déjelas madurar a temperatura ambiente. Una buena manera de madurarlas es meterlas dentro de una bolsa de papel sin cerrar. Trate de meter varias a la vez porque sueltan gases que ayudan a la maduración. Hay una variedad que madura en la nevera.

Como las peras maduran desde el centro hacia afuera, no deje que se ablanden en la superficie o no se las podrá comer. Están en su punto cuando son aromáticas y el cuello cede un poco a la presión. Es el momento de consumirlas o guardarlas en el frigorífico, donde las podrá conservar unos cuatro días.

Para envasarlas o asarlas, use peras duras, sin madurar. Para pelarlas, páselas unos segundos por agua hirviendo y después quite la piel con un cuchillo bien afilado.

Para mayor placer: El perfume de las peras es ideal para los postres que llevan naranja y vainilla. Pero resultan igual de sabrosas en otros platos, incluyendo los entrantes de carne o aves. Aquí tiene otras ideas para esta fruta favorita:

- Córtelas por la mitad, quíteles el corazón, y rellénelas con una mezcla de queso blanco, cebollinos y eneldo. Sírvalas a temperatura ambiente como aperitivo o parte de un almuerzo o cena ligeros.
- Haga puré con peras maduras y añádalo al batido para *crêpes*, bollos o galletas. El puré aporta su dulzura natural, así que puede disminuir la cantidad de azúcar indicada en la receta. También puede usarlo en las marinadas para carne de cerdo o pollo.
- Existe una variedad de pera que se parece mucho a la manzana. Son crujientes y se conservan muy bien. Se pueden comer crudas, en ensaladas o emplear en repostería igual que las manzanas.

Peras asadas con queso Brie

1/3	taza de uvas pasas
1/4	taza de avellanas
2	cucharaditas de miel
60	g de queso Brie sin cáscara
4	peras peladas, cortadas en dos y sin semillas
1	taza de zumo de manzana o sidra dulce

Caliente al horno a 175 °C.

En la batidora mezcle y pique las avellanas y las pasas hasta que queden bien finas. Después, sin detener el proceso, añada la miel y el queso hasta que se forme una bola blanda.

Con una cuchara ponga la pasta en el centro de las peras y colóquelas en una fuente de horno honda. Rocíe con el zumo o la sidra y hornee hasta que las peras estén blandas, unos 35 minutos. Sirva caliente como postre, desayuno o tentempié.

4 raciones

Pescado

Muerda el anzuelo de la salud

(Véase también *Mariscos*)

Abadejo: 107 calorías por 120 g (crudo)
Abalones: 90 calorías por 120 g (crudos)
Arenque: 236 calorías por 120 g (envasado)
Atún fresco: 150 calorías por 120 g (crudo)
Atún envasado al natural (en agua): 126 calorías por 100 g
Bacalao: 109 calorías por 120 g (cocido sin grasa)
Caballa: 207 calorías por 120 g (envasada)
Eglefino: 89 calorías por 120 g (crudo)
Halibut: 192 calorías por 120 g (crudo)
Lubina: 130 calorías por 120 g (limpia, cocida)
Perca: 113 calorías por 120 g (cruda)
Pez azul: 180 calorías por 120 g (asado con mantequilla)
Pez espada: 200 calorías por 120 g (cocido)
Platija (o lenguado): 105 calorías por 120 g (cocido sin grasa)
Sábalo: 226 calorías por 120 g (asado con mantequilla)
Salmón: 233 calorías por filete de 150 g (cocido)
Sardinas: 181 calorías por 120 g (crudas)
Trucha: 114 calorías por 120 g (cruda)

El pescado está más de moda que nunca, y su club de admiradores crece continuamente. Los últimos en adherirse han sido los especialistas del corazón, que han descubierto, para su gran sorpresa, que los beneficios del pescado son mayores de lo que habían pensado.

El cambio se produjo en 1985 cuando el *New England Journal of Medicine* publicó una serie de artículos en los que se relacionaba el pescado con una mejoría en la salud del corazón. Tan impresionantes eran los hallazgos que, en un editorial, el periódico advertía que «el consumo de una cantidad tan pequeña de pescado, como pueden ser uno o dos platos de pescado por semana, puede tener una importancia decisiva en la prevención de los problemas coronarios». Este es el tipo de recomendación que nos gusta ver cuando se habla del pescado.

Por si le interesa, a continuación le mencionamos algunos de los muchos beneficios que para el corazón ofrece el pescado:

Mejor tiempo de coagulación. Las investigaciones realizadas en la Universidad de Lund, en Suecia, demostraron que el pescado beneficia al corazón, haciendo que la sangre no tienda a sufrir procesos de coagulación anormales que pueden producir el ataque de corazón. El efecto se atribuye a las grasas omega-3 presentes en el pescado. (En el apartado «El aceite de pescado» encontrará el contenido de omega-3 en los pescados, págs. 90-91.)

Mejor presión arterial. Con sus grandes aportes de potasio y escaso sodio, el pescado fresco puntúa muy alto en lo que se refiere a mantener en orden la presión arterial. Utilice condimentos sin sal para mantener pobre el contenido de sodio que les dio la Naturaleza.

Mejora el colesterol en la sangre. Yasuo Kagawa y sus colaboradores en la Escuela de Medicina Jichi, en Japón, han demostrado que los niveles del colesterol «bueno», el HDL, son más elevados entre los japoneses que comen más pescado. En Estados Unidos, el doctor William E. Connor y su equipo de la Universidad de Oregón obtuvieron pruebas concretas de los impresionantes efectos de una dieta rica en aceite de salmón. Al cabo de diez días con esta dieta, el colesterol se redujo en un 20 por ciento, y el nivel de triglicéridos descendió entre un 40 y un 67 por ciento.

En el mercado: Un pescado bien fresco tiene la carne firme y elástica, las agallas bien rojas, las escamas bien pegadas, los ojos claros y olor limpio. Para saber si un filete es fresco apriételo con el dedo: si la carne es firme y elástica, es fresco. Si queda una huella, descártelo. Cuando compre filetes de atún o pez espada, sólo acepte los que tienen pocas manchas oscuras.

Si se trata de pescado en lata, busque en la etiqueta el contenido de sodio y grasa. Cada día crece la oferta de pescado en conserva al natural y con poca sal.

Trucos de cocina: Para guardar el pescado fresco, envuélvalo en papel parafinado y póngalo en la parte más fría del frigorífico. Aguantará hasta dos días. Sólo unos pocos pescados, como la caballa y el arenque, hay que comerlos en el día. Si el pescado es muy fresco, puede escaldarlo durante unos instantes antes de guardarlo y se aguantará unos 4 días.

Si necesita guardar el pescado durante más tiempo, envuélvalo en papel de aluminio o en bolsas especiales y congélelo. La mayor parte de los pescados se pueden conservar entre tres y seis meses.

Si le quedan sobras de un bote abierto o de un plato de pescado, póngalas en el frigorífico en un recipiente no metálico. Se conservarán hasta una semana.

Cuando prepare pescados como los arenques o el salmón, quite las espinas con unas pinzas. Si se trata de un sábalo entero, puede pedirle al pescadero que lo prepare en filetes y quite las espinas. No es tarea fácil.

¿Tiene almacenadas conservas de pescado salado a la antigua? Ponga el pescado en un colador y páselo por agua fría durante medio minuto. Así le quitará gran parte de la sal. Séquelo antes de cocinarlo.

Para mayor placer: ¿Cuál es la diferencia más importante entre los distintos tipos de pescado? ¡El sabor! Dos pescados pueden ser igual de nutritivos pero la diferencia de sabores puede ser abismal. En los apartados siguientes hablaremos de cómo podemos disfrutar de cada uno de ellos.

Somos partidarias de probar el pescado de tres maneras distintas, antes de sacar conclusiones sobre sus atractivos culinarios. Este es el motivo por el cual damos una lista de tres formas de prepararlos.

Abadejo*

La clave para disfrutar del abadejo está en la marinada. Antes de hornearlo, freírlo o hacerlo a la plancha, pruebe con algo aromático como el limón y el tomillo. Desde luego, hay otras muchas maneras de prepararlo:

- Al horno con cebolla y tomate troceado, guindillas picadas, orégano y un chorro de aceite de oliva.
- Fría a fuego lento las rodajas de abadejo con escalonias, castañas de agua y bróculi. Rocíe con aceite de sésamo y sirva acompañado de arroz caliente.
- Sustituya el bacalao o el eglefino por el abadejo en sus recetas favoritas, caliente o frío.

---

* *Gadus pollachius*, de la familia del bacalao. *(N. del E.)*

Abalones

Para que el abalone sea más tierno, golpéelo con un mazo como haría con la carne y póngalo a marinar durante varias horas antes de cocinarlo. Recomendamos estos condimentos para la marinada y salsas:

- Ajo, jengibre y cebollitas.
- Cebollas dulces, tomates, albahaca y tomillo.
- Azafrán, puerros y tomates.

Prepárelo a la plancha o al horno, o córtelo en filetes a contrafibra, y saltéelo durante varios minutos por ambos lados con un poco de aceite de oliva.

Arenque

El arenque es el pescado favorito de Escandinavia. Tiene un sabor fuerte y no le agrada a todo el mundo. Las personas que lo prefieren le dirán que es delicioso cuando se prepara:

- Al horno con patatas, cebollas y leche (al estilo noruego).
- Marinado en una vinagreta de hierbas y después al horno o hervido.
- A la parrilla y después frío acompañado de mostaza campesina y pan.

Atún fresco

Si nunca ha comido atún fresco no sabe lo que se ha perdido. Aquí tiene algunas ideas para convertirse en adepto de este delicioso pescado:

- Pase las rodajas de atún por aceite de oliva antes de ponerlas en la parrilla. Sírvalo caliente acompañado de pan de ajo.
- Corte al atún en trozos y ensártelos en una brocheta. Unte la carne con mostaza de Dijon y después áselos en la parrilla. Acompañe con una ensalada verde.

Atún envasado al natural

Antes de echar mano al bote de mayonesa, deje que le hablemos de otras maneras más atractivas de preparar el atún en lata. No requieren mucho tiempo y la diferencia de sabor es muy grande.

- Prepare la ensalada de atún como siempre, pero en lugar de mayonesa utilice una vinagreta de limón.
- Mezcle el atún con fondos de alcachofa en vinagre y champiñones escaldados. Sirva frío con un poco de escarola.
- Prepare una tortilla a la francesa y rellénela con queso fresco, cebollas y atún.

Bacalao

El bacalao es excelente para prepararlo al horno, en el microondas, en salsas o en sopas. No lo prepare al grill porque se desmigajaría. Aquí tiene algunas sugerencias para aderezar y cocinar este pescado tan popular.

- Áselo a horno fuerte (215 °C), unos 10 minutos por cada 3 cm de espesor. Aderécelo con tomates maduros picados, trozos de cebolla dulce, orégano, albahaca fresca y perejil picado, y piñones tostados; o con rodajas de limón y lima, y un chorro de aceite de oliva.
- Hágalo al vapor sobre líquidos aromáticos, por ejemplo, agua, laurel y pimienta negra en grano.
- En el microondas o hervido con líquidos aromáticos. El caldo o los zumos aderezan muy bien y añaden pocas calorías. Cocinado y desmigajado, se puede añadir a los pasteles de pescado, patés, sopas y guisos de pescado.

Caballa

No pierda tiempo intentando quitarle la piel antes de cocinarla porque es prácticamente imposible. Quite las manchas negras de la carne lo mejor que pueda con un cuchillo o tijeras. A partir de ahí ya la puede hervir, hornear, hacer a la parrilla, a la plancha o a la brasa. Lo más sencillo es hacerla al horno porque está lista en un periquete. Pásela por zumo de limón y eneldo fresco picado y póngala en una fuente honda. Tape y hornee a 220 °C durante unos 25 minutos.

No es fácil conseguir caballa fresca, y si lo consigue sería una pena perderse su sabor. Cuando deseamos disfrutar de un plato especial lo preparamos de la siguiente manera:

- Saltee los filetes en aceite de girasol, ajo y jengibre. Sirva frío con escalonias picadas y semillas de sésamo tostadas.
- Unte los filetes con una buena mostaza, cocínelos a la parrilla y sírvalos con una guarnición de limón, perejil y zanahorias.
- Hierva los filetes en un caldo con rodajas de naranja, laurel y pimienta negra. Sirva caliente en invierno y frío en verano.

Eglefino*

El eglefino queda fantástico hervido, a la parrilla o al horno. Es ideal cuando se desea experimentar nuevos sabores con hierbas y especias. A nosotras nos encanta sazonarlo con eneldo, estragón, ajo, jengibre, albahaca, tomillo, cebollas o guindillas, acompañado de pasta o arroz. Aquí tiene más ideas:

- Prepare los filetes con tomates picados, cebollas y pimientos dulces y póngalos en el horno a 200 °C. Calcule unos 30 minutos por cada medio kilo.
- Úntelo con aceite de girasol, y prepárelo a la parrilla.
- Rocíe el eglefino recién hecho, o frío, con una vinagreta preparada con zumo de naranjas y romero.

Halibut** (lenguado)

Escoja los filetes de halibut cuando tenga ganas de preparar algo a la parrilla. Van muy bien porque no se rompen al asarlos, y aunque queda delicioso hecho a la brasa, su sabor combina muy bien en las sopas y guisos.

---

* Pez semejante al bacalao; en inglés, *haddock*. (*N. del E.*)

** Especie de platija de grandes dimensiones y de carne muy estimada. Puede reemplazarse por el lenguado. (*N. del E.*)

Para intentar algo nuevo con este pescado tan clásico, puede:

- Unte los filetes con mermelada de naranjas antes de ponerlos sobre la parrilla. Sirva caliente o frío.
- Hierva los filetes, córtelos en trozos y sírvalos en ensalada con chalotas y estragón.
- Ponga los filetes en una fuente de horno y rocíelos con zumo de limón. Cubra con una capa de patatas cortadas en rodajas finas y menta fresca picada. Cocínelo con el horno a 200 °C durante media hora. Sirva caliente acompañado con yogur y tomates maduros.

Lubina

Este es un pescado muy versátil. Se puede hacer hervido, al horno, frito, en el microondas, a la plancha o rebozado.

Si le apetece probar algo diferente, prepárela con su relleno favorito; su gran tamaño es ideal para cocinarla de esta manera. También puede probar recetas que le permitan servirla fría. ¡Es excelente!

Perca

Si se cansa de pescados exóticos, siempre podrá contar con la perca, que es sencillísima de preparar. A la brasa, hervida o al horno, queda muy bien acompañada de patatas asadas y una ensalada. Si quiere un plato rápido a la parrilla, unte los filetes con una mayonesa baja en calorías, écheles albahaca picada y cocínelos unos 3 minutos por lado.

No podemos olvidarnos de la opción del microondas. Comience con una perca entera. Después de marinada en ajo y zumo de limón, envuélvala en plástico y cocínela en el microondas a toda potencia hasta que esté bien cocida. Medio kilo de pescado tardará entre 4 y 4 1/2 minutos, menos que un plato congelado.

Pescado al instante

Si tiene que preparar un plato fino, delicioso y rápido, la solución es el pez azul. Preparar un filete en el microondas en un juego de niños. No tiene más que seguir estos pasos:

- Ponga un filete de medio kilo en una fuente.
- Rocíelo con zumo de limón.
- Tápelo con una hoja de plástico perforada.
- Cocínelo un par de minutos.
- Déle la vuelta, y continúe la cocción hasta que esté listo (otros 2 minutos).
- Déjelo reposar en el horno otros 4 minutos.
- Sazone, sirva, ¡y a disfrutar!

Pez azul

El pez azul (*Pomatomus saltratix),* o anjova, es un pescado ideal para cocinar. Obtendrá un resultado magnífico cualquiera sea la forma en que lo prepare. Para los que hasta ahora no lo han preparado, aquí tiene algunas indicaciones:

- Tiene un sabor fuerte que combina muy bien con las salsas y marinadas fuertes. Le recomendamos ajo, tomates y cítricos como aderezos complementarios.
- Hervido es delicioso; sírvalo frío con salsa de mostaza.
- Hecho en el microondas le sacará de apuros cuando tenga que improvisar una comida.

Pez espada

A pesar de que la excelente textura de su carne hace que el pez espada sea muy adecuado para prepararlo a la plancha o a la parrilla, no es tan dura como parece. Hay que tener cuidado de que no se reseque. Para preservar la humedad es mejor marinarlo y después cocinarlo rápido. También se puede tapar la carne con verduras y hacerla al horno.

Aquí tiene algunas ideas para sazonar y preparar este delicioso pescado:

- Ponga a marinar los trozos en una vinagreta de hierbas. Después prepare una brocheta y ásela en la parrilla.
- Pase los filetes por aceite de oliva y zumo de limón. Cúbralos con rodajas de cebolla roja y cocínelos al horno.

Platija*

La platija se puede preparar al horno, salteada, a la plancha, a la parrilla o hervida. Combina bien con:

- Jengibre fresco, ajo y chalotas.
- Eneldo, albahaca y limón.
- Ajos y guindillas.
- Carne de cangrejo.

Sábalo

El sábalo preparado con un relleno de sus propios huevos puede ser un clásico, pero no a todo el mundo le gusta ahogar el pescado en salsa de crema. Sustituya la crema por un caldo de hierbas. Olvídese de la forma tradicional y pruebe estas ideas:

- Espolvoree los filetes con queso parmesano rallado y romero. Póngalos en el horno y sirva caliente.
- Pase los filetes por aceite de oliva, eneldo y alcaravea. Cocínelos en la parrilla o a la plancha.
- Unte los filetes con aceite de cacahuete, curry en polvo y raíz de jengibre picada. Cocínelos en el horno y sirva acompañado de verduras al vapor.

Si no encuentra recetas para el sábalo, simplemente prepárelo con las mismas del salmón o el eglefino. No se sentirá defraudado.

---

* Del orden de los pleuronectiformes o de cuerpo aplastado, como el lenguado y el rodaballo. (N. del E.)

Salmón

Como le informará cualquier entusiasta del salmón, su delicioso sabor puede ser aumentado pero no superado. Los condimentos simples son los mejores y facilitan su preparación. Puede optar:

- Pase las rodajas por una vinagreta de limón antes de ponerlas en la parrilla. Rocíelas otra vez antes de servir. Como guarnición, ponga gajos de naranja.
- Escalfe los filetes de salmón, desmenúcelos en trozos con los dedos. Mezcle suavemente con pasta, eneldo y queso fresco.
- Sirva el salmón hervido acompañado de una variedad de mostaza, cebollas rojas cortadas en rodajas muy finas y pan.

Sardinas

Si consigue sardinas frescas, pruébelas. Si se cocinan a fuego vivo estarán muy sabrosas. Por lo tanto, saltearlas es el mejor método. En lugar de probar de cocinarlas de otra manera, cambie los condimentos.

- Póngalas a marinar en zumo de limón, ajo y cebollas. Saltee en aceite de oliva. Écheles por encima orégano fresco o menta y sirva caliente.
- Saltee las sardinas con chalotas en aceite de cacahuete. Retire las sardinas, ponga mostaza de Dijon y vinagre aromatizado en la sartén, y después rocíe el pescado con el glaseado.
- Póngalas a marinar con vinagre de arroz, ajo y jengibre. Páselas por un poco de maicena y fríalas en aceite de cacahuete. Sirva acompañadas de chalotas picadas.

Truchas

Cuando lo que interesa es la comodidad —algo muy frecuente en estos tiempos— busque la trucha. Es muy fácil de preparar porque no hay que quitarle escamas ni espinas. Son pescados pequeños, de 30 cm como máximo, muy adecuadas para hacerlas fritas o salteadas, porque al prepararlas a fuego vivo no se resecan. Las truchas más grandes se pueden preparar al horno o a la parrilla. Si se trata de una pieza muy grande, se puede hacer rellena al horno, o prepararla en filetes y saltearlos.

Permita que se destaque el delicado sabor de su carne y utilice condimentos suaves como el eneldo, el limón, la albahaca o el hinojo.

También puede probar estas sugerencias:

- Saltee la trucha entera en aceite de cacahuete con cebolla picada, un poco de cáscara de naranja y tomillo.
- Hágalas al horno con almendras picadas y zanahorias, apio y cebollas cortadas en juliana.
- Hierva la trucha entera y después enfríela en la nevera. Sirva acompañada de aguacates, escalonia picada y mostaza suave.

Si las quiere congelar, sumerja las truchas en leche antes de envolverlas y ponerlas en el congelador. Así preservará la suavidad de su carne.

Platija con pimientos dulces y piñones tostados

> 2   cucharadas de piñones
> 500   g de platija (o lenguado o rodaballo)
> 2   cucharadas de maicena
> 2   cucharaditas de mantequilla
> 1   chalota picada
> 1   pimiento rojo o amarillo dulce, cortado en juliana
> 1   cucharadita de vinagre
> 1/4   taza de caldo de pollo

Tueste los piñones en una sartén bien caliente removiéndolos continuamente durante un par de minutos. (Tenga cuidado de no quemarlos.) Quítelos del fuego y reserve.

Reboce el pescado en la maicena.

En una sartén grande derrita la mantequilla a fuego medio. Añada el pescado y saltéelo, unos 2 minutos por lado.

Retire el pescado de la sartén y póngalo en fuentes individuales.

Eche el pimiento y la chalota en la sartén y fría hasta que las verduras estén ligeramente blandas, unos 2 minutos. Añada el vinagre y el caldo, ponga el fuego fuerte, y haga que hierva el líquido hasta reducirlo a la mitad.

Échelo sobre el pescado, agregue los piñones y sirva caliente.

4 raciones

Pescado hervido con jengibre y chirivías

3 truchas limpias (de unos 250 g cada una) o 750 g de cualquier otro pescado entero
2 cucharadas de raíz de jengibre pelada y picada
2 cucharadas de chirivías frescas picadas

Unte con aceite el interior del pescado y rellene con el jengibre y las chirivías.

Cocine el pescado al vapor, unos 15 minutos. (Si son piezas pequeñas tardarán menos.)

Si lo sirve caliente, quite el relleno y después prepare los filetes. Si lo quiere servir frío, póngalo en el frigorífico con el relleno.

4 raciones

Pez espada a la parrilla con mantequilla y chirivías

1 cucharada de mantequilla
1/2 cucharadita de chile en polvo
1 cucharadita de chirivías picadas
500 g de filetes de pez espada

Caliente la plancha o el horno.

En un bol pequeño, mezcle la mantequilla con el chile en polvo y las chirivías. Ponga un poco de la mantequilla sazonada sobre cada filete. Cocínelos a la plancha o la parrilla durante 5 minutos, déles la vuelta y vuelva a poner un poco de mantequilla en cada uno. (No use toda la mantequilla.) Termine de cocinarlos, póngalos en una fuente y reparta la mantequilla que queda.

4 raciones

Pimientos

Una verdura que da la campanada

18 calorías por pimiento (crudo)

Si en su casa, como en la mayoría de los hogares, casi a todos les gustan los pimientos dulces, no necesita preocuparse por informarles acerca de sus virtudes nutritivas.

Prácticamente nadie (incluyéndonos nosotras mismas, desde luego) adivinaría que los pimientos figuran entre los alimentos con mayor «densidad nutritiva». Nuestras frutas de mayor «densidad nutriente», la papaya y el melón, comparten los honores con una larga lista de verduras, y a pesar de que estas dos frutas figuran con una puntuación muy alta, hay algunas verduras que las superan. Los más altos honores, según los cálculos de la Asociación de Alimentos Básicos y Tradicionales, corresponden a varias verduras y, desde luego, al popularísimo pimiento.

¿Cuál es la principal característica de los pimientos dulces? Nuestro voto es para la enorme cantidad de vitamina C que aporta: un solo pimiento supera a un vaso de zumo de naranja.

En el mercado: Seleccione los que sean duros, pesados y de buen tamaño. Muchos pimientos nacen verdes y se vuelven rojos cuando maduran, pero hay otros que se tornan amarillos o púrpuras. Para que hagan bonito a la hora de servir, elíjalos de dos o tres colores.

Trucos de cocina: Guárdelos bien envueltos en plástico en el cajón de las verduras en la nevera. Se conservarán unas dos semanas. Para congelar, páselos unos 3 minutos por agua hirviendo, si tienen la piel dura, para evitar que al congelarse la piel se vuelva más dura aún.

Para el máximo de sabor y el mínimo de calorías y grasas, hágalos asados. La manera más sencilla es quitarles el tallo y las semillas y ponerlos en la parrilla sobre un papel de aluminio hasta que estén cocidos y la piel chamuscada. (El tiempo de cocción será de unos 5 minutos por lado.) Después, déjelos enfriar en una bolsa de papel. Por último, quíteles la piel quemada con los dedos y un cuchillo bien afilado. Los pimientos asados puede hacerlos en puré para añadir a las sopas y salsas, o troceados con arroz y pasta.

Para mayor placer: Los pimientos dulces permiten realzar el sabor de otros alimentos sin necesidad de añadir sal o grasas. También puede probar estas ideas:

- Saltéelos con ajo, romero y aceite de oliva hasta que comiencen a ablandarse. Sírvalos como un tentempié sobre pan italiano.
- Añádalos al cerdo o gambas fritas.
- Utilice tiras de pimiento de varios colores para adornar las sopas.

Sopa de pimiento dulce asado

10	*pimientos rojos medianos, sin semillas*
1	*cucharada de aceite de oliva*
1	*taza de champiñones cortados en laminillas*
2	*chalotas picadas*
1	*cucharadita de albahaca seca*
1/2	*cucharadita de tomillo seco*
1/2	*taza de caldo de pollo*
	Cebollino picado

Caliente la parrilla.

Ponga los pimientos sobre una o dos hojas de papel de aluminio. Áselos hasta que estén chamuscados, entre 4 y 5 minutos por cada lado. Después, póngalos en una bolsa de papel, cierre bien y deje enfriar entre 30 y 40 minutos.

En una sartén grande, caliente el aceite a fuego medio. Añada los champiñones y las chalotas, y sofría hasta que estén tiernos. Después, agregue la albahaca y el tomillo y reduzca el fuego al mínimo.

Con los dedos y un cuchillo bien afilado quite las pieles chamuscadas. Ponga la carne del pimiento en la batidora y bata hasta tener un puré suave.

Añada el puré y el caldo a la sartén, y caliente sin dejar de remover. Sirva caliente, espolvoreado con los cebollinos.

4 raciones

Piña

El regalo de Hawai al mundo

41 calorías por rodaja
80 calorías por taza

La piña tiene muchos más partidarios entre los gastrónomos que entre los dietólogos, y sabemos la razón. Tiene pocos de los elementos nutritivos presentes en la mayoría de las frutas como son las vitaminas A y C. Pero la piña es muy rica en algo que las demás —y para el caso, la mayoría de los alimentos— casi no tienen. Nos referimos al manganeso, que es uno de los minerales poco conocidos.

Los dietólogos saben que el manganeso es una parte esencial de ciertas enzimas necesarias para metabolizar las proteínas y los hidratos de carbono. Pero hasta el momento no se ha podido establecer cuál es la dosis mínima diaria. Por lo tanto, se recomiendan unas cantidades entre 2,5 y 5 miligramos, que se consideran como seguras y adecuadas. Una rodaja de piña aporta la mitad de esta cantidad y, a nuestro juicio, es una contribución importante. En cuanto al sodio y la grasa, no hay por qué preocuparse.

En el mercado: En el olfato está la clave para escoger una piña de buena calidad. El olor en la base tiene que ser dulce, y al apretarla no se debe hundir. Las hojas verdes y la ausencia de golpes en el fruto son los detalles finales de calidad.

La piña envasada tiene menos sabor que la fresca, pero si la compra envasada en su propio zumo reemplaza perfectamente a la fresca. Compruebe siempre los aditivos.

Trucos de cocina: Las piñas no maduran después de recogidas, pero puede hacerla más dulce si la deja toda la noche boca abajo. El azúcar acumulado en la parte inferior circulará por el resto del fruto. Guarde a temperatura ambiente si no están cortadas para obtener el máximo de sabor.

Para los platos con gelatina debe usar piña cocida o en lata, porque la fresca impide la gelatinización.

Para mayor placer: No importa dónde esté, comer un par de jugosas y dulces rodajas de piña fresca le dará una deliciosa sensación tropical. Aquí tiene algunas ideas para disfrutar de este fruto con más frecuencia:

- Añada trozos de piña a las ensaladas de pollo o de frutas y en el relleno de aves y cerdo.
- Para improvisar un desayuno rápido, mezcle trozos de piña con yogur natural y sirva con cereales.
- Ponga a marinar trozos de piña en zumo de naranja y un poco de ron durante media hora. Después, sirva con yogur helado.

Sorbete de piña a la menta

2	tazas de puré de piña
1/2	taza de zumo de piña sin azúcar
5	gotas de extracto de menta
	Menta fresca para adornar

Mezcle la piña, el zumo y el extracto de menta en la máquina de hacer helados y siga las instrucciones habituales. Adorne con las hojas de menta y sirva en copas.

Si no tiene una máquina de helados, mezcle los ingredientes en un bol mediano, y deje congelar durante unas 4 horas. Después, bata antes de servir. Si el sorbete se ha solidificado, páselo por la batidora antes de servirlo para mejorar la textura.

4 raciones

Plátanos

Una mina de potasio

Plátano común: 100 calorías por unidad
Plátano grande: 178 calorías por taza

Plátano común

Si tiene el potasio en mente, entonces el plátano debe figurar en su menú. De todas las fuentes de este mineral tan buscado, esta fruta tan apreciada es una de las más populares. De hecho, un plátano al día es algo que a menudo forma parte de las prescripciones del médico.

¿Por qué? Al principio, el motivo era evitar el agotamiento de las reservas de potasio producidas por los medicamentos para regular la presión sanguínea pertenecientes a la familia de las tiacidas.

Sin embargo, en los últimos tiempos ha aparecido una segunda ventaja. Resulta que el potasio mismo tiene un papel importante en el control de la presión sanguínea. En un estudio ya clásico, los investigadores compararon la media de presión sanguínea de dos aldeas japonesas. El promedio variaba muchísimo a pesar de que el consumo de sodio era similar en los dos pueblos. Los investigadores quedaron desconcertados, pero después descubrieron que los habitantes con una presión sana también tenían los niveles de potasio más altos.

Y ya que estamos en el tema de un corazón sano, debemos mencionar más ventajas de los plátanos. Dos plátanos pequeños suministran tanta fibra como un pan de trigo integral. Pero a diferencia del pan, los plátanos contienen una cantidad importante de fibra soluble. Como se comprobó en los primeros estudios realizados por el doctor Ancel Keys y sus colaboradores en la Universidad de Minnesota, las dietas ricas en frutas, verduras y legumbres ayudan a bajar el nivel de colesterol en la sangre, y las fibras solubles son las que cumplen con dicha tarea.

Por último, otra nota para un corazón en forma. Los plátanos casi no contienen sodio. Y si le preocupan las vitaminas, piense que los plátanos también son una fuente de vitamina C, aunque modesta.

En el mercado: Cuando escoja plátanos, busque los de piel amarilla y sin golpes (con o sin manchas marrones). Los plátanos sueltos pueden ser más baratos, pero no se conservan tanto como los que están en racimos.

Trucos de cocina: Guarde los plátanos a temperatura ambiente hasta que estén maduros. Una vez que estén a punto para comer, guárdelos en el frigorífico para evitar que maduren en exceso. La piel se pondrá negra pero la carne permanecerá fresca.

Para mayor placer: No hace falta decir que un plátano maduro está a punto para comerlo con sólo pelarlo; también se lo puede cortar en rodajas y agregar a las ensaladas de frutas y de pollo. Después de poner plátanos en las ensaladas nos gusta añadirles cacahuetes. A continuación le ofrecemos algunos de nuestros platos favoritos con plátanos:

- Para disfrutar de un bocado delicioso, pele los plátanos maduros, envuélvalos en plástico y congélelos. Cómalos como un polo o hágalos puré con un poco de leche descremada como un postre helado bajo en grasas.
- Córtelos en rodajas dándoles distintas formas y mézclelos con zumo de naranja y un pellizco de canela o nuez moscada.
- Fría trozos de plátano después de pasarlos por miel y zumo de lima; cocínelos hasta que estén tiernos.
- Prepare un puré de plátanos y añádalo a la pasta para panecillos, bollos y bizcochos.

Cuando desee que sus platos con plátanos tengan un aspecto tan bueno como su sabor, écheles un poco de zumo de limón para evitar que se ennegrezcan.

Rodajas de plátano con lima y mandarinas

> 2   gotas de extracto de vainilla
> 2   mandarinas sin semillas y troceadas
> 4   plátanos cortados en rodajas
> 1   cucharada de coco rallado sin azúcar
>   Una pizca de canela
>   Zumo y pulpa de 1 lima

En un bol pequeño mezcle el zumo y la pulpa de lima, la vainilla y la canela. (Es mejor utilizar un batidor o un tenedor para evitar que la canela haga grumos.)

En un bol grande, ponga las mandarinas, los plátanos y el coco rallado. Riéguelo con el zumo y mézclelo hasta que todas las frutas queden bien bañadas. Sírvalo a temperatura ambiente o fresco en pequeñas fuentes de helado, como postre o desayuno.

4 raciones

Plátano grande

Cuando alguien ve esta fruta por primera vez, casi siempre pregunta un tanto sorprendido: ¿Es un plátano? Bueno, no todo lo que se parece a un plátano lo es. Tanto en el sentido culinario como en el nutritivo, existen grandes diferencias entre ambos.

El plátano grande tiene más vitamina A y potasio que los plátanos comunes, aunque ambos son iguales de bajos en grasa y sodio. Queremos hacer hincapié en otro aspecto de estos plátanos: su contenido de fibra. A pesar de ser «fruto prohibido» para los que hacen dieta, si se los prepara sin grasa ni sal, se pueden consumir sin problemas.

El investigador británico D. A. T. Southgate es una de las máximas autoridades en los efectos de la fibra en la absorción de calorías de los alimentos. El doctor Southgate propone que los contenidos de fibra en los alimentos se midan de acuerdo a la cantidad indispensable de fibra que uno necesita. La idea es poner el énfasis en los alimentos que aportan la mayor cantidad de fibra y la menor cantidad de calorías. Como verá en el recuadro «Compre fibras con pocas calorías», el plátano grande es uno de los alimentos que suministra menos calorías por gramo de fibra.

Compre fibras con pocas calorías

La siguiente tabla preparada por el especialista en fibras el doctor D. A. T. Southgate, muestra la cantidad de calorías que se deben ingerir para obtener 1 gramo de fibra.

Alimento	Calorías por gramo de fibra	Cantidad necesaria para tener 1 gramo de fibra	
Col hervida	3	1/10	taza
Naranja	18	1/4	de fruta pequeña
Plátano grande hervido	19	1/10	taza
Manzana	23	1/3	de fruta pequeña
Pan integral	25	3/5	rebanada
Patata hervida	79	1/2	patata
Pan blanco	87	1 1/4	rebanadas

En el mercado: De forma son iguales al plátano común, sólo que más largos, y el color va de verde a negro. Por lo general, se pueden comprar en las tiendas de frutos exóticos junto con otras frutas y verduras tropicales. A diferencia de los plátanos comunes, los plátanos grandes jamás son dulces. Escoja los verdes para freír, y los negros maduros para hacer al vapor o en puré.

Trucos de cocina: Los plátanos grandes tienen demasiado almidón para comerlos crudos y siempre se los debe cocinar. Guárdelos a temperatura ambiente. A la hora de prepararlos, quíteles la piel y las fibras largas y correosas. Si tiene dificultad, utilice un cuchillo bien afilado. Después los puede hacer fritos, al horno, al vapor o cocidos a fuego lento.

Para mayor placer: Con un poco de experimentación, podrá incorporar fácilmente los plátanos grandes a su dieta. Aquí tiene algunas sugerencias para empezar:

- Cueza los plátanos cortados en rodajas, unos 10 minutos. Después, fríalos a fuego fuerte con ajo y aceite de oliva. Sirva como guarnición de cerdo o pollo asado.

- Haga un puré a mano con plátano hervido, un poco de mantequilla y queso parmesano rallado. Sirva caliente para acompañar pescado a la parrilla.
- Sustituya la patata por plátano grande en sus recetas de patatas. Tienen más o menos la misma textura y son deliciosos con los mismos condimentos.

Puré de plátanos asados al estilo del Caribe

> 4 plátanos
> 3/4 taza de leche
> 1 huevo
> 2 cucharadas de cebollinos tiernos picados
> 1 guindilla sin semillas picada
> 2 tomates troceados

Caliente el horno a 200 °C.

Con un cuchillo bien afilado, pele y corte los plátanos en rodajas, cueza al vapor hasta que estén blandos, unos 10 minutos.

Ponga los plátanos cocidos en la batidora y añada la leche, el huevo, los cebollinos tiernos y la guindilla. Bata hasta que esté bien mezclado y la textura sea similar a una papilla de avena. (Si se bate demasiado, la mezcla se hará gomosa.)

Unte con un poco de aceite un molde de tarta de 22 cm. Vuelque la pasta y extiéndala con la mano. Hornee hasta que esté bien caliente, unos 10 minutos. Sírvalo en porciones coronadas con rodajas de tomate.

> 8 raciones como acompañamiento
> 4 raciones como primer plato

Pollo

¡Aprovechemos el poder del pollo!

Carne blanca (pechuga): 204 calorías por 100 gramos
Carne oscura: 238 calorías por 100 gramos

Se solía decir que un pollo en la olla era el símbolo de la prosperidad. En la actualidad, es el símbolo de la salud.

Es difícil imaginar una dieta saludable en que no figure el pollo. Desde el punto de vista nutritivo, el pollo tiene muchas proteínas, hierro, niacina y cinc. Si le preocupa su corazón, recuerde que el pollo tiene muy poca grasa y sodio, o sea que es bueno para el colesterol y la presión sanguínea. (Desde luego, las personas sometidas a dietas de sodio muy rigurosas han de saber que 100 gramos de pollo aportan unos 83 miligramos de sodio.)

Por si fuera poco, el pollo es ideal para una dieta baja en calorías. La pechuga se lleva la palma de ser la parte del pollo que menos grasa y calorías tiene. Además, es la de mejor sabor. (¡Su precio lo confirma!)

Claro que no tiene por qué descartar las otras partes si le preocupan las grasas y las calorías. Estas cosas maléficas están en la piel, y entre ella y la carne. Quítelas y ya tendrá la carne magra.

En el mercado: Cuando son bien frescos, la carne es rosada y firme. La piel es húmeda y tiene un color blanco cremoso. El pollo fresco no debe oler ni tener canutillos duros.

Trucos de cocina: Guarde el pollo en la parte más fría del frigorífico envuelto en papel parafinado y se conservará un par de días. Para congelarlo, envuélvalo en plástico lo más herméticamente que pueda, y podrá tenerlo hasta 6 meses. Si tiene los menudillos, congélelos aparte.

Si bien el pollo sin piel es más sano, le recomendamos que espere hasta después de cocido para quitársela. Esto ayuda a que no se reseque la carne. Después de manipular y cortar el pollo, tómese un minuto y lave el cuchillo, la tabla de cortar y sus manos con agua caliente y jabón para eliminar cualquier bacteria que pudiera haber en la carne.

¿Con o sin piel?

Si descarta la piel del pollo, eliminará grasas y calorías. Y no puede poner a las vitaminas y los minerales como excusa para comérsela, pues la cantidad de estos elementos es casi la misma con o sin piel.

	Parrilla-Freidora *(asado con piel: 30 g)*	*Parrilla-Freidora* *(asado sin piel: 30 g)*
Calorías	270	214
Grasa (g)	15	8
Proteínas (g)	31	32
Niacina (mg)	10	10
Hierro (mg)	1,4	1,3
Cinc (mg)	2,2	2,4

Para mayor placer: La pechuga de pollo deshuesada es la que menos grasa y calorías tiene. Pueden prepararse hervidas, salteadas, en revoltillo o en el microondas. A nosotras nos gusta marinarlas en aceite de oliva, zumo de limón y orégano, para después hacerlas a la plancha o a la parrilla y acompañarlas con pasta caliente. Aquí tiene otros consejos:

- No puede encontrar nada más práctico que las pechugas. Se pueden cocer en el microondas (1/2 kg tarda en cocinarse unos 5 minutos a máxima potencia) y después guardarlas en el frigorífico para hacer bocadillos, ensaladas o un bocado rápido.
- Asado en el horno es la fórmula ideal para cocinar el pollo sin añadirle grasa. Póngalo sobre la parrilla del horno y abajo una bandeja para recoger la grasa que suelte. Para que quede jugoso y con el mínimo de grasa, caliente antes el horno a 230-250 °C. Después, ponga el pollo y reduzca el fuego a 175 °C. Calcule unos 20 minutos de horno por cada medio kilo. Por cierto, sáltese el relleno, que absorbe grasa.
- Si no es un pollo joven, cocínelo con calor húmedo para que resulte tierno. Ponga el pollo en una cazuela de hierro, añada una taza o poco más de líquido y cocínelo a fuego suave hasta que la carne esté tierna y melosa. Deje que se enfríe, quite la piel, y desmigaje la carne para bocadillos y ensaladas.

Comparemos la carne blanca con la oscura

Llegará un momento en que todo partidario del pollo querrá saber si hay muchas diferencias entre la carne blanca y la oscura. La blanca tiene menos grasa y calorías, pero, en cambio, la oscura le saca ventaja en ciertos minerales. Aquí le ofrecemos una tabla para que compare usted mismo.

	Carne blanca (100 g)	Carne oscura (100 g)
Calorías	185	215
Grasa (g)	9	13
Proteínas (g)	25	22
Niacina (mg)	10	5
Vitamina B_6 (mg)	0,44	0,26
Hierro (mg)	1	1,2
Potasio (mg)	193	187
Magnesio (mg)	21	19
Sodio (mg)	64	74
Cinc (mg)	1	2,1

Si su familia dice «carne» cuando usted dice «pollo», pruebe este arreglo: trocee el pollo sin piel y úselo en lugar de la carne picada en los platos favoritos de la familia. El resultado tiene tan buen sabor que nadie se quejará del cambio.

Pollo y macarrones con dos tomates

1	cucharada de harina
1/2	cucharadita de orégano seco
1/2	cucharadita de tomillo seco
1	cucharadita de albahaca seca
1/2	kg de pechuga cortada en tiras de 1 cm de ancho
2	cucharaditas de aceite de oliva
8	tomates para salsa pelados y troceados
5	tomates secos troceados
3	dientes de ajo cortados en rodajas
2	hojas de laurel
1/3	taza de caldo de pollo
1 1/2	tazas de macarrones cocidos
	Queso parmesano rallado

En una fuente grande, mezcle la harina con el orégano, el tomillo y la albahaca. Añada el pollo y rebócelo bien en la mezcla.

En una sartén grande antiadherente, caliente el aceite a fuego medio.

Eche el pollo y saltéelo hasta que esté bien frito, unos 8 minutos. Sáquelo y resérvelo.

Ponga los tomates para salsa con su jugo en la sartén junto con los tomates secos, el ajo, las hojas de laurel y el caldo. Haga hervir durante 2 minutos. Reduzca el fuego, añada el pollo y los macarrones, y continúe la cocción hasta que estén calientes y los tomates secos se hayan ablandado, unos 2 minutos. Quite las hojas de laurel y sirva caliente en tazones, espolvoreados con el queso parmesano.

4 raciones

Pollo al horno con chile

1/2 taza de yogur natural desnatado
1   cucharadita de canela molida
1   cucharadita de chile en polvo
1   cucharadita de salsa picante o al gusto
2   dientes de ajo picados
1   pollo de 1,5 a 2 kg, en cuartos

En una fuente de horno grande, mezcle el yogur, la canela, el chile, la salsa picante y el ajo. Después, añada el pollo bañándolo en la marinada. Tape bien y deje marinar en el frigorífico hasta el día siguiente.

Caliente el horno a 260 °C.

Ponga el pollo con la piel hacia arriba en la parrilla del horno. Reduzca el fuego a 175 °C, y deje hornear durante hora y cuarto. Sirva caliente o frío. (Si quiere reducir la cantidad de grasa y calorías, quítele la piel antes de servirlo.)

4 raciones

El juego de los nombres

Si se ha preguntado alguna vez cuál es la diferencia entre un pollo para asar y uno de guisar, aquí tiene las respuestas.

Nombre	Descripción	Peso
Pollo para asar o freír	Es el pollo más común, entre 9 y 12 semanas de edad.	De 650 g a 1,250 kg
Capón	Un pollo capado que es todo carne blanca. De 12 a 18 semanas.	Unos 3 kg
Para asar	Es más grande que el pollo para freír pero también es de carne blanca. De 12 a 18 semanas.	De 1,5 a 2,5 kg
Pularda	Pollo silvestre de sabor delicioso. De 5 a 7 semanas.	1 kg, o menos
Pollo de guisar	Es una gallina, más gorda y menos tierna que los pollos.	De 1,250 a 2,5 kg

Pomelo

Una fruta de oro

74 calorías en un pomelo mediano
96 calorías en una taza de zumo (sin azúcar)

Primero fue la Dieta del Pomelo. La siguiente será probablemente la Dieta de la Fibra del Pomelo, y el doctor James Cerda, de la Universidad de Florida, conoce el motivo.

Hace ya varios años, el doctor Cerda probó el efecto de la pectina del pomelo, un tipo de fibra, sobre los niveles de colesterol. Los voluntarios padecían todos de colesterol alto; en lugar de cambiarles la dieta, el doctor Cerda les suministró un suplemento de pectina de pomelo en cantidades que llegaron hasta los 15 gramos diarios. El resultado del tratamiento fue impresionante: bajó el nivel de colesterol y mejoró la relación entre el colesterol «malo» y el «bueno».

Como es lógico, no esperamos que nadie coma tantos pomelos para alcanzar la dosis de pectina que tomaron los voluntarios. Pero el pomelo no es la única fuente de pectina en nuestras dietas; muchas frutas y verduras la tienen. Calculamos que se puede obtener suficiente pectina comiendo entre cuatro y seis raciones diarias de frutas y verduras. (Véase en la pág. 93 el recuadro «La solución de la fibra soluble» para conocer más detalles.)

El pomelo es perfecto para el corazón, también por otros motivos: su contenido de grasa y sodio es despreciable, mientras que tiene gran cantidad de potasio (excelente para los que vigilan la presión). Además, es de las frutas que nos puede dar toda la vitamina C que necesitamos cada día: un pomelo mediano da un 50 por ciento más de la dosis mínima recomendada, y lo mismo vale para un vaso de zumo. Pero cuando se trata de la fibra, hay que comer la fruta entera.

En el mercado: Los pomelos de cáscara fina, redondos y pesados en relación a su tamaño, son los más dulces y jugosos. Huélalos antes de comprarlos: un aroma fuerte y dulce es señal de calidad. Sin embargo, si el pomelo ha sido guardado en cámara, pierde el olor.

Trucos de cocina: Para que se mantengan jugosos, déjelos tapados, pero no herméticamente, en una fuente a temperatura ambiente: se conservarán unas dos semanas. Si los quiere guardar más tiempo, póngalos en el cajón de las verduras del frigorífico o en una bolsa de plástico perforada. Aguantarán un mes.

A la hora de comerlos, córtelos por la parte más ancha y después, con un cuchillo bien afilado, desprenda los trozos para poder sacarlos con la cuchara. Si prefiere pelarlo y comerlo en gajos, utilice un cuchillo especial para pomelos que desprende la piel.

Para mayor placer: Antes de echar mano al azúcar, recuerde que el pomelo es más sabroso a temperatura ambiente. Para calentar rápidamente un pomelo helado, envuelva medio pomelo en papel parafinado y métalo en el microondas a toda potencia durante 45 segundos.

También queda bien en las ensaladas de frutas, compotas calientes y frías, mermeladas y jaleas. Se puede utilizar en muchas recetas en lugar de naranja. La cáscara rallada (sin nada de la parte blanca) es excelente con boniato y en repostería. Aquí tiene algunas sugerencias:

- Córtelos por la mitad y espolvoréelos con canela. Cuézalos hasta que estén fragantes y sírvalos como aperitivo, postre o desayuno.
- Mézclelo con mango y tomate para una ensalada refrescante.
- Sírvalo en gajos como acompañamiento de platos picantes.

Zumo de pomelo

En el mercado: En los supermercados venden zumo de pomelo en bote, pero en las tiendas especializadas y en algunos bares pueden servirle zumo recién hecho. Si en su casa tiene un exprimidor, puede prepararlo usted mismo; tardará mucho menos de lo que piensa y el esfuerzo valdrá la pena.

Trucos de cocina: Guarde el zumo en una jarra de vidrio o una botella en el frigorífico. Los envasados aguantan una semana. Los frescos deben ser consumidos como máximo en dos días.

Para mayor placer: El zumo de pomelo no es únicamente para el desayuno. Investigue otros usos culinarios. Por ejemplo:

- En la marinada para pescado y aves, o como jugo para cocer el pollo.
- Para «polos» y sorbetes.
- Llene hasta la mitad una cubitera con zumo de pomelo y póngala a congelar. Coloque una hoja de menta sobre cada medio cubo, rellene el resto con más zumo y vuelva a congelar. Use los cubitos en el té helado y otras bebidas refrescantes.
- En un vaso ponga mitad de zumo y el resto agua de sifón y adorne con una rodaja de lima.
- Dé un toque distinto a los ponches y a los aliños de ensalada con un poco de zumo.

Vieiras con ensalada de pomelo

400	g de vieiras
2	pomelos cortados
1	cucharada de cebolleta picada
2	cucharadas de zumo de pomelo
1	cucharada de aceite
1/2	cucharadita de mostaza de Dijon
	Hojas de lechuga

Corte las vieiras más grandes por la mitad y cuézalas al vapor, tapadas, hasta que estén bien cocidas, entre 2 y 3 minutos.

En una fuente grande, mezcle los trozos de pomelo con la cebolleta picada. Añada la carne de las vieiras.

En un bol pequeño, bata el zumo de pomelo, el aceite y la mostaza. Échelo por encima de la mezcla de vieiras y revuélvalo bien. Sirva a temperatura ambiente o bien frío sobre las hojas de lechuga.

Variación: Añada un poco de aguacate picado a la ensalada antes de echar el aliño.

4 raciones

Puerros

Conocerlos es quererlos

8 calorías por 1/4 de taza (cocidos)

Los puerros pueden ser poco conocidos para algunos, pero por la manera en que enriquecen las recetas bien vale la pena probarlos. Nosotras los estimamos no sólo por sus valores culinarios sino por lo que no tienen. No hay para qué preocuparse de las calorías, grasas o sodio que puedan aportar. Las cifras son prácticamente cero. Si no los ha probado, por favor, hágalo.

En el mercado: Los puerros son como chalotas gigantes, con los tallos blancos y las hojas planas y verdes. Seleccione aquellos que se vean húmedos, crujientes y sin marcas. Para obtener mejores resultados al cocinarlos procure que sean más o menos iguales de diámetro y que no sean muy gruesos. Las hojas secas son una señal de que han estado guardados demasiado tiempo. Los tallos hinchados indican que son duros.

Trucos de cocina: Las hojas pueden tener arena, así que lávelos bien antes de cocinarlos. Es más fácil si los corta en trozos, los pone en un colador y los pasa bajo el chorro del grifo. Cuando utilice el puerro entero para asarlo o hervirlo, recorte y abra las hojas para sacarles la arena.

Para mayor placer: Pruébelos preparados de diferentes maneras para saber cuál le agrada más. Como el puerro picado o en rodajas puede reemplazar a la cebolla, las posibilidades son infinitas. Aquí tiene otras sugerencias:

- Hierva los puerros abiertos por el medio, unos 8 minutos, y póngalos a marinar en una vinagreta con hierbas. Sirva frío como primer plato, ensalada o guarnición.
- Hierva los puerros, y sazónelos con quesos, mostazas o hierbas.
- Hiérvalos hasta que estén tiernos, y hágalos puré. Sírvalo caliente con carnes asadas o pollo.

Puerros a la vinagreta fuerte

1	taza de caldo de pollo
1	hoja de laurel
500	g de puerros, limpios y cortados a lo largo por el medio
1	pimiento rojo, cortado en juliana
2	cucharaditas de aceite de oliva
1/2	cucharadita de estragón seco
1/2	cucharadita de albahaca seca
1	diente de ajo picado
	Pimienta negra recién molida
	El zumo y la pulpa de un limón

Eche el caldo en una cazuela, añada la hoja de laurel y caliente hasta que suelte el hervor. Añada los puerros, tape y deje cocer a fuego suave hasta que estén tiernos, entre 9 y 10 minutos.

Retire los puerros del caldo con una espumadera y dispóngalos en una fuente de servir junto con las tiras de pimiento.

En un bol pequeño, mezcle el zumo y la pulpa de limón, el aceite, el estragón, la albahaca, el ajo y la pimienta. Rocíelo por encima de los puerros y sirva caliente o frío.

4 raciones

Requesón descremado

La elección de las damas

205 calorías por taza (2 por ciento de grasa)

Si se dedica tiempo al estudio de los hábitos alimentarios, resulta obvio que el sexo tiene un gran papel a la hora de escoger las comidas. No sabemos por qué, pero hay comidas que les gustan mucho más a los hombres que a las mujeres, y viceversa.

El requesón es uno de estos alimentos. Las mujeres lo comen con regularidad y, desde nuestro punto de vista, hacen bien. Las mujeres son mucho más vulnerables a la osteoporosis que los hombres. El requesón descremado es bueno para la salud de los huesos, especialmente para las muchas mujeres que no pueden beber leche o no les apetece hacerlo.

Si usted busca abundancia de calcio en los alimentos, le sonará extraño que consideremos al requesón como «bueno». Es verdad que tiene mucho menos calcio que la leche, el yogur o los quesos duros, pero en nuestra opinión, 150 mg por taza es bastante respetable, sobre todo si tomamos en cuenta que tiene menos grasa que el calcio de la leche, yogur y quesos duros. Los dietólogos siempre han considerado que la grasa en un nivel alto perjudica la absorción del calcio.

Nosotras consideramos que el requesón descremado es bueno para la salud de los huesos por otra razón. Muchos alimentos ricos en proteínas, especialmente la carne, contienen grandes cantidades de fósforo. Si bien el fósforo es un mineral esencial, se sospecha que las dietas que contienen más fósforo que calcio estimulan la osteoporosis. El doctor Morris Notelovitz, especialista en huesos, señala que los esquimales son proclives a la osteoporosis y a menudo la desarrollan desde muy jóvenes. Su dieta, que contiene muchísimo más fósforo que calcio, podría ser la responsable.

A diferencia de las carnes, el requesón tiene un mejor equilibrio entre el fósforo y el calcio. Al mismo tiempo, tiene muy pocas grasas y calorías, y es muy rico en riboflavina, una vitamina del grupo B.

En el mercado. Controle la fecha de caducidad antes de comprar requesón. Si quiere calcio busque una marca que tenga parte de crema, la etiqueta indicará un contenido de materia grasa de un uno o dos por ciento. Si no quiere sal, pida una marca sin sal.

Trucos de cocina: El requesón tiene que ser guardado en el frigorífico. Para convertirlo en pasta para untar, páselo por el chino, apretándolo con una cuchara. Para un cambio de sabor, pruébelo con eneldo, chalotas, chirivías o tomates, o con una combinación de todos éstos.

Para mayor placer: Muy pocas personas consideran que el requesón sea delicioso, pero una vez que haya aprendido a utilizarlo en la cocina, se sorprenderá del magnífico sabor que da a las comidas. A nosotras nos gusta emplearlo en las tartas de queso, *crêpes* y salsas cremosas. Sustituimos en las recetas los quesos crema por requesón, o lo hacemos en puré con hierbas frescas.

También empleamos requesón en cazuelas y rellenos, pero casi nunca solo. Debido a su bajo contenido de grasa, el requesón se corta o cuaja cuando se calienta. Para que tenga buena textura, además de buen sabor, lo mezclamos con una cantidad igual de queso semigraso, como la *ricotta*. El resultado es excelente.

Pastel de queso con calabaza y jarabe de arce

1/2	kg de requesón descremado
1/2	taza de yogur natural desnatado
3/4	taza de puré de calabaza
1/4	taza de harina
3	huevos
1	cucharadita de extracto de vainilla
1/4	taza de jarabe de arce
1/2	cucharadita de canela
1	base de tarta

Caliente el horno a 160 °C.

Ponga el robot de cocina en marcha y vaya echando el requesón, el yogur, la calabaza, la harina, los huevos, la vainilla, el jarabe de arce y la canela. (Espere a que cada ingrediente se mezcle bien antes de agregar el siguiente.) Mezcle hasta que quede una crema suave, después ponga la mezcla sobre la base de tarta. Utilice una espátula de goma para extenderla.

Coloque el pastel en el medio del horno y déjelo que se haga unos 50 minutos. Deje enfriar antes de servir. Si sobra, guárdelo en el frigorífico.

10 a 12 raciones

Salvado de trigo

Número uno en fibra

60 calorías en un cuarto de taza

Si busca un alimento muy nutritivo que alivie los males digestivos, es probable que el salvado de trigo sea precisamente lo que usted quiere.

En primer lugar, comencemos con lo básico. Un cuarto de taza de salvado está cargado de fibra, hierro y potasio, es bajo en sodio y es una buena fuente de vitamina B. Incluso tiene una apreciable cantidad de proteínas.

Hay que admitir que todas estas cosas también están en otros alimentos más apetitosos, pero el salvado está en el candelero por poseer algunas propiedades que ningún otro alimento puede igualar. Nos referimos, desde luego, a su increíble capacidad para el tratamiento de problemas digestivos.

Uno de sus éxitos más notables ha sido en el tratamiento de la enfermedad diverticular (o diverticulitis), trastorno digestivo que, por lo general, se presenta a medida que envejecemos. En un estudio pionero, el científico británico N. S. Painter y sus colaboradores recetaron dos cucharaditas de salvado, tres veces al día, a los pacientes aquejados de diverticulitis. Es difícil imaginar un tratamiento más sencillo que éste y, sin embargo, el 90 por ciento de los pacientes experimentaron un «marcado alivio» de los síntomas. Son contadas las ocasiones en que el tratamiento de cualquier enfermedad crónica da un resultado positivo tan elevado. El salvado también tiene gran éxito para aliviar el estreñimiento, y obra maravillas en aquellos que padecen de colon irritable.

Es verdad que la fibra presente en otros alimentos, como frutas y verduras, también ayuda a aliviar estos males. Pero existen pruebas de que el salvado sin procesar es el que da mejores resultados. En el estudio realizado por el doctor S. N. Heller y sus colaboradores en la Universidad de Cornell, se descubrió que el salvado sin procesar absorbe mejor el agua en el tracto digestivo, un proceso que, según se cree, es el responsable de sus efectos beneficiosos.

En el mercado: Reconocemos que se parece al serrín de madera, pero si lo mira bien de cerca, verá que los pequeños copos vienen en tres tamaños:

pequeño, mediano y grande. Los tres son intercambiables en las recetas, así que la elección es suya. El salvado de trigo se vende en bolsas de plástico y al peso; huélalo antes de comprarlo para saber si es fresco. Tiene que oler como las nueces y no tener olor a rancio.

Trucos de cocina: Guarde el salvado en un recipiente hermético en el frigorífico y se conservará un año entero. Tenga presente que una taza de salvado de copo pequeño pesará más que una taza de copos grandes. Esto puede tener mucha importancia a la hora de cocinar, y habrá que hacer reajustes en las recetas para conseguir los mejores resultados. Además, si reemplaza parte de la harina por salvado en la repostería, recuerde añadir un poco más de líquido, porque éste absorbe más que la harina.

Para mayor placer: Aunque muy pocas veces se come solo, el salvado de trigo aportará un delicioso sabor a nueces a muchas comidas. Por ejemplo:

- Añada un puñado a la masa del pan de maíz, panes de frutas, *crêpes*, barquillos y bizcochos.
- Reemplace parte de la carne en las albóndigas, pastel de carne o rellenos para verduras, por salvado de trigo.
- Añada salvado de trigo a la avena y al salvado de avena antes de cocinarlos.

Crêpes *de salvado con arándanos*

1/2   *taza de salvado de trigo*
3/4   *taza de harina de trigo integral*
1   *cucharadita de levadura en polvo*
1/2   *cucharadita de bicarbonato de sosa*
1   *taza de arándanos frescos o congelados (sin descongelar)*
2   *cucharadas de zumo de naranja congelado concentrado*
3/4   *taza de leche cuajada*
1   *huevo batido*
2   *cucharaditas de aceite de oliva*

Coloque el salvado, la harina, la levadura en polvo y el bicarbonato de sosa en un bol mediano y mezcle bien. Luego añada los arándanos y mezcle.

En otro bol mediano bata el zumo de naranjas concentrado, la leche cuajada y el huevo. Añada el batido a los ingredientes secos y mezcle bien con una espátula larga. No bata demasiado, unos diez batidos serán suficiente.

Mientras tanto, caliente a fuego medio una sartén de hierro colado bien curada (si no tiene sartén de hierro colado, use una antiadherente). Cuando la sartén esté caliente, frote el fondo con una pequeña cantidad de aceite y vaya echando porciones del batido (unas dos cucharadas por porción es una buena medida).

Fría las *crêpes* hasta que hagan burbujas en la parte superior, y entonces déles la vuelta. El tiempo será de unos 3 minutos por lado, pero varía según el tipo de sartén que se emplee. A medida que las *crêpes* están listas, vaya colocándolas en el horno caliente mientras prepara el resto. Recuerde frotar el fondo de la sartén con aceite antes de preparar la siguiente.

Estas *crêpes* quedan deliciosas cubiertas con yogur de arándanos.

4 raciones

Soja

Soja para todo el mundo

234 calorías por taza (cocida)

En un tiempo sólo se las podía encontrar en las tiendas de alimentos dietéticos, pero en la actualidad las habas de soja están en las estanterías de cualquier supermercado. A nuestro juicio, en los años venideros muchos otros productos de la soja serán objeto de una gran aceptación. Los motivos son muchos: son baratas, sabrosas y muy nutritivas. He aquí algunos de sus valores nutritivos:

- Las habas de soja son muy ricas no sólo en proteínas, sino también en minerales básicos. Contienen calcio, potasio y hierro. Estos dos últimos en grandes cantidades.
- La grasa es casi completamente insaturada, una ventaja considerable en las dietas para reducir el colesterol. Junto con su bajo contenido de sodio y su alto contenido de calcio y potasio, el equilibrio de grasas en las habas de soja es ideal para las personas que tienen problemas de tensión arterial.
- En grandes dosis, la fibra que llevan tiene efectos en la reducción del colesterol. Las investigaciones hechas por la doctora Grace Lo y sus colegas en la Universidad de Washington mostraron que los niveles de colesterol descendieron una media de 13 miligramos cuando los pacientes con niveles altos de colesterol tomaron galletas con un contenido de 25 gramos de fibra de soja.
- Contrariamente a lo que se pensaba, que la vitamina B_{12} sólo se encuentra en los productos animales, los estudios sugieren que también hay B_{12} en productos elaborados con soja fermentada como el «miso» y el «tempeh». La doctora Dolores D. Truesdell y sus asociados en la Universidad de Florida han detectado la presencia de B_{12} en algunas muestras de miso y tempeh. Las pruebas continúan, para verificar que no se trata de un hecho casual.

No es de extrañar que tantos alimentos nuevos elaborados con soja aparezcan en el mercado. Desde luego, hay muchísimas personas que prefieren preparar las habas de soja en su casa, porque es la mejor manera de controlar que no les añadan grasas ni sal.

En el mercado: Escoja las habas redondas y pequeñas que sean suaves y no estén rotas. Varían en color desde el amarillo pálido al negro, y comprarlas en paquetes transparentes facilita el control de los tonos.

Trucos de cocina: Guárdelas en botes herméticos en la nevera. Se conservarán unos seis meses.

Las habas de soja se deben cocinar siempre. Ponga en remojo una taza de habas en agua caliente hasta cubrir y déjelas hasta el día siguiente. Escurra y póngalas en una olla con unas cinco tazas de agua. Cuando rompa el hervor, tápelas y deje cocer a fuego suave hasta que estén bien tiernas, unas 3 horas. Una taza de habas crudas rendirá casi tres tazas cocidas.

Para mayor placer: Las habas de soja son un aporte suculento a las cazuelas, ensaladas verdes y patés. También puede:

- Freír cebollas, ajos y pimientos en aceite de oliva, y después añadir las habas cocidas y arroz. Condimente con salsa picante, comino y coriandro y sirva caliente como primer plato.
- Añádalas a los guisos, potajes y sopas vegetales.

Pollo con habas de soja y verduras

1	cucharada de aceite vegetal
1	cucharada de mantequilla
1	pollo de 1,5 kg cortado en octavos
2	tazas de puerros o cebollas cortados
1/4	taza de perejil fresco picado
1	diente de ajo grande picado
1	taza de zanahoria en tiras
1 1/2	tazas de agua o caldo de pollo
4 1/2	cucharadas de salsa de soja
3	tazas de habas de soja cocidas y escurridas

En una sartén grande de fondo grueso, o una asadera con una tapa que ajuste bien, caliente el aceite y la mantequilla a fuego medio. Añada los trozos de pollo y fría hasta que estén tostados. Agregue los puerros o las cebollas, el perejil, el ajo, la zanahoria, el agua o el caldo y la salsa de soja. Tape y cueza durante una hora, o hasta que el pollo esté tierno. Añada las habas de soja y deje que se calienten bien.

Para servir, ponga primero las habas y las verduras en un plato caliente y disponga encima los trozos de pollo.

4 a 6 raciones

Ternera magra

Un plato sano digno de un gourmet

203 calorías por 100 g (cocida)

Como ocurre con muchos otros animales, el ganado engorda con la edad. Por esta razón, la carne de ternera es la que menos grasa tiene y también es una de las más caras. Pero, desde el punto de vista de la nutrición, vale la pena el dinero invertido.

La ternera magra está cargada de proteínas, niacina y hierro, cosas que podrá encontrar en otros alimentos pero acompañadas de demasiadas calorías y un exceso de grasas. Si bien hay algunos cortes, como el pecho, que tienden a ser grasos, los demás son magros. Por lo tanto, puede estar seguro de que sacará buen partido sin tener que soportar la grasa.

En el mercado: La ternera más tierna es el recental, alimentado con leche, y cuya carne es casi blanco cremoso con un leve toque rosa. El ternero que ya pasta es un poco mayor, un poco más duro, y su carne ya tiene un color rosa pálido a rosado. Las dos tienen que notarse húmedas y elásticas al tacto.

Trucos de cocina: Envuelta en papel parafinado y puesta en la parte más fría de la nevera, aguantará hasta cinco días. También se puede congelar envuelta en papel y se conservará unos 3 meses.

Como la ternera es magra por naturaleza, hay que cocinarla con métodos rápidos o húmedos para que siga siendo tierna. Por ejemplo, los filetes se pueden freír, y los trozos más grandes se pueden preparar a la cazuela o al horno en bolsas. La pata, que tiene un poco más de grasa, se puede asar; tardará unos 25 minutos por cada 1/2 kg. Para obtener los mejores resultados córtela siempre en sentido transversal a la veta.

Para mayor placer: La ternera es delicada y no necesita de aderezos complicados. Limón, mostaza, tomates o pimientos dulces son los clásicos. Aquí tiene otros que le ofrecen unas alternativas deliciosas:

- Pase los filetes por harina y fríalos a fuego vivo en aceite de oliva. Antes de que estén listos, añada fondos de alcachofas, cebolla picada y alcaparras. Sirva caliente.
- Unte las chuletas con aceite de oliva y hágalas a la plancha. Antes de servirlas y mientras están bien calientes, póngales una cucharadita de pesto.
- Pídale a su carnicero que le prepare un trozo de pecho para rellenar. Prepare un relleno de arroz hervido, coco rallado sin azúcar y pasas. Hágalo al horno y sirva caliente o frío con un poco de chutney.

Escalopines de ternera

> 500 g de ternera para empanar
> 2 cucharadas de harina
> 1 1/2 cucharaditas de aceite de oliva
> 1 cucharadita de margarina
> 1 cucharada de queso parmesano rallado
> 1 cucharada de queso emental rallado
> 1 cucharada de perejil picado
> El zumo y la pulpa de 1 limón

Pase los filetes por la harina.

En una sartén de hierro o antiadherente, caliente el aceite y la margarina a fuego medio.

Ponga los filetes a freír, aumentando un poco el fuego, hasta que estén a punto, más o menos 1 minuto por lado. (No los queme. Si es necesario, fríalos en tandas.)

Añada el zumo de limón y la pulpa, y después páselos a platos calientes. Espolvoree con los dos quesos y el perejil. Sirva de inmediato.

4 raciones

Tofu

Oriente se encuentra con Occidente

Unas 86 calorías para un trozo de 6 × 6 cm

Si se debe hablar de las virtudes del tofu, también conocido como requesón de soja, el problema mayor reside en saber por dónde empezar. Probablemente, el orden depende de sus prioridades en materia de nutrición.

¿Proteínas? El tofu tiene muchas: 9 gramos por trozo. ¿Calorías? El tofu vuelve a ganar, con menos de 100 por ración. ¿Minerales? Cantidades impresionantes de calcio y de hierro, y casi sin sodio. Como puede ver, es un alimento muy completo.

Sin embargo, a nosotras nos ha impresionado el papel del tofu en el control del colesterol. Las investigaciones realizadas por los doctores Michael Liebman y Carolyn Dunn, de la Universidad de Carolina del Norte en Greensboro, son el mejor ejemplo. Reclutaron a un grupo de voluntarios que siguieron dos dietas especiales. En una, los sujetos mantenían sus comidas habituales más una ración de 60 gramos de queso diaria. En la siguiente fase, reemplazaron el queso por tofu, en una cantidad que mantuviera el mismo nivel de calorías.

¿Los resultados? Después de cambiar el queso por tofu, el promedio de colesterol en la sangre bajó 16 puntos. La explicación es muy sencilla. El tofu contiene muy pocas grasas saturadas, mientras que el queso tiene muchas.

En el mercado: Por lo general, el tofu se vende en frascos de vidrio. El tipo más duro es el mejor para revoltillo: el blando es bueno para puré o crema. En los mercados orientales a menudo venden el tofu en grandes recipientes abiertos, que es fresco porque el consumo es elevado. El tofu se encuentra en las tiendas especializadas y naturistas. Por lo general, es del tipo blando y se conserva bien.

Recientemente han aparecido tipos de tofu sazonados con especias o hierbas. Vienen en bloques y quedan muy bien en ensaladas.

Trucos de cocina: Mientras no abra el paquete, puede guardarlo en la nevera hasta la fecha de caducidad. Pero si lo abre, tendrá que conservarlo en agua y cambiarla a diario. Lo mismo vale si lo compra al peso.

Para prepararlo, primero tiene que escurrirlo. Si desea utilizarlo en ensaladas y salsas para mojar, tendrá que escaldarlo. Esto se hace de la siguiente manera: ponga un trozo en un colador y rocíelo con agua hirviendo durante 20 segundos. Si lo prepara en la sartén, mueva el recipiente y no el tofu para evitar que se desmenuce.

Para mayor placer: El tofu tiene un delicado sabor a nueces que armoniza con muchas comidas. Aquí tiene unas cuantas ideas para empezar:

- Corte el bloque en láminas horizontales. Póngalas a marinar en caldo, salsa de soja, jengibre, ajo y cebollas picadas. Fría a fuego lento el tofu y la marinada en una sartén antiadherente. Sirva caliente.
- Córtelo en juliana y añada a las sopas claras o de verduras, unos 5 minutos antes de servir.
- Para obtener una textura cremosa sin la crema, añada un trozo a la vinagreta y páselo por la batidora.

Tofu dorado con setas chinas

      350 g de tofu
        1 diente de ajo picado
      1/2 cucharadita de jengibre picado
        1 cucharada de salsa de soja
        1 cucharada de vinagre de arroz
        1 taza de setas chinas o champiñones cortados en láminas
    1 1/2 tazas de caldo de carne
        1 cucharadita de aceite de sésamo
        2 escalonias picadas

Corte el tofu a trozos y póngalos en un plato hondo. En un bol pequeño, mezcle el ajo, el jengibre, la salsa de soja y el vinagre. Rocíe el tofu con la vinagreta y deje marinar durante una hora.

Eche el tofu y la vinagreta en una sartén grande y añada las setas y el caldo (tenga cuidado de que no se desmigaje). Haga que rompa el hervor y después reduzca el fuego. Deje cocer, destapado, hasta que el tofu esté cocido y el caldo se haya consumido a la mitad, unos 10 minutos.

Añada el aceite de sésamo y sirva caliente, con las escalonias por encima. Constituye un plato principal si lo sirve con arroz y acompañado con una sopa clara y una ensalada de verduras.

4 raciones

Tomates

Madurados en la huerta

23 calorías en un tomate mediano

¿Le gustan las historias increíbles? Escuche ésta.

El doctor Graham A. Colditz y sus colaboradores en la Escuela de Medicina de Harvard entrevistaron a más de mil personas acerca de sus dietas, y después controlaron su salud durante cinco años. ¿Se imagina qué descubrieron? Las posibilidades de morir de cáncer eran menores entre aquellos que comían tomates y fresas cada semana.

¿Es ésta otra tonta vinculación, otra tontería científica más? Es posible. Pero las características nutritivas del tomate, rico en vitaminas A y C, y un modesto aporte de fibra, encajan muy bien con las recomendaciones para prevenir el cáncer formuladas por el Instituto Nacional del Cáncer y otros grupos, sobre la base de nuestros actuales conocimientos acerca de cómo la dieta tiene influencia sobre la enfermedad.

Nosotras opinamos que no hay nada extraño en los resultados del citado estudio. Pero somos partidarias del tomate de toda la vida, y estamos convencidas de sus beneficios para la salud. Como otros muchos productos de la huerta, tiene poca grasa y sodio y es rico en potasio.

En el mercado: Los buenos tomates son suaves, bien formados y aromáticos. Los grandes y redondos son los mejores para las ensaladas; los maduros, para salsas, y los más pequeños, para ensaladas y aperitivos. Los tres tipos varían en color desde el rojo fuerte pasando por el rosa hasta el amarillo.

La peor época para el tomate fresco es el invierno. Casi no tienen color, textura ni sabor, y pueden estropear la mejor receta. Es el momento de emplear tomate en lata, aunque teniendo buen cuidado de controlar su pureza leyendo la etiqueta.

Trucos de cocina: Para que tengan el mejor sabor, guárdelos a temperatura ambiente. Maduran a temperaturas entre los 10 y los 30 grados, pero no los deje al sol o perderán el sabor. También puede hacerlos madurar en una bolsa de papel poniéndolos junto a una fruta madura.

Si quiere congelar tomates frescos, páselos un par de minutos por agua hirviendo y después sumérjalos en agua helada. Séquelos y quite la piel. Los puede congelar enteros o troceados. Aguantarán un año.

Para quitarles la piel, escáldelos unos 30 segundos y luego páselos por agua fría. Con un cuchillo bien afilado, la piel saldrá fácilmente. Para evitar que la salsa resulte amarga emplee tomates pelados.

Para mayor placer: ¿Quiere dar un toque de color, sabor y alegría a las sopas, salsas y sofritos? Añada tomate. Por ejemplo:

- Prepare una ensalada de tomates rojos y amarillos. Agregue chalotas picadas, eneldo fresco picado y una vinagreta al limón.
- En una fuente de horno, ponga capas de rodajas de tomate maduro. Espolvoree con albahaca y orégano, rocíe con aceite de oliva y hornee a temperatura media hasta que estén blandos y aromáticos, unos 20 minutos. Sirva caliente como acompañamiento.
- Mezcle tomates cortados en trozos, cebollas picadas y pimiento dulce picado. Eche un buen chorro de aceite de oliva y un poco de vinagre fuerte. Deje reposar durante una media hora y sirva como salsa para acompañar tortillas, *crêpes* o pasta.

Tomates salteados al ajillo

2	cucharaditas de aceite de oliva
2	dientes de ajo picados
1/2	cucharadita de albahaca seca
500	g de tomates, troceados y sin semillas
	Cebollinos frescos picados
	Queso rallado

En una sartén grande, caliente el aceite a fuego medio. Añada el ajo, la albahaca y los tomates. Saltee con el mismo fuego hasta que los tomates comiencen a ablandarse. Eche los cebollinos y el queso, y sirva caliente para acompañar el pollo a la parrilla.

4 raciones

Trigo sarraceno (o alforfón)

¿Le apetece un poco de kasha?

335 calorías por taza (crudo)

Este cereal con sabor a nueces tiene múltiples usos, desde platos sencillos como guarnición hasta elaborados panes y postres. En la India, por ejemplo, el trigo sarraceno se emplea para hacer *chapata* (torta sin levadura y bien tostada), *crêpes* o sopa.

Enseguida pasaremos a las recetas, pero antes digamos unas palabras sobre el trigo sarraceno (también llamado alforfón) y la salud. En un estudio realizado por R. J. Bijlani (del All-India Institute of Medical Sciences de Nueva Delhi) y sus colaboradores, se demostró el efecto beneficioso del trigo sarraceno en la tolerancia de la glucosa. Comprobaron cómo los estudiantes sanos metabolizaban el azúcar antes de y durante una dieta que incluía chapatas de trigo sarraceno rellenos de patata. Después de varios meses de esta dieta, los estudiantes mostraron una respuesta más sana a la prueba del azúcar.

La mejoría en la tolerancia a la glucosa no fue el único hallazgo de gran importancia. En las tres cuartas partes de los estudiantes descendió el nivel de colesterol (aunque es probable que el aceite de cocina empleado para preparar las chapatas tuviera algo que ver). El trigo sarraceno también es pobre en sodio y grasa.

En el mercado: El trigo sarraceno crudo es de color blanquecino. Al tostarlo es cuando toma su color castaño, y entonces se le llama *kasha.*

Trucos de cocina: Guárdelo en un recipiente bien hermético y póngalo en el frigorífico. Si las condiciones son aptas, se conservará durante casi un año. Si se pasa de ese tiempo o las condiciones no son las adecuadas, tendrá un olor rancio.

Los granos crudos se ponen en una sartén sin aceite y se los tuesta. Por lo general, es en este momento cuando se agrega un huevo batido, y después se añaden de una y media a tres tazas de agua por cada taza de kasha crudo (con menos cantidad de agua se prepara el pilaf y otros platos de guarnición; con más agua se obtiene una crema de cereales para el desayuno). Haga

464

hervir el agua y después reduzca el fuego. Tape la sartén y cocine el kasha a fuego suave durante 20 minutos o hasta que el agua se haya absorbido.

Para mayor placer: Para disfrutar de unos resultados deliciosos, ensaye estas sugerencias:

- Mezcle el kasha cocido con espinacas picadas y queso parmesano recién rallado.
- Sírvalo con el tradicional acompañamiento ruso: pasta de lazos.
- Compre harina de trigo sarraceno y utilícela para preparar unas deliciosas *crêpes*.

Trigo sarraceno con berenjenas y pimientos asados

1	berenjena pequeña
1	pimiento rojo dulce, sin semillas y cortado en dos a lo largo
2	cucharaditas de aceite de oliva
1	taza de trigo sarraceno
2	dientes de ajo picados
2	tazas de caldo de pollo
1	hoja de laurel
2	cucharaditas de mantequilla
1	cucharadita de salvia seca
1	cucharadita de tomillo seco
1/4	taza de albahaca fresca picada
	El zumo y la pulpa de 1 limón

Corte la berenjena a lo largo y escáldela en agua hirviendo hasta que esté blanda. Unos 10 minutos.

Caliente la plancha.

Cuando esté lista la berenjena, póngala en la plancha por la parte de la piel junto con las dos mitades de pimiento. Cocínelos hasta que estén chamuscados, de 6 a 7 minutos, después pase las verduras a una bolsa de papel, ciérrela y resérvela.

En una sartén antiadherente, caliente el aceite a fuego medio. Eche el trigo sarraceno y saltéelo hasta que esté tostado y fragante, unos 5 minutos.

Añada el ajo, el caldo y la hoja de laurel. Tape y deje cocer a fuego lento hasta que se absorba todo el líquido. De 7 a 8 minutos.

Añada el zumo de limón y la pulpa, la mantequilla, la salvia, el tomillo y la albahaca, y mezcle muy bien.

Saque el pimiento y la berenjena de la bolsa y con los dedos quíteles la piel quemada. Trocee las verduras, añádalas al trigo y mezcle bien. Retire la hoja de laurel, y ponga la mezcla en una fuente de servir.

Se come caliente o a temperatura ambiente, como entrante o guarnición.

4 raciones

Venado

Un delicioso bocado

119 calorías en 100 gramos (crudo)

Las tablas de nutrición correspondientes al venado no están completas. Los encargados de esta información en el Departamento de Agricultura de Estados Unidos no han analizado todavía todos sus valores. Pero hemos visto lo suficiente como para saber que, aun en el caso de que los valores desconocidos resulten insignificantes, el venado tiene méritos suficientes para ser proclamado vencedor.

Su mayor atributo es, desde luego, una cantidad de grasa que haría ruborizar a la ternera. Una porción de 100 gramos sólo tiene 3 gramos de grasa, una cantidad que la carne bovina más magra está lejos de ofrecer. Además, el venado puede competir perfectamente con la carne de vaca en lo que respecta a las «tres grandes» de las vitaminas B: riboflavina, tiamina y niacina. Y por último, tiene abundancia de proteínas y un buen aporte de hierro.

En el mercado: La carne de venado varía de sabor de acuerdo con la especie y su alimentación. Los más sabrosos y tiernos son los criados especialmente para el consumo.

La carne del macho suele ser más sabrosa que la de la hembra. Escoja trozos de color castaño vivo y sin manchas negras.

Trucos de cocina: Si un cazador le regala un trozo de venado, quite primero toda la grasa visible. Puede guardar la carne en la parte más fría de la nevera hasta cinco días, bien envuelta en papel parafinado. También lo puede congelar. Se conservará unos nueve meses.

El lomo y las paletillas quedan muy bien asados. El tiempo de cocción para medio kilo es de 20 a 25 minutos. Otros cortes pueden hacerse a la sartén o estofados. Los filetes son ideales para la parrilla.

Si se trata de un animal grande o de caza, lo mejor es marinarlo en leche durante un par de días, cambiando la leche a diario. Después, prépare-lo de la forma que más le apetezca.

Para mayor placer: Los sabores atrevidos y fuertes armonizan muy bien con el venado. Pruebe con mostaza, romero, estragón, salvia, cítricos, vinagres, ajos, puerros, ciruelas o arándanos agrios. Si es tierno, puede emplearlo como si fuera ternera, en curris y estofados. También puede:

● Picar la carne para preparar patés, pasteles de carne y albóndigas.
● Asar los huesos al horno hasta que estén bien tostados. Después, póngalos en una olla con cebollas, zanahorias, apio, una hoja de laurel y agua hasta cubrir. Cueza a fuego lento durante un par de horas, después cuele el caldo y póngalo a enfriar. A continuación, quite la capa de grasa y guarde el caldo para utilizarlo en sopas y potajes.
● Utilizar filetes de venado para reemplazar la ternera en los filetes a la pimienta.

Estofado de venado a la egipcia

500 g de carne de venado, cortada a trozos
2 cucharadas de harina
1 cucharada de aceite de oliva
1 cucharadita de canela molida
1 cucharadita de hebras de azafrán
3/4 cucharadita de semillas de coriandro machacadas
2 dientes de ajo picados
2 1/2 tazas de caldo de carne
1/2 cucharadita de salsa a la pimienta
1 1/2 tazas de cebolla picada

Pase los trozos de venado por la harina.

En una olla grande, caliente el aceite a fuego medio. Añada el venado y sofría hasta que esté tostado, unos 7 minutos. Agregue la canela, el azafrán, el coriandro, el ajo y el caldo. Espere a que rompa el hervor y entonces reduzca el fuego al mínimo. Tape y deje que se cueza, removiendo de tanto en tanto, durante unos 45 minutos.

Añada la salsa picante y las cebollas, vuelva a tapar y continúe la cocción durante 45 minutos más. Sirva caliente acompañado de cuscús o de alguna pasta pequeña.

4 raciones

Yogur desnatado

Un alimento multiuso

144 calorías por taza (natural)

El yogur no es sólo un desayuno fácil, o una merienda rápida, sino también uno de los alimentos más versátiles que se emplea en la cocina.

En el aspecto nutritivo, el yogur desnatado es un as. Muchísimas proteínas, pero sin muchas grasas, montones de calcio, y un poco de cinc y riboflavina. Es el calcio, desde luego, el motivo de las alabanzas al yogur.

Son muchos los adultos que pierden el gusto por la leche, o desarrollan intolerancia en el transcurso de los años, pero que no tienen problema alguno con el yogur. Esto lo convierte en una fuente de calcio ideal para los mayores de veinte años. (Desde luego que también es fantástico para los niños y adolescentes.)

Los dietólogos saben perfectamente que el yogur contiene tanto calcio como la leche. No obstante, la doctora Theresa M. Smith, del Centro Médico Veterans Administration de Minneapolis, estudió hasta qué punto las personas con intolerancia a la lactosa absorbían el calcio. La investigación demostró que el calcio del yogur se asimilaba tan bien como el calcio de la leche.

Una pregunta que aparece con frecuencia acerca del yogur se refiere a su presunta relación con la longevidad. Cuando se nos pide un comentario, no sabemos qué responder. No hay nadie que haya estudiado el tema con el rigor científico que se exige en estos tiempos. Pero sólo como constancia, queremos citar un informe que relaciona la toma de yogur, junto con pan integral, verduras, pescado y frutas, con la longevidad. Proviene de la Universidad Erasmo de Holanda, donde el doctor Maarten Nube y sus colegas estudiaron a 3.000 funcionarios del gobierno. Los hombres que tomaban dichos alimentos tenían un promedio de vida superior.

En el mercado: Tenemos a nuestra disposición más variedades de yogur que nunca. Los más nutritivos son los preparados con leche desnatada o poco grasa. No recomendamos los de leche entera, precisamente por su contenido en grasas. Si quiere controlar las calorías y el azúcar, compre yogur natural desnatado y añada la fruta usted mismo.

Trucos de cocina: Los yogures se deben guardar en la nevera. La fecha de caducidad le indicará el tiempo de conservación.

El yogur natural es el sustituto perfecto de las cremas agrias en los aliños de ensalada, salsas para mojar y para acompañar patatas. Recuerde que si lo mezcla con líquidos calientes, o lo somete a calor, se cortará. No lo mezcle con las salsas o sopas hasta que estén frías.

Para mayor placer: El yogur natural no puede faltar en ninguna cocina. Es la manera ideal para dar sabor al pollo o a las frutas dulces y jugosas sin añadir grasas. Aquí tiene algunas sugerencias:

- Ponga a marinar cordero en yogur, ajo y zumo de limón. Después, prepárelo a la parrilla y sirva caliente o frío.
- Mezcle yogur con un poco de concentrado de zumo de naranja y úselo como salsa en las compotas y ensaladas de frutas o en las tartas.
- Bata yogur con media cucharadita de mostaza de Dijon y tendrá un delicioso aliño para el bróculi y las judías verdes.
- Combine yogur, eneldo fresco y chalotas picadas para obtener una salsa ideal para el pescado hervido frío.
- Prepare yogur con pepino picado y menta fresca, y sirva como acompañamiento de curries picantes.
- Sustituya la nata líquida por yogur desnatado en la repostería.

Queso de yogur

4 tazas de yogur natural desnatado

Forre un colador con servilletas de papel de buena calidad y póngalo sobre un bol. Añada el yogur y déjelo colar hasta el día siguiente. Si quiere, puede ponerlo a colar en la nevera. Lo que queda en el colador es queso de yogur.

Aproximadamente 1 1/2 tazas

Sabrosas ideas para el queso de yogur

El queso de yogur se puede emplear de la misma manera que el queso cremoso, pero tiene muchísima menos grasa, calorías y colesterol. Aquí tiene algunas sugerencias para darle otros sabores:

- Añádale ajo machacado, perejil fresco picado y un poco de zumo de limón. Sirva como salsa para mojar verduras o cortezas de trigo.
- Agréguele espinaca fresca picada, eneldo fresco, perejil fresco picado y piñones tostados. Úntelo sobre tostadas y sirva en el almuerzo o como tentempié.
- Añádale zumo de naranja, chalotas picadas, estragón y una pizca de cáscara de naranja rallada. Sirva como salsa con el pescado hervido.
- Mézclelo con trocitos de orejones, pasas y almendras. Sirva con bollos calientes o tostadas en el desayuno.

Zanahorias

¡Los conejos tienen razón!

48 calorías por taza (rallada, cruda)
70 calorías por taza (en rodajas, cocida)

Las zanahorias son una de las fuentes de caroteno más sabrosas, baratas y abundantes. Y el caroteno, que es la forma vegetal de la vitamina A, desempeña un importantísimo papel en la prevención del cáncer.

Este hecho ha llamado la atención del Instituto Nacional del Cáncer de Estados Unidos, que está financiando alrededor de una docena de estudios sobre el papel del caroteno en la prevención del cáncer. Estos estudios siguen los pasos de muchos otros que han vinculado los alimentos ricos en caroteno con la reducción del riesgo de cáncer. En un resumen de fácil lectura, el doctor Richard Peto, de reconocido prestigio internacional en la materia, y sus colegas, han clasificado el cáncer de pulmón, esófago, estómago, intestino, boca, garganta, vejiga y próstata como formas de cáncer que se pueden prevenir con la ingestión de grandes tomas de caroteno.

Pero las actuales «Raciones Dietéticas Recomendadas» no tienen en cuenta la prevención del cáncer. De hecho, no aparece en el manual una toma mínima de caroteno; sólo aparece la de vitamina A total, que es de 5.000 unidades internacionales diarias, ya sea en forma de caroteno procedente de las plantas, o como vitamina A de fuentes animales o sintéticas.

Confiamos en que esto cambiará, pero hasta entonces preferimos atenernos a la «Recomendación Watson». El doctor Ronald Ross Watson es un investigador del cáncer de la Universidad de Arizona. En un artículo publicado en el *Journal of the American Dietetic Association,* el doctor Watson y su colega Tina Leonard sugieren que una toma de 12.500 unidades internacionales de caroteno —es decir, 2,5 veces la dosis recomendada de vitamina A— sería una cantidad aconsejable para prevenir el cáncer.

Si 12.500 unidades internacionales le parecen mucho, piense en la cantidad de caroteno que puede conseguir de un plato de zanahorias. Una taza de zanahoria rallada cruda brinda 31.000 unidades internacionales. Debido a que las zanahorias se hacen más densas al cocinarlas, las cocidas tienen un poco más de vitamina A: 38.000 unidades internacionales por taza. Y el caroteno en las zanahorias cocidas se absorbe mejor que en las crudas.

Las zanahorias también tienen otras ventajas. Piense que las zanahorias frescas son una buena fuente de potasio, ya sean crudas o cocidas; casi no tienen grasa, tienen mucha fibra soluble y hacen un aporte modesto de vitamina C cuando están crudas.

En el mercado: Para que tengan mejor sabor, escoja zanahorias de piel suave, de tamaño pequeño a mediano y de forma afilada en los extremos. (Las muy pequeñitas, de unos 5 cm de largo, son casi siempre tiernas pero resultan insípidas.) Han de tener un color naranja-rojizo vivo y ser de textura firme. Si están arrugadas, fláccidas, manchadas o hay brotes, ya no son frescas. En cambio, las hojas verdes en la parte superior son señal de frescura.

Trucos de cocina: Antes de guardarlas, límpielas sin lavarlas. Póngalas en el frigorífico dentro de una bolsa de plástico; si son frescas se conservarán de dos a tres semanas. Las hojas verdes son más delicadas y sólo aguantarán unos cinco días. Tenga la precaución de mantenerlas separadas de las manzanas para evitar que se pongan amargas.

Antes de servirlas, lávelas bien y raspe o quite la piel si está manchada o es dura. Medio kilo de zanahorias rendirá, después de ralladas, unas 4 tazas.

Tal vez prefiera las zanahorias cocidas, que no crudas. Para cocinarlas de prisa, córtelas en rodajas y cuézalas al vapor hasta que estén tiernas, unos 10 minutos. Si quiere un sabor más fuerte, córtelas en diagonal. Queda más superficie al descubierto y realza el sabor. Las zanahorias crudas son ideales en aperitivos y ensaladas.

Para mayor placer: Las zanahorias combinan a la perfección con una multitud de alimentos sanos. Estas son nuestras sugerencias:

- Mézclelas con la pasta, verduras marinadas o su revoltillo favorito.
- Sírvalas con chirivías, naranjas, uvas pasas, pollo, patatas, bróculi o cordero.
- Sazónelas con estragón, eneldo, canela, nuez moscada o especias varias para un nuevo sabor.
- Guarde las hojas. Píquelas y añádalas a las sopas y ensaladas para realzar el sabor y aumentar su valor nutritivo.
- Empléelas como edulcorante natural. Añada zanahoria troceada a las sopas, estofados y salsa de tomate para darles un sabor dulce natural.

Trozos de zanahoria marinados

500 g de zanahorias, cortadas en trozos y en diagonal
1 cucharada de aceite de oliva
2 cucharadas de vinagre de sidra
1 cucharadita de mostaza de Dijon
1 cucharada de menta fresca picada
1 cucharada de eneldo fresco picado o 1 cucharadita de eneldo seco
1 cucharadita de alcaparras, escurridas y picadas
Una pizca de mostaza en polvo

Cueza las zanahorias al vapor hasta que estén tiernas, unos 10 minutos.

Mientras tanto, en un bol pequeño, mezcle el aceite, el vinagre y la mostaza. Después añada la menta, el eneldo y las alcaparras.

En una fuente más grande, mezcle bien las zanahorias y el aliño. Tape y deje marinar en el frigorífico como mínimo una hora o hasta el día siguiente. Sírvalas bien frías.

4 raciones

Apéndice

Los alimentos más ricos en vitaminas y minerales

Más de setenta alimentos han merecido nuestra atención como alimentos curativos; los mejores de todos, los superalimentos, por llamarlos de alguna manera, cuando se trata de comer para ganar en salud.

Han conseguido esta distinción especial por diversas razones, pero sobre todo porque son particularmente ricos en uno o más elementos nutritivos, por ejemplo, el calcio, que fortalece los huesos, o el caroteno, que ayuda a prevenir el cáncer. Pero la elección también responde a otros criterios. Son pobres en grasas, colesterol y sodio, y muchos de ellos tienen muy pocas calorías y en cambio poseen una alta proporción de fibra. Estos alimentos han sido seleccionados para que pueda comerlos en cualquier momento y, en la mayoría de los casos, en cantidades apreciables sin tener que preocuparse por su salud.

Sin embargo, debido a la falta de espacio, ha sido imposible mencionar todas las fuentes principales de vitaminas y minerales cada vez que un determinado alimento ha sido citado por sus beneficios para la salud. Por lo tanto, y como sistema de referencia rápida, hemos preparado una lista de los alimentos que contienen la mayor cantidad de vitaminas y minerales. A menos que se especifique otra cosa, los alimentos con la calificación de «bueno» aportan entre un 20 y un 45 por ciento de la dosis diaria recomendada; los que aparecen como «muy bueno» proveen entre un 50 y 75 por ciento, y los que tienen la clasificación de «mejor» aportan un 80 por ciento o más.

No obstante, hemos sido un tanto selectivas. Sólo hemos consignado los que consideramos los *mejores* para su salud, aquellos que caen bajo la denominación de comidas curativas sobre las que acaba usted de leer. Hay algunos alimentos muy nutritivos, el hígado y los frutos secos por ejemplo, que no aparecen en nuestras listas debido a sus factores negativos. Estos alimentos (al igual que el hígado y los frutos secos) tienen niveles altos de grasa y colesterol, o aportan demasiado sodio o calorías. Después de todo, qué sentido tiene comer alimentos que equilibran lo bueno y lo malo, cuando hay para elegir tantos alimentos que son sólo buenos.

Para que la consulta sea sencilla, también hemos hecho un resumen del papel que cumple cada uno de los principales nutrientes en beneficio de su salud y de las posibilidades que ofrecen en pro de su salud futura.

Vitamina A: la primera y principal

Si usted valora unos ojos sanos, una piel sana y una buena defensa ante las infecciones, dé las gracias a la vitamina A, en todas sus formas, por hacerlo posible.

Estos alimentos son ricos en vitamina A

Bueno	*Muy bueno*	*Mejor*
1 taza de coles de Bruselas	1 taza de néctar de albaricoque	1 taza de albaricoques en lata
2/3 taza de copos de trigo	3 albaricoques frescos	1 taza de hojas de remolacha
1 taza de cereales	1 taza de carne de cangrejo	1 taza de bróculi
1 taza de maíz	1 taza de sopa de verduras	1/2 melón cantalupo
2/3 taza de salvado de avena	1 nectarina	1 zanahoria grande
2/3 taza de salvado al 40%	1 taza de papaya	1 taza de col rizada
2/3 taza de fruta y fibra	2/3 taza de copos de maíz	2/3 taza de preparado vitamínico
1/3 taza de Grape-Nuts	1 porción pequeña de sandía	1 taza de orejones de melocotón
1 taza de guisantes		1 taza de espinacas
1 taza de crema de avena		1 boniato
1 taza de lechuga		1/2 taza de calabaza de bote
2/3 taza de Special K		1 taza de nabos
1 tomate		1 taza de calabaza
1/2 taza de salsa de tomate		1 taza de verduras variadas
3/4 taza de zumo de verduras		

NOTA: La dosis mínima recomendada diaria de vitamina A es de 5.000 unidades internacionales.

¿En todas sus formas?, preguntará usted. Así es. La vitamina A tiene la distinción exclusiva de ser dos elementos nutritivos en uno. Los alimentos de origen animal contienen retinol o vitamina A preformada. Los alimentos vegetales contienen el elemento en su forma básica, que después se transforma en vitamina A en el cuerpo. Estos precursores se conocen con el nombre de carotenoides, y el más popular del grupo es el beta-caroteno, o simplemente caroteno, como lo llama todo el mundo.

Entre los investigadores del cáncer, el caroteno tiene muchos partidarios. A pesar de que algunos estudios vinculan todas las formas de la vitamina A con la prevención de algunas de las formas más comunes del cáncer, los alimentos ricos en caroteno tienen la mayor lista de créditos. ¿Por qué? Es probable que se deba a las propiedades antioxidantes que tiene el caroteno y que le faltan al retinol. Los investigadores consideran que los antioxidantes son capaces de inhibir el desarrollo del cáncer.

Nosotras somos partidarias del caroteno por otro motivo: la ingestión de grandes cantidades de caroteno resulta más segura que la de dosis elevadas de suplementos de vitamina A preformada, e incluso de alimentos que son ricos en vitamina A preformada. Si se toman cantidades muy grandes, la vitamina A preformada puede producir síntomas tóxicos, un síndrome que se inicia con desprendimiento de piel, dolores de cabeza y trastornos digestivos.

A pesar de que el exceso de caroteno se deposita en los órganos y en la piel, dándole un color anaranjado-amarillento, jamás producirá la toxicidad de la vitamina A. El color de la piel desaparecerá al cabo de unas pocas semanas o meses si se reducen las tomas.

Los suplementos multivitamínicos, o los alimentos enriquecidos, casi siempre contienen vitamina A preformada y no caroteno. A pesar de ser tóxicos en potencia a dosis muy grandes, no tienen por qué causar problemas si se siguen las indicaciones. Una última precaución: existen unos estudios que relacionan las tomas moderadamente altas de vitamina A preformada (alrededor de las 25.000 unidades internacionales o más) con malformaciones en el feto. Por lo tanto, recomendamos a las mujeres embarazadas (o que vayan a estarlo) que se abstengan de estas dosis a menos que las disponga el médico por alguna razón específica.

El complejo B: los datos básicos

En este grupo se incluyen algunas de las vitaminas más populares, así como algunas de las menos conocidas. Nosotras las llamamos las B mayores y las B menores. Pero quede claro que sólo empleamos estos términos para reflejar lo mucho que se conocen estas vitaminas, y no para calificar su importancia. Las B menores son tan importantes para la salud como las B mayores. Lo que ocurre es que sus nombres no son todavía de uso doméstico.

Las B mayores

Entre las mayores se incluyen la tiamina, la riboflavina y la niacina, también conocidas como B_1, B_2 y B_3, respectivamente. Este trío actúa a niveles muy básicos ayudando al cuerpo a metabolizar las proteínas, los hidratos de carbono y las grasas. En algunas partes del mundo todavía se dan casos de beriberi, que es la carencia grave de tiamina. La deficiencia de niacina se conoce como pelagra, y en una época fue todo un problema en Estados Unidos. En la actualidad, los casos son tan poco frecuentes que prácticamente ningún médico dispone que se hagan análisis para comprobar si hay deficiencia.

Las B menores

En cuanto a las menores, la lista es bastante larga, y sólo mencionaremos aquellas que día a día reciben mayor atención por parte de los expertos en nutrición. La primera es el ácido fólico, un elemento tan importante que todos estaríamos perdidos sin él. Resulta esencial para producir sangre, permitir el crecimiento normal, tener un embarazo sin problemas y metabolizar las proteínas.

Hubo un tiempo en que los médicos no tenían que preocuparse por los niveles de ácido fólico en sus pacientes, pero ahora piensan que hay muchos, especialmente entre los mayores, que están muy cerca de la deficiencia. Además, el problema se agrava con el consumo de alimentos ya preparados o cocidos en exceso. El ácido fólico es un elemento que se pierde con facilidad durante la cocción y el almacenamiento.

Otro miembro notable del grupo B menor es la vitamina B_6. Aparece con regularidad en la prensa, y goza de altibajos de popularidad. Así, una buena noticia es que algunas mujeres dicen que esta vitamina les alivia los síntomas premenstruales. En cuanto a las malas, se refieren a los informes de que produce daños en el sistema nervioso si se toman dosis muy altas, de centenares a miles de miligramos al día. Por lo tanto, tomar suplementos de B_6 obliga a guardar ciertas precauciones, y tendrá que consultar a su médico si nota hormigueo y entumecimiento de los miembros, que son dos conocidos efectos secundarios.

Nuestro voto para la investigación «más fascinante» se lo otorgamos a un informe que vincula los niveles bajos de B_6 con la depresión y el comportamiento obsesivo-compulsivo. Puede parecer un poco traído por los pelos, pero no por eso hay que descartarlo. El cuerpo necesita la vitamina B_6 para producir serotonina, una vital sustancia química cerebral. De hecho, la serotonina es el centro de una importante investigación que pretende encontrar explicaciones biológicas a la depresión y a los trastornos obsesivo-compulsivos.

¿Qué pasa con la B_{12}? Sin duda es muy importante, porque cumple muchas funciones, entre ellas el metabolismo de las grasas e hidratos de carbono y la producción de células, sangre y revestimiento de las fibras nerviosas.

La deficiencia de vitamina B_{12} es poco común entre los occidentales que, en su mayoría, consumen productos animales. Sin embargo, conviene tener cuidado con el exceso de alcohol, que obliga a un gran consumo de B_{12}, y también hay casos en que una enfermedad impide la absorción de la vitamina de los alimentos. En tal caso, se imponen las inyecciones de B_{12}.

Las siguientes tablas incluyen los «mejores en B». Para facilitar la consulta, hay una lista para cada una de las vitaminas.

Tiamina

Bueno	Muy bueno	Mejor
2/3 taza de Bran Chex	120 g de chuleta de	2/3 taza de
2 rebanadas de pan	cerdo o magro	complejo
2/3 taza de trigo sarraceno	2/3 taza de maíz	vitamínico
1 taza de muesli		
2/3 taza de copos de maíz		
1 panecillo de maíz		
1 taza de Corn Chex		
1 taza de fríjoles		
1 taza de carne de cangrejo		
1 taza de crema de trigo instantánea		
1 taza de fideos al huevo		
1 bollo inglés		
2/3 taza de salvado al 40%		
2/3 taza de Fruit & Fibre Quaker		
1/3 taza de Grape-Nuts Chex		
2/3 taza de muesli		
1 panecillo italiano		
2/3 taza de complejo vitamínico		
1 taza de alubias		
1/3 taza de All-Bran		
1 taza de avena instantánea		
1 taza de habas de soja		
2/3 taza de Special K		
1 taza de guisantes		
1/4 taza de pipas		
2/3 taza de Wheat Chex		
2/3 taza de Wheaties		
120 g de ternera magra		

NOTA: La dosis mínima diaria recomendada de tiamina es de 1,5 mg.

Riboflavina

Bueno	Muy bueno	Mejor
1 taza de espárragos	2/3 taza de copos de maíz	2/3 taza de complejo vitamínico
1 taza de bróculi		
2/3 taza de trigo sarraceno		
2/3 taza de salvado de maíz		
1 taza de copos de avena		
1 taza de hojas de colinabo		
1 taza de requesón		
1 taza de crema de trigo		
1 bollo inglés		
2/3 taza de salvado al 40%		
2/3 taza de Fruit & Fibre Quaker		
1/3 taza de Granola		
1/3 taza de Grape-Nuts Chex		
2/3 taza de copos Grape-Nuts Chex		
1 panecillo italiano		
120 g de cordero		
2/3 taza de muesli		
120 g de caballa		
1/3 taza de salvado de avena		
120 g de magro de cerdo		
120 g de ave		
1/2 taza de natilla o flan		
120 g de sábalo al horno		
2/3 taza de Special K		
1 taza de espinacas		
1 taza de hojas de nabo		
2/3 taza de Wheaties		
1 taza de calabaza		
120 g de ternera		
1 taza de yogur desnatado		

NOTA: La dosis mínima diaria recomendada de riboflavina es de 1,5 mg.

Niacina

Bueno

120 g de carne de buey
1 taza de cereales
para niños
2/3 taza de cualquier
cereal comercial
120 g de bacalao
1 taza de carne de
cangrejo
129 g de chuletas de
cordero
1 taza de crema de
avena
120 g de carne de cerdo
1 panecillo italiano
120 g de salmón rojo
1 lata de sardinas
120 g de pavo

Muy bueno

1 taza de cereales
120 g de pechuga
de pollo
120 g de pollo a la
parrilla
120 g de caballa
120 g de salmón
rosado
120 g de pechuga
pavo
120 g de escalopines
de ternera

Mejor

2/3 taza de complejo
vitamínico
120 g de atún
envasado al
natural
120 g de pierna de
ternera

NOTA : La dosis mínima diaria recomendada de niacina es de 20 mg.

Ácido fólico o pteroilglutámico

Bueno	Muy bueno	Mejor
1/3 taza de All-Bran	1 taza de remolacha	1 cucharada de
1 taza de espárragos	1 taza de bróculi	levadura de
1 plátano	1 taza de col	cerveza
1 taza de cebada	1 taza de coliflor	1 taza de garbanzos
perlada	1 taza de fríjoles	1 taza de zumo de
1 taza de bróculi	1 taza de judías	naranja
1 taza de coles de	pintas	1/4 taza de habas de
Bruselas	1 taza de lechuga	soja
1 taza de zanahorias		1 taza de espinacas
1 clara de huevo		
1 taza de pomelo		
1 taza de judías verdes		
1 taza de col lombarda		
1 taza de alubias		
1 naranja		
1 taza de guisantes		
1 patata		
1 tomate		

NOTA: La dosis mínima diaria recomendada de ácido fólico es de 400 microgramos. Los «buenos» proveen de un 10 a un 20 por ciento, los «muy buenos», del 25 al 35 por ciento, y los «mejores» aportan un 40 por ciento o más.

Vitamina B$_6$

Bueno	Muy bueno	Mejor
1/2 taza de All-Bran	120 g de carne blanca de ave	1 taza de alubias
1 taza de cebada perlada	1/3 taza de pipas de girasol	
120 g de carne de buey		
1 cucharada de levadura de cerveza		
1 taza de bróculi		
1 taza de coles de Bruselas		
1 taza de zanahorias		
1 taza de coliflor		
1 taza de maíz		
1 taza de carne de cangrejo		
1 taza de fríjoles		
90 g de carne de hamburguesa		
120 g de cordero		
1 taza de lentejas		
1 taza de judías blancas		
1 taza de guisantes		
1 patata asada		
120 g de carne oscura de ave		
1 taza de arroz integral		
120 g de salmón		
1 taza de habas de soja		
1 taza de espinacas		
1 taza de tomates		
120 g de atún al natural		

NOTA: La dosis mínima diaria recomendada de vitamina B$_6$ es de 2 mg. Los «buenos» aportan de un 10 a un 20 por ciento; los «muy buenos», entre un 25 y un 35 por ciento, y los «mejores», un 40 por ciento o más.

Vitamina B₁₂

Bueno	Muy bueno	Mejor
120 g de pollo	120 g de bacalao	120 g de carne de buey
1 taza de requesón	1 taza de leche	120 g de halibut (o
120 g de langosta		lenguado)
120 g de atún		90 g de hamburguesa
30 g de queso mozzarella		120 g de cordero
120 g de carne magra de		120 g de salmón
cerdo		120 g de ternera
120 g de pavo		

NOTA: La dosis mínima diaria recomendada de vitamina B₁₂ es de 3 microgramos. Los «buenos» aportan entre un 10 y un 20 por ciento; los «muy buenos», entre el 25 y el 35 por ciento, y los «mejores», un 40 por ciento o más.

Vitamina C: la controversia continúa

Si usted toma vitaminas, es casi seguro que toma vitamina C. No se nos ocurre que haya ni un solo individuo preocupado por su salud que no haya sentido curiosidad por saber qué puede hacer por él la famosa vitamina.

Algunos de los beneficios de la vitamina C son archiconocidos. Si usted alaba su utilidad en la absorción del hierro, el metabolismo del ácido fólico y proteínas, o la cicatrización de heridas, no habrá quien le contradiga. Si menciona su papel en la formación del colágeno, la sustancia que mantiene unidas las células, o en la producción de elementos químicos del cerebro como la noradrenalina y la serotonina, una vez más pisa terreno seguro.

Pero si toca el tema de la vitamina C y su relación con el resfriado, abrirá las puertas al gran debate. La mayor parte de los expertos en nutrición negarán sus valores para prevenir el resfriado. No obstante, nosotras estamos con aquellos que, basándose en los estudios realizados, dicen que la vitamina C acorta el ciclo del resfriado. Por otra parte, si evita o no el resfriado ha pasado a ser un tema de segundo orden ante la hipótesis bien fundamentada de su capacidad para prevenir el cáncer.

Si bien todavía hay alguna que otra voz de protesta, la verdad es que cada día hay más pruebas al respecto. En los ensayos de laboratorio, la vitamina C reduce la formación de los agentes que producen el cáncer, como es el caso de las nitrosaminas. En el mundo real, los investigadores han encontrado que las personas con alto riesgo de cáncer en el tracto digestivo tienen niveles muy bajos de vitamina C.

Hay muchas más pruebas, más de las que podemos incluir aquí, y son sin duda suficientes para apoyar las recomendaciones de los comités de expertos en el sentido de que tomemos grandes cantidades de vitamina C en la dieta. La siguiente tabla nos muestra lo fácil que resulta seguir dicho consejo.

Los primeros en C

Bueno	Muy bueno	Mejor
3 albaricoques frescos o 1 taza de albaricoques en lata	1 taza de néctar de albaricoque	1 taza de bróculi
1 alcachofa	1 taza de espárragos	1 taza de coles de Bruselas
1 taza de hojas de remolacha	1 taza de col cruda	1 taza de col cocida
1 taza de remolacha	1/2 pomelo	1/2 melón pequeño
1 plátano	1 plátano grande	1 taza de coliflor
1 taza de moras	1 taza de puré de boniato	1 taza de hojas de nabo
1 taza de cerezas	1 taza de tomates de bote	1/2 pomelo
1 taza de col china	1 taza de zumo de tomate	1 taza de zumo de pomelo
1 taza de arándanos	2/3 taza de maíz	1 taza de mango
2/3 taza de Bran Chex o Wheat Chex	1 taza de nabos	1 taza de berros
2/3 taza de trigo sarraceno	1 trozo de melón	1 naranja
1 taza de zanahorias		1 taza de zumo de naranja
1 taza de cerezas ácidas		1 taza de papaya troceada
1 mazorca de maíz		1 taza de zumo de piña
1 taza de Corn Chex		1 taza de espinacas cocidas
1/2 taza de frutas variadas		150 g de fresas
1 taza de judías verdes		1 taza de hojas de nabo
1/3 taza de All-Bran		
1 nectarina		
1 taza de chirivías		
1/2 taza de melocotones secos		

Bueno

1 taza de guisantes
1 taza de piña
1 patata
1 taza de lechuga
2/3 taza de Special K
150 g de frambuesas
1 taza de Rice
  Chex
1 taza de ruibarbo
1 taza de espinacas
  crudas
1 taza de calabaza
1 boniato
1 mandarina
1 tomate
1 taza de tomates
  guisados
3/4 taza de zumo de
  verduras
1 taza de verduras
  variadas
1 taza de judías
  blancas

NOTA: La dosis mínima diaria recomendada es de 60 mg.

Vitamina D: la clave para unos huesos sanos

Desde hace tiempo circula la voz de que gracias al calcio se puede prevenir la osteoporosis. Por extraño que resulte, pese a la mucha atención que se le presta al calcio, no ocurre lo mismo con su colaboradora esencial, la vitamina D.

Sin la vitamina D, el calcio sería incapaz de realizar su trabajo, porque el cuerpo no puede metabolizar el calcio sin su ayuda. Sería inútil ingerir grandes cantidades de calcio si careciéramos de vitamina D. De nada nos serviría.

Pero la vitamina D es algo más que una vitamina esencial. También es una hormona y, como todas las demás hormonas, es poderosa. Este es el motivo por el que se advierte de su toxicidad; de todas las vitaminas, es la que puede plantear más problemas de sobredosis. Sin embargo, la ingestión de cantidades excesivas es poco frecuente, porque se requieren dosis que están muy por encima de las cantidades que obtenemos de los alimentos ricos en vitamina D y/o de los contenidos normales de los suplementos.

La amistad de la vitamina D con el calcio probablemente contribuye también a reducir el riesgo de cáncer. Las últimas investigaciones relacionan el calcio y la vitamina D como preventivos del cáncer de colon. Sin duda es el calcio el que hace el trabajo en el interior del tracto digestivo, cerrando el paso a las sustancias nocivas. Pero como la vitamina D es la que ayuda a la absorción del calcio, resulta lógico pensar que tiene también un papel importante.

Como podrá ver, la lista de alimentos ricos en vitamina D es bastante corta. Hay una buena razón para ello. Nuestra fuente primaria de vitamina D es el sol. Un poco de sol cada día hace mucho para cubrir nuestra cuota diaria de D.

A la búsqueda de la vitamina D

Bueno	Muy bueno	Mejor
30 g de cereales	120 g de caballa	120 g de salmón
30 g de cereales enriquecidos	120 g de sardinas	
1 taza de leche	120 g de atún	

NOTA: La dosis mínima diaria recomendada de vitamina D es de 400 unidades internacionales. Los «buenos» aportan entre 35 y 100 U.I., los «muy buenos», entre 101 y 500 U.I., y los «mejores», entre 501 y 994 U.I.

Vitamina E: pasa a primera fila

Los dietólogos solían decir en tono de broma que la vitamina E era «una vitamina en busca de una enfermedad». Pero ahora ya no es así. Los bultos en el pecho no son cuestión de risa, ni tampoco lo es la prevención del cáncer, y la vitamina E tiene su participación tanto en lo uno como en lo otro.

Desde luego, siempre se ha reconocido que la vitamina E resulta esencial para el metabolismo de las grasas poliinsaturadas, pero aparte de esto no se apreciaba ninguna otra característica particular. Tampoco existe enfermedad alguna que se produzca por su carencia.

Así estaban las cosas hasta que la investigación del cáncer se enfocó en los antioxidantes como el caroteno y la vitamina C. De ahí ya fue sólo un paso llegar a la conclusión de que si estos dos antioxidantes tenían valor en la prevención del cáncer, probablemente lo tendría asimismo la vitamina E, porque también posee efectos antioxidantes. Ahora mismo están en marcha las investigaciones acerca de esta vitamina, además del seguimiento de los tratamientos con vitamina E de los tumores benignos (pero dolorosos) en el pecho.

No podemos ofrecerle una lista de alimentos ricos en vitamina E. Los que tienen grasa poliinsaturada contienen un poco, pero eso es todo. Sólo los suplementos pueden aportar grandes dosis de esta vitamina.

Potasio: un mineral importante por derecho propio

El potasio es al sodio lo que Laurel es a Hardy, o Tom a Jerry. Hacen falta los dos para que surtan efecto.

Durante mucho tiempo se creyó que el sodio, actuando en solitario, incidía en la tensión arterial. Pero ya no es así. Los investigadores creen que es el equilibrio entre el sodio y el potasio lo que mantiene controlada la presión.

Pero el potasio no depende únicamente del sodio para su trabajo. También actúa por su cuenta ayudando a otros nutrientes a mantener los músculos y nervios en funcionamiento, a sintetizar las proteínas y a almacenar los hidratos de carbono.

Conseguir más potasio en la dieta es muy fácil y delicioso: eche una ojeada a la lista de más abajo. Además, los alimentos no son sólo la fuente de potasio más sabrosa, sino también la forma más segura de conseguir más.

Fuentes primarias de potasio

Bueno	Muy bueno	Mejor
1 taza de manzanas secas	1/2 taza de albaricoques secos (orejones)	1 taza de habas
1 taza de néctar de albaricoque	1 taza de hojas de remolacha	1 taza de fríjoles
3 albaricoques frescos	1/2 melón cantalupo	1 taza de garbanzos
1 plátano mediano	120 g de bacalao	1 taza de melocotones secos
120 g de carne de buey	1 taza de hojas de colinabo	1 plátano grande
1 taza de remolacha	1 taza de guisantes	1 taza de calabaza (de invierno)
1 taza de col china	10 dátiles	
1/3 taza de salvado	1 taza de alubias	
1 taza de bróculi	120 g de lenguado	
1 taza de coles de Bruselas	1 taza de lentejas	
1 taza de coliflor	1 taza de zumo de naranja	
120 g de pollo hervido	1 taza de chirivías	
	1 patata	

Bueno	Muy bueno
1 taza de maíz	1 taza de
1 taza de cóctel de	habichuelas
frutas	1 taza de puré de
120 g de oca	patatas
1 taza de zumo de	1 taza de zumo de
pomelo	ciruelas
120 g de cordero	1 taza de ruibarbo
1 taza de leche	1/2 taza de semillas
1 nectarina	de calabaza
1 taza de	120 g de salmón
melocotón	fresco
troceado	120 g de vieiras
1 taza de zumo de	1/2 taza de habas de
piña	soja
1 granada	1 taza de espinacas
120 g de cerdo fresco	1/2 taza de pipas de
1 taza de patatas	girasol
5 ciruelas	1 taza de tomates
120 g de salmón en	de lata
lata	1 taza de zumo de
1 boniato	tomate
1 tomate	1/2 taza de puré de
120 g de atún	tomate
envasado al	1 taza de yogur
natural	natural desnatado
1 taza de nabos	
1 taza de verduras	
variadas	
1 porción de	
sandía	
1 taza de yogur de	
frutas desnatado	

NOTA: No hay una dosis mínima diaria recomendada para el potasio, pero la dosis de seguridad establecida por el Comité de tolerancias dietéticas de Estados Unidos es de 1.875 a 5.125 mg para los adultos. Los «buenos» aportan entre 350 y 500 mg; los «muy buenos», entre 500 y 750 mg, y los «mejores» aportan entre 750 y 1.350 mg.

El hierro: un extraño problema

Si hay una lección que aprender en cuanto al hierro es que hablar acerca de los problemas de nutrición no es suficiente para resolverlos. La prevención y tratamiento de la insuficiencia de hierro ha sido un tema prioritario para los dietólogos desde hace décadas. Sin embargo, en muchos países la falta de hierro continúa siendo un problema grave, especialmente entre los niños pequeños y las mujeres en edad de procrear.

Al igual que todos los demás, se necesita el hierro para producir glóbulos rojos sanos. Además, forma parte de algunas enzimas. El cuerpo almacena un poco de hierro, pero en muchos casos, como el de las mujeres que menstrúan, las reservas no son suficientes. No hace falta decir que aumentar las reservas antes de que se agoten es preferible a esperar que se declare la anemia.

Para aquellos que están dentro del grupo de alto riesgo, un suplemento de hierro que suministre la dosis diaria mínima recomendada es una buena medida de precaución. (Asegúrese de que el frasco esté fuera del alcance de los niños, porque la mayoría de los casos de envenenamiento por hierro se dan entre los niños que se hacen con el frasco y se tragan un puñado de pastillas.) Además, hay muchas comidas ricas en hierro de las que se puede disfrutar.

Carguemos hierro

Bueno	Muy bueno	Mejor
1/2 taza de albaricoques secos	2/3 taza de crema de trigo instantánea	
120 g de carne de buey	1 taza de cereales integrales	
1/3 taza de salvado		
2/3 taza de trigo sarraceno		
1 taza de Special K		
1 taza de almejas (sin concha)		

Bueno

120 g de becada
  1 taza de fríjoles
2/3 taza de crema de
    trigo rápida
  1 taza de farina
2/3 taza de salvado
    al 40%
2/3 taza de Fruta y Fibra
2/3 taza de
    Grape-Nuts
    Flakes
  1 taza de alubias
2/3 taza de cereales
    con miel
  1 taza de judías
    verdes
  1 taza de lentejas
1/2 taza de
    melocotones
    secos
  1 taza de avena
    instantánea
120 g de cerdo asado
1/2 taza de semillas
    de calabaza
120 g de vieiras
  1 taza de habas de soja
1/2 taza de pipas de
    girasol
  1 chuleta de
    ternera
  1 taza de judías
    blancas
  1 taza de
    garbanzos
120 g de carne de
    ternera

NOTA: La dosis diaria mínima recomendada es de 18 mg.

Cinc: el mineral que cicatriza

El cinc cumple algunas funciones muy importantes para nosotros. Forma parte de ciertas enzimas, entre las que están aquellas que metabolizan las proteínas, los carbohidratos y el alcohol. Además, ayuda en la producción de proteínas, fortalece los huesos, influye en los sentidos del olor y el gusto, y colabora en la cicatrización de las heridas.

A pesar de que la carencia de cinc es poco frecuente, los dietólogos sospechan que hay más deficiencia, aunque ligera, de lo que se piensa, especialmente entre los niños. Los síntomas de esta deficiencia menor son falta de apetito, crecimiento por debajo de lo normal y pérdida parcial de los sentidos del gusto y el olfato. La presencia de escamas en la piel, retardo en la cicatrización de heridas, fatiga, pérdida de cabello, diarrea y poca resistencia a las infecciones son también algunos de los síntomas, y se plantean a cualquier edad.

Hay quien puede tener una necesidad especial de cinc. Así, los suplementos de cinc se emplean para tratar la acrodermatitis enteropática, una enfermedad gastrointestinal y de la piel que se da a veces entre los niños. Hay una serie de problemas de salud crónicos que pueden dificultar la absorción del cinc. Entre éstos figuran: el alcoholismo, las infecciones o inflamaciones crónicas, la diabetes, problemas de riñón y páncreas, psoriasis y ciertos tipos de anemia. También puede haber grandes pérdidas de cinc debido a intervenciones quirúrgicas o a heridas múltiples, todo lo cual hace necesarios los suplementos a dosis terapéuticas.

Para aquellos que necesiten un poco más de cinc, les recomendamos los siguientes alimentos:

Concentrémonos en el cinc

Bueno	*Muy bueno*	*Mejor*
1 taza de alubias cocidas	120 g de cordero	120 g de carne magra de buey
2 rebanadas de pan de centeno	120 g de magro de cerdo	1 taza de carne de cangrejo
2 rebanadas de pan de trigo integral	120 g de carne de pavo oscura	1 taza de fríjoles
1/2 pechuga de pollo		120 g de ostras
4 a 5 almejas		
200 g de almejas de roca		
1 taza de requesón		
30 g de salvado al 40%		
1 taza de lentejas		
1 taza de judías blancas		
1 taza de carne de langosta		
1 taza de leche		
1 taza de avena		
1 taza de guisantes		
1 patata mediana asada		
1 taza de copos de avena		
1 taza de arroz integral		
120 g de salmón		
200 g de espaguetis con albóndigas		
1 taza de espinacas		
30 g de trigo		
120 g de pechuga de pavo		
1 cucharada de germen de trigo tostado		

Bueno

120 g de lenguado
  1 taza de yogur
    natural desnatado

NOTA: La dosis diaria mínima recomendada es de 18 mg. Los «buenos» aportan entre un 10 y un 20 por ciento, los «muy buenos», del 25 al 35 por ciento, y los «mejores», un 40 por ciento o más.

Calcio: el rey de los minerales conquista nuevos campos

A la hora de buscar el primero en el campo de la nutrición, siempre aparece el nombre del calcio. Está vinculado a la salud del corazón, a la prevención del cáncer y, naturalmente, a unos huesos fuertes y sanos.

Aquí ofrecemos una lista de alimentos ricos en calcio para todos aquellos que deseen tener más, y para que sirva también de guía a los que por sufrir de cálculos de riñón tengan que evitarlo. Recuerde que si bien los alimentos ricos en calcio son muy beneficiosos, tienen la contrapartida de que reducen la absorción de antibióticos de la gama de las tetraciclinas. Trate de que por lo menos pase una hora, o mejor dos, entre la toma del antibiótico y la ingestión de estos alimentos.

Más calcio para todos

Bueno	Muy bueno	Mejor
200 g de judías cocidas	1 taza de col rizada	1 taza de leche enriquecida
1 taza de hojas de remolacha	1 taza de hojas de colinabo	30 g de cereales malteados
1 taza de bróculi	1 taza de caballa	1 lata de sardinas con espinas
1 taza de judías pintas	1 taza de leche	1 yogur desnatado enriquecido con proteínas
1 taza de requesón fresco	1 batido de leche	
1 taza de leche helada	2/3 taza de salmón con espinas en lata	
1 taza de col lombarda	1 taza de yogur natural	
1 taza de berros		
1 taza de quingombó		
1/2 taza de ostras		
120 g de vieiras		
1 taza de habas de soja		
120 g de tofu		
1 taza de hojas de nabos		
1 taza de verduras con salsa de queso		
1 taza de yogur helado		

NOTA: La dosis mínima diaria recomendada de calcio es de 1.000 mg. Los «buenos» aportan del 10 al 20 por ciento; los «muy buenos», del 25 al 30 por ciento, y los «mejores», un 40 por ciento o más.

El magnesio gana importancia

Nosotras opinamos que el magnesio es otro mineral que ofrece más beneficios para la salud de lo que piensan los dietólogos, que siempre lo han
considerado esencial sólo para el sistema nervioso. También forma parte de
algunas enzimas clave.

Es posible que el magnesio tenga un papel muy importante en la
prevención de las enfermedades de corazón. Los niveles bajos de este mineral
se relacionan con los ataques cardíacos. Además, el magnesio está presente
en los huesos, y esto lleva a pensar que una buena provisión puede ayudar en
la lucha contra la osteoporosis.

Si quiere conseguir un buen aporte de magnesio y disfrutar al mismo
tiempo, pruebe los alimentos que le recomendamos en el siguiente recuadro:

Magnesio: consigamos el máximo

Bueno	*Muy bueno*	*Mejor*
1 plátano mediano	1 taza de judías de ojo negro	1/2 taza de habas de soja
1 taza de judías verdes	1 taza de fríjoles	
1 taza de moras	1 taza de judías	
1/3 taza de salvado	1 taza de cerdo con judías blancas	
1 rebanada de pan de 5 cereales		
1 taza de bróculi		
1 taza de coles de Bruselas		
1 taza de zanahorias		
1 taza de coliflor		
1 taza de apio troceado		
1 taza de cerezas de bote		
120 g de pollo		
1 taza de maíz		
1/2 taza de dátiles		

Bueno

120 g de lenguado
1/2 pomelo
　1 taza de zumo de
　　pomelo
1/2 taza de lentejas
　1 taza de leche
2/3 taza de avena
　1 taza de zumo de
　　naranja
　1 taza de ostras
　1 taza de guisantes
　1 patata asada
120 g de salmón
　1 taza de espinacas
　1 taza de tomates
120 g de pavo
1/2 taza de copos de
　　trigo

NOTA: La dosis diaria mínima recomendada es de 400 mg. Los «buenos» aportan del 10 al 20 por ciento: los «muy buenos», del 25 al 35 por ciento, y los «mejores», un 40 por ciento o más.

Selenio: una reputación manchada

El selenio es el patito feo de los dietólogos. Durante décadas lo han condenado porque si bien reconocían que el cuerpo necesitaba un poco de este mineral, recalcaban que tomado en grandes dosis era tóxico. La mala fama provenía del hecho de que, hace ya muchos años, los peritos agrónomos determinaron que los pastizales ricos en selenio (el resultado de tierras ricas en selenio) eran la causa de la mortandad de miles de cabezas de ganado en el Medio Oeste.

Desde entonces algunos científicos han sospechado tanto del selenio que se niegan a reconocer que no es tan malo. Es esencial para el músculo cardíaco; sin él, aparece un fallo congestivo que se conoce con el nombre de enfermedad de Keshan. Esta denominación viene de la provincia de Keshan, en la China, donde la enfermedad era epidémica entre los niños y las mujeres en edad de procrear.

El selenio también ayuda a mantener la salud del cabello, las uñas, los músculos y los glóbulos rojos. Además, es parte de una enzima que, según se cree, ayuda a eliminar los productos químicos nocivos y reduce el riesgo de cáncer.

Hace unas cuantas décadas, los expertos en salud pública de Estados Unidos informaron que las personas que vivían en regiones del país donde las tierras eran ricas en selenio sufrían de síntomas atribuibles a una sobredosis de selenio. Entre los más corrientes estaban la mala salud dental, uñas quebradizas, decoloración de la piel, mareos, fatiga, aliento con olor a ajo, problemas gastrointestinales, cabello quebradizo o pérdida del cabello, irritabilidad, ictericia e inflamaciones cutáneas. Sin embargo, no se ha vuelto a producir este tipo de informe, probablemente porque son muy pocos los estadounidenses que dependen para su alimentación de los alimentos producidos localmente.

El contenido de selenio en los alimentos varía según el lugar donde se producen, por lo cual no es fácil hacer una lista de recomendados. No obstante, los dietólogos creen que las mejores fuentes de este mineral son la carne bovina, el ajo, los espárragos, las setas, y los pescados y mariscos.

Índice de términos

Para los temas tratados *in extenso,* consultar el Índice que va al comienzo del libro, págs. 11-14. Aquí sólo se consignan las referencias ocasionales, así como aquellos temas que no tienen apartado propio.

Las páginas *en cursivas* indican los cuadros.